现代医院管理指导丛书

# 现代医院

## 文化管理

王伟林　马伟杭　主编

清华大学出版社

北京

**图书在版编目（CIP）数据**

现代医院文化管理 / 王伟林，马伟杭主编 . —北京：清华大学出版社，2024.5
（现代医院管理指导丛书）

ISBN 978-7-302-65490-2

Ⅰ . ①现… Ⅱ . ①王… ②马… Ⅲ . ①医院文化—文化管理 Ⅳ . ① R197.3

中国国家版本馆CIP数据核字（2024）第088604号

责任编辑：孙　宇
封面设计：钟　达
责任校对：李建庄
责任印制：刘海龙

出版发行：清华大学出版社
　　　　　网　　　址：https://www.tup.com.cn，https://www.wqxuetang.com
　　　　　地　　　址：北京清华大学学研大厦 A 座　　　邮　　编：100084
　　　　　社 总 机：010-83470000　　　　　　　　　　邮　　购：010-62786544
　　　　　投稿与读者服务：010-62776969，c-service@tup.tsinghua.edu.cn
　　　　　质量反馈：010-62772015，zhiliang@tup.tsinghua.edu.cn
印 装 者：三河市龙大印装有限公司
经　　销：全国新华书店
开　　本：185mm×260mm　　　印　　张：15.75　　　字　　数：295 千字
版　　次：2024 年 6 月第 1 版　　　　　　　　　　印　　次：2024 年 6 月第 1 次印刷
定　　价：238.00 元

产品编号：098139-01

# 编 委 会

主　编　王伟林　马伟杭

副主编　（按照姓氏笔画排序）

　　　　丁　元　　张水军　　陈俊强　　何　强

　　　　林丽开　　秦环龙　　夏　强

编　委　（按照姓氏笔画排序）

　　　　王春鸣　　王蓝玉　　方　序　　冯佳佳

　　　　吕晓皑　　吴　枫　　邬艳萍　　杜　颖

　　　　何　平　　沈淑华　　张　琰　　张丽萍

　　　　陆尘香　　陈岩明　　邵珍珍　　欧阳文兵

　　　　周　莹　　胡博文　　覃梦文　　蓝飞燕

　　　　熊肇明

医院管理的现代化是医疗卫生服务体系现代化的基础和保证，是公立医院高质量发展的关键引擎和内在需要。70多年来，我国医疗体制和服务体系的发展史，亦是现代医院管理制度的进步史和变革史。

新中国成立后，针对一穷二白的医疗卫生状况，我国初步建成城市省、地、县三级公立医院网络和农村县、乡、村三级医疗卫生服务网络，使医疗服务覆盖到中国从城市到乡村的每一个角落。改革开放以来，我国持续发力医疗卫生服务体系建设，医院管理的制度规范不断完善。1989年卫生部颁布《医院分级管理办法》，开启了具有中国特色的医院管理体制的重要尝试。1994年，国务院颁布《医疗机构管理条例》，在法规层面确立医疗机构评审制度。此外，《医疗事故处理办法》《药品管理法》《传染病防治法》《医疗技术临床应用管理办法》等一系列法律法规的颁布实施，标志着医疗服务全要素纳入法制管理。党的十八大以来，更是将现代医院管理提升至新的历史高度。2016年，习近平总书记在全国卫生与健康大会首次提出要着力推进包括"现代医院管理制度"在内的五项基本医疗卫生制度建设。党的十九大提出了"实施健康中国战略"的重大部署，再次将"健全现代医院管理制度"作为其中的重要内容。现代医院管理制度已成为我国基本医疗卫生制度的五个重要支柱之一。

近年来，以加强管理规范化、精细化、科学化，推动医院高质量发展为主线，各级政府积极开展相关制度探索，着力探索医疗服务供给侧结构性改革有效路径，加快推动公立医院治理体系和治理能力现代化改革；各试点医院初步构建起以患者需求为导向、以高质量发展为引领、保障可持续的医院运行新机制；相关研究团队也在实践基础上进一步总结凝练创新，提出一系列中国特色现代医院管理制度建设的理论和方法。

以此为背景，在清华大学出版社的周密组织下，来自国内多家医院和科研院校的专家团队紧密合作，经过两年多的实地考察和反复讨论修改，《现代医院管理指导丛书》得以付梓。本套丛书共 6 册，分别是《现代医保支付方式改革与医院管理实践》《现代医院高质量管理与医院评审》《现代医院运营与绩效管理》《现代医院学科建设与人才培养》《现代医院文化管理》《现代医院信息化建设与管理》。在内容上，涵盖现代医院管理的管理工具和方法、国内外最新研究进展以及标杆医院的实践案例，融合了系统性、科学性、前沿性和实用性的要求，同时，在形式上采取图文互动、案例与理论相结合的方式，提升丛书的可读性和可参考性。

期待本套丛书能为推动医院管理现代化、推动公立医院高质量发展和健康中国建设提供有益帮助，也能为医院管理领域的理论研究者、政策制定者、实践探索者提供良好的借鉴。

张宗久
2023 年 12 月于北京清华园

# 前　言

　　医学是人类最古老的职业，同时有着崇高的使命，它伴随着人类第一声啼哭跨入历史的长河，从希波克拉底誓言到孙思邈的"大医精诚"，虽然在不同文化背景下，各国各族对生命、疾病、死亡观点不同，治疗方法有别，但医学的使命是相同的。

　　正是在这崇高使命的驱动下，作为医疗服务主体——医院应运而生，作为世界上最古老和特殊的组织形态之一，医院承担着护佑人民生命健康的重任，因此，人文属性也是医院最显著的特征之一。

　　在现代医疗体系下，无论是百年名院还是新起之秀，一家医院能够屹立于时代潮头，契合时代所需，都与文化"软实力"密不可分。医院文化是医院发展的强力引擎和动力源泉。医院的核心竞争力，不仅仅体现在医疗技术和服务水平上，更体现在其文化建设与管理上。

　　就我国现阶段的医院而言，建设医院高质量发展新文化，以文化建设增强医院"软实力"，已然成为医院发展的内在驱动力。

　　党的二十大报告将"健康中国"作为我国2035年发展总体目标的一个重要方面，提出"把保障人民健康放在优先发展的战略位置，完善人民健康促进政策"。在持续深化医药卫生体制改革的背景之下，在医院转型、升级与发展的过程中，要求医院转变管理模式、调整文化脉络，在发挥中华优秀传统文化价值的基础上，与世界最先进的医院管理理念相交融，不断改革创新，焕发生机活力。

　　医院文化建设与管理是一项纷繁复杂的系统工程，包含物质文化、精神文化等多个方面，作为医院软件建设的重要组成部分之一，对弘扬医院精神、延续品质之路、促进医院发展、传承医院文化起着重要的作用。医学是"人学"，医疗事业是一项有温度的事业，医院的文化建设更需以人为本，内化于心，外化于行，履行医院的社会责任，践行使命与担当。

　　大道如砥，行稳致远；驭风踏浪，稳中求进。医院的"硬实力"与"软文化"，共同铸就了医院的"血脉"与"骨肉",成就了医学事业的无限风采与魅力。本书从医院文化的定义、战略管理、核心价值、环境建设、文化传承与发展等多个维度出发,详述医院管理文化、学科建设文化、质量安全文化、服务品牌文化、人文关怀文化和医德医风文化等,通过分析大量国内外经典案例资料,融入国际先进理念与方法,基于这些实践经验的总结归纳,将实践经验上升至理论,再应用到实践中去,充分体现现代医院文化管理的导向性、战略性、前瞻性和现实性。

我国现阶段的医院文化建设与管理,是基于顶层设计和改革的探索实践。在医院内部形成的共同价值体系、行为规范、思维方式以及人文环境,会体现在医院的每一个成员身上,也让走进医院的每个人有着切身体会,先进的医院文化能够激发医院内在活力,促使医院在强大的市场竞争中找到生存力与发展力。

加大医院文化建设是推动医院高质量发展的重要支点,同时,医院高质量发展也对发展医院新文化提出了新的要求。随着社会发展水平的快速提高,人民的医疗健康需求进一步释放和升级,医院文化建设也越来越具体化、精细化。各级医院在实践发展中积累了丰厚的文化积淀,构建了具有自身特色的核心价值体系,形成独特的医院文化,并随着时代发展和环境变化而不断丰富、创新,多元文化的旌旗招展,为中国乃至世界卫生健康事业添砖加瓦、熠熠生辉。坚持文化自觉,增强文化自信,融合新的时代风貌,全力探索未来医疗新范式,成为现代医院文化建设的新方向。

"新时代东风浩荡,拂过万水千山。"新时代,新征程。回首过往,医院内涵建设硕果累累,成绩斐然;展望未来,这棵文化建设的参天大树定会愈发枝繁叶茂,欣欣向荣。


王伟林

浙江大学医学院附属第二医院院长


马伟杭

浙江省医院协会会长

# 目 录

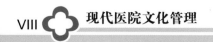

# 第一章　医院文化概述

## 一、医院文化的定义

### （一）文化与医院文化

医院文化是文化学的一个分支，是由哲学、思想政工学、思维科学、心理学、社会学、人才学、法学、管理学等多学科交叉而成的综合学科，要想科学而系统地对其进行研究，了解其基本定义、特点及范畴是必要的。

"文化"一词，在许多人的印象中可能偏向于舶来品，实则古已有之。《易经》贲卦象传记载："刚柔交错，天文也；文明以止，人文也。观乎天文，以察时变，观乎人文，以化成天下。"其中"文"本指各色纹理，后引申为包括语言、文字等在内的象征符号，又引申为文物典籍、礼乐制度的代表；"化"本指改易、生成、造化，后引申为事物形态或性质的改变，以及教行迁善之意。两字联为一词，始见于西汉刘向《说苑·指武》："圣人之治天下也，先文德而后武力。凡武之兴为不服也。文化不改，然后加诛。夫下愚不移，纯德之所不能化，而后武力加焉。"与未经雕琢的自然淳朴相对，指"以文教化"，即陶冶情操、教育品德，对人的精神加以改造，使其向好。

自西方传入的"文化"一词，其词源为拉丁文"Cultra"，指通过耕作、培养、教育、发展而得到的事物，也与自然存在的事物相对。与我国传统意义上的"文化"有所差异的是，西方语言中的"文化"包括一切人为创造的事物，既包含内在的精神文化，也包含外在的物质文化。对于两者何为主导的问题，西方学者间尚存在争议，有主张两类文化总和者，亦有主张精神文化主导者，至今尚无明确结论。

目前《辞海》将文化定义为广义文化和狭义文化，前者指人类在社会历史实践中创造的物质财富和精神财富的总和，后者指社会的意识形态及与之相适应的制度和组织机构。由此可见，我国学者在"文化"一词的现代定义中，一定程度上引入了西方"Culture"一词的含义，但也充分保留了传统上对于该词特点的认知。

由于文化一词本身的定义尚存争议，医院文化究竟应划分为纯粹的精神范畴，还是兼具物质范畴特征，尚无权威结论。在此，我们倾向于兼收并蓄，即以精神文化为主导、物质文化为载体，并从这一角度对医院文化作出如下认知：医院文化是在一定社会经济条件下，院内全体人员在长期社会实践中探索、总结、形成并不断随时代革新的共同意识和价值理念，以及以此作为指引、在回到实践过程中创造的全部技术、制品等体现相关理念的物质结晶，是医院能够在精神和物质双层面不断传承的重要财富，是信念力量和多方面积累的集中体现，从根本上决定一所医院的竞争力。医院文化的概念，有广义和狭义之分。广义的医院文化，泛指医院主体和客体在长期的医学实践中创造的特定的物质财富和精神财富的总和，包括医院硬文化和医院软文化两大方面。医院硬文化主要是指医院内的物质状态：医疗设备、医院建筑、医院环境、医疗技术水平和医院效益等有形的东西，其主体是物。医院软文化是指医院在历史发展过程中形成的具有本医院特色的思想、意识、观念等意识形态和行为模式以及与之相适应的制度和组织结构，其主体是人。医院硬文化是医院软文化形成和发展的基础；而医院软文化一旦形成，则对医院硬文化具有反作用。两者是有机整体，彼此相互制约，又互相转换。狭义的医院文化是指医院在长期医疗活动中逐渐形成的以人为核心的文化理念、价值观念、生活方式和行为准则等，即医院软文化。从实践意义上讲，医院的精神文化无法脱离医疗技术、诊疗环境、医疗器械、药品等物质基础独立存在，两者相辅相成、不可分割；从认知意义上讲，精神文化又是推动物质文化不断革新、进步的内在动力。医院文化是文化的一个特殊分支，医疗行为既依托于物质，也需要医务人员培养崇高的道德情操。因此，本书将从广义角度出发，以狭义文化作为重点，对医院文化进行阐述。

## （二）医院文化的类型、要素和特点

医院文化的结构层次一般可分为四个层面：①表层的物质文化由院容院貌、就医环境、医务人员的仪容仪表等硬件外表所构成，是医院在社会上外在形象的集中表现。②浅层的行为文化由医务人员在诊疗过程中和医务人员之间交往中所产生的活动文化所构成，是医院经营风貌和职工面貌等的集中表现。③中层的制度文化是一种观念在形式上发生了转变，而成为医院表层文化和浅层文化的支撑点，是一种强制的文化。④深层的精神文化是医院文化中的核心文化，是医院经营管理中形成的独特的意识形态和文化观念。上述类型基于广义文化定义而划分，

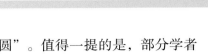

同时也反映医院文化的构成层面，即"文化同心圆"。值得一提的是，部分学者认为医院文化不应包含行为文化，考虑到从物质文化上升到制度文化的过程中人的行为不可或缺，这里仍将行为文化归为医院文化的一种类型。

由于物质文化所涵甚广且相对具象，对于总结、凝练文化理论价值较低，医院文化的要素通常基于狭义文化进行划分。国内外学者对狭义文化所作的表述繁多，包括"信念、道德、智能三要素说""价值核心说""精神核心说""观念形态说""7S 要素说"等，其中较受广泛认可的是"7S 要素说"，即麦肯锡 7S 模型。

该模型由美国学者 Richard Tanner Pascale 及 Anthony Athos 总结日本的管理经验后于 1981 年提出，是现代企业管理中的经典理论之一。由于现代医院具有鲜明的企业特征，这一模型在医院管理实践中被证明是行之有效的。7S 要素，指组织结构（structure）、管理制度（system）、作风（style）、员工（staff）、技能（skill）、经营战略（strategy）以及共同价值观（shared values），是企业在发展过程中需要考虑的全方面因素。一家医院要想良好运营，上述要素缺一不可，故管理者应对此进行充分了解。关于这一模型的具体理解和实际应用，我们将于相应分册中进行阐述。

同其他文化一样，医院文化也具有时代性、人文性、社会性、传播性、继承性、创新性，表现为学科上的综合性、形式上的多样性、理论和方法上的集优性、功能上的参与性等。这些特点既反映了医院文化在时间、空间维度的性质，也反映了其哲学本质，因而在医院文化的研究、建设和管理过程中，充分考虑上述特点是必要的。

## 二、医院文化的内容

### （一）医院的物质文化

物质文化是指人类创造的物质产品体现出的文化，是一个群体中思想、价值观念最直观的体现方式。在理论与实践密不可分的整体环境下，医院的物质文化无疑是医院文化的重要组成部分，它既是其他抽象文化赖以依存的基石，也是经过凝练的医院文化重新回到实践中的载体。这些物质文化直接或间接地将医院文化传递给每一名接触到它的人员，如果脱离物质承载，医院文化将成为一纸空谈。

医院物质文化表现形式广泛，包括但不限于建筑、设施、历史古迹、后勤供应、自研器械与药物、医疗技术创新等，既涉及医患互动，也影响着医院员工间的交流与进步。俗话说"巧妇难为无米之炊"，我们生活在物质世界中，仅进行精神文化建设是不够的，因此物质文化既是整体医院文化建设的起点，也是其终点，多种文化建设并进的最终目的是从现有水平出发，向更美好的未来迈进。

宽敞通透的建筑空间格局、充分绿化的医院外部环境、整洁明亮的病房有利于人们产生轻松、积极的情绪；先进人物事迹墙、塑像等可为后人树立精神灯塔；颜色明快柔和、样式简洁舒适的统一制服，既为员工工作提供便利，也便于患者辨认，有利于塑造医院有条不紊、分工专业的良好形象；对于处于病痛中的患者，优质的餐点、服装等生活用品供应和及时的清洁，既满足了不可或缺的基本需求，也寄托着他们对于回归正常生活的向往，优质的后勤供应对医、患、家属均是重要的物质保障。这些物质支持虽不直接参与诊疗过程，但对于提高医疗质量起到了不可或缺的作用，同时也在外界对医院进行的评价中起到了锦上添花的效果。

而医疗技术与工具作为医院立足的根本，更是医院物质文化建设的重中之重，一所医院能否建立起具有特色、于杏林中独树一帜的医院文化，自主研发的药物、器械和有特色的医疗技术无疑是焦点。医疗技术与工具的创新既表现出医院人孜孜不倦、勇于开拓、刻苦钻研的学术精神，也凝聚着医院人从临床中来、回到临床中去，不忘初心、牢记使命、脚踏实地的拼搏精神，更是"一切为了患者"这一崇高信念的体现，是各层次医院文化深耕所产生的灿烂结晶。一项成功的医疗技术背后往往是数十人甚至几代人、数年乃至数十年呕心沥血的辛勤工作，这本身既是医院文化传承的过程，也是医院文化逐渐积淀的精华所在。

2021年2月，全国脱贫攻坚总结表彰大会在人民大会堂隆重举行，这标志着我国经过8年持续奋斗，取得了脱贫攻坚战的全面胜利。人民生活水平不断提高的同时，生产生活条件也在不断改善，贫困地区医疗卫生服务体系不断健全。在全面建成小康社会、正向第二个百年奋斗目标坚定迈进的今天，我国社会主要矛盾已经转化为人民日益增长的美好生活需要和不平衡不充分的发展之间的矛盾。随着人民健康意识的普遍提升、对于美好生活的进一步向往，作为民生基础设施中极为重要的医疗卫生载体，医院物质文化受到越来越多的关注。囿于社会整体物质条件发展状况，既往的医院文化相关研究多侧重于精神文化建设，对于物质方面常强调"随遇而安""有什么用什么"，但古谚云"工欲善其事，必先利其器"，在物质生活水平逐步提高的今天，这一倾向或许已不再适应实际需求。我国人民对物质水平要求的提高，决定医院文化要以精神文化建设为主需要转向物质、精神文化并行建设，这是一种建立在国家强盛基础上的新需求，也是值得我们为之奋斗的新愿景。

相对于"看不见摸不着"的抽象文化，医院的物质文化更加具体，也易于改变。但由于物质文化的建设与精神文化息息相关并受其指导，后者的建设水平和深度直接影响前者呈现出的最终结果，其建设可能具有一定的滞后性，也可能出现所费甚巨却并未改善实际状况的现象。因此，为了向着建设优质医院物质文化的正确方向前进和奋斗，时刻树立和维护优秀的医院精神文化是必要的。

**（二）医院的精神文化**

精神文化属于观念文化，属于医院文化的较深层次，包括价值观、哲学、精神、道德、制度等，由医院文化其他侧面经过凝练和升华而产生，指引着医院运营、管理和建设的方方面面，其本质是医院群体的价值观，是医院文化的实质内核。

医院文化对于医院来说是一种精神价值观，一所医院在发展的过程中，组织的氛围、组织的价值观是逐步形成的，是存在于组织体内的，这种文化的核心价值观是需要提炼的。医院文化需要靠医院全体职工共同去提炼，并且能够得到每个员工的认可，这就是医院文化的灵魂。有了共同的价值观，就可以据此来制订标准和规范，指导言行和举止、规范行为和思想。医院精神是医院内优良传统、道德规范、理想和价值观念、工作态度、行为倾向等众多精神文明的综合，于长期医疗实践中形成，体现着医院全体医务人员的群体意识和价值观。医院精神具有定向、定势、定范、定形的指引作用，引导人们形成良好的心理定势、自觉向正确方向奋斗、为塑造良好形象而努力，是医院发展的核心动力。它集中反映爱院爱岗、无私奉献、回报社会、共建优秀医院、发展医学科学的崇高意愿，是一所医院的精神旗帜，能够帮助医务人员树立正确信念、提高集体素质，于迷茫时照亮前路，于低迷时振奋精神。

作为社会主义国家，我国医院文化与思想政治工作存在一定共性，这是坚定不移跟党走的基本方向。思想政治工作是对于人的思想意识和行为的研究和指导，医院文化除上述范畴外，也研究医院管理、业务、技术、服务等实体、实践文化等多方面问题。因此后者是前者的有机组成部分，医院文化的概念和研究范畴更大，但相关工作应始终围绕着思想政治核心展开。

改革开放以来，部分医疗单位在市场经济转变过程中盲目追求经济效益，忽视精神文化建设，导致我国医疗系统中曾一度出现过索要红包、拒诊过诊等歪风邪气，既违背了白衣天使崇高的医德誓言，也有悖于社会的公序良俗，严重损害人民群众对医务人员的真诚信赖和朴素感情。这些行为背后是正确价值观念、爱患护患意识、职业道德等的严重缺失，极大程度上制约医院发展，应当引以为鉴，深刻反思。

新的时代呼唤新的精神风貌，党的十四届六中全会通过的《中共中央关于加强社会主义精神文明建设若干重要问题的决议》为全方位精神文明建设提供了重要指引，该决议指出，应大力宣传现代化建设中涌现出的先进集体和人物，在全社会形成崇尚先进、学习先进的风气。各项精神文明创建活动，都要务求实效，坚决反对形式主义。由此，全国各地医院掀起了一股建设精神文化的热潮，在党的精神引领和旗帜号召下，历经多年奋斗，产生了丰硕的成果。除各医院院内的精神文化建设成果喜人外，探索过程中总结得出的宝贵经验也在一些重大公共卫生事件中发挥了至关重要的作用，前有在"非典"疫情中被世界卫生组织专家誉为"世界医学史上的奇迹"的前线壁垒小汤山医院，后有在"新冠"疫情中再次创造奇迹的雷神山和火神山医院，它们得以在极短时间内结束建造并出色完成抗疫任务，离不开强大精神力量的支撑。

在互联网和各类媒体高度发达的今天，精神文化的形成和发展具有源头多、变化快、群体参与性强等新特点，大量信息、社会舆情和各种思维洪流无时无刻不在影响着医院精神文化。这是一把双刃剑，一方面带来更开阔的视野，便于我们站在更高的立足点考虑问题；另一方面，也容易导致刚刚形成、尚未得到巩固和传播的新文化因受到冲击而遭到歪曲或瓦解。如何在这一时代背景下梳理有效信息、提炼核心精神并做到与时俱进，以适应快速变化的复杂社会心理环境，同时做到牢记初心、不负使命，坚持正确道路不动摇，是新时代提出的新挑战，也是现今医院精神文化建设和管理的新愿景。

### （三）医院的管理文化

管理是指通过计划、组织、领导、协调、控制等一系列方式控制成员活动，从而使集体的人力、物力、财力等得到合理统筹，共同实现既定目标的过程。宽泛地讲，它包括一切对于组织成员及相关事物行动的统筹规划，既涉及物质，也涉及精神；狭义地讲，它以精神文化为核心，指导和协调人们对环境进行改造，是一种力求最高效利用各种资源的活动。在医院文化的四个类型层级中，物质文化回答了"从哪里来，到哪里去"的问题，精神文化回答了"要做什么"的问题，管理文化则是行为文化和制度文化的有机结合体，既回答了"谁来做"，也回答了"怎样做"，是联系前两者的重要纽带。

不论是物质还是精神方面，中西方对于管理文化的认知都存在着较大差异，传统上我国往往偏向于情，而西方偏向于理。就民众的朴素观念而言，我国舆情中"特事特办""具体问题具体分析"的事件更易受到赞誉，刻板执行规章则常被批判为"不近人情"。举例而言，一位临产孕妇如因缺乏相关手续而未能及时得到帮助接生，院方必定要遭受舆论的严厉抨击。相比之下，西方因预约排队流程冗长、层层转移授权、医务人员安排不当等管理问题而延误病情或被迫放弃治疗的患者比比皆是，人们痛苦之余却几近麻木，只因院方往往搬出大批文件来证明自己只是严格遵守相关制度，并无任何过错。

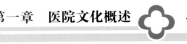

医院作为保障人民基本生命健康安全的特殊组织机构，既需要严格的制度来确保医疗行为的秩序和质量，也需要视实际情况适当变通，做到病有所医。世界上或许存在完美的制度，但现实中往往不能完美地执行，从而产生诸多矛盾。我国医疗资源整体分布不均，尚处于亟待发展建设的阶段，人民的医疗常识也有待提升，严格管理既保护患者，也保障医务工作者。同时我们应当意识到，"没有规矩不成方圆"的另一面是疾病不等人，制度变革往往具有滞后性，无论对于医务人员还是患者群体，在社会高速发展、变化的今天，有时盲目过分追求规章制度所赋予的绝对公平，实质上是对部分弱势群体的不公平。

新时代、新医改对医院的现代化管理提出了新的挑战，传统的粗放管理已不能满足现今社会高速发展带来的众多需求，从主观人治转为精细化管理是必要的，故而在充分认识上述问题的前提下，有必要合理借鉴已在其他行业中得到成功实践的各种管理经验和方法工具，同时结合临床经验积极探索。

2022年5月，国务院办公厅印发的《深化医药卫生体制改革2022年重点工作任务》指出，为做到全面推进健康中国建设，促进优质医疗资源扩容和均衡布局，深化医疗、医保、医药联动改革，持续推动从以治病为中心转变为以人民健康为中心，持续推进解决看病难、看病贵问题，需要加快构建有序的就医和诊疗新格局、深入推广三明医改经验、着力增强公共卫生服务能力、推进医药卫生高质量发展。这一愿景的实现需要完成从人才培养到深入实施健康中国行动等多项重要目标，这就要求各医院需根据自身现状积极开展信息化建设、经验交流、民主决策、人本管理等，共同助力健康中国的实现。

随着社会发展和时代进步，人们的素质、诉求和医患的相互关系也在不断发生改变，如何应用先进管理工具精准分析，在理想与现实之间寻求合适的平衡点，使患者得到最大收益的同时保证医院本身持续良好发展，是医院管理者所需要面对的永恒命题。

## 三、医院文化的价值与意义

### （一）建设医院文化的基础

医院文化作为一种综合性的多元文化，具有多维度和多层次的特征，与之相应，其基础和来源也是多种多样的，其中具有代表性的基础问题包括文化载体、经济及投入和产出。

虽然最终实践必然涉及物质环境的改造，但物质形态只是文化的实体表现形

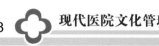

式，医院文化的建设者、管理者、适用对象和最终执行者都是人。因此，医院文化的建设毫无疑问应当以人为本，在一定社会文化基础上加以改造、创新，培养、提高医务人员的素质，塑造正确的价值观，为谋求医患双方幸福、共建健康中国而奋斗。以人为本在现代医院文化体系中对医方主要体现为人力资源管理，即追求人才数量和质量的提升，标志着人才选用机制的改良和竞争；对患方则主要体现为从患者实际需求出发，倾听患方的声音，重视患方反馈，以患者需求得到满足作为努力方向。

在舆论环境中，医院的经济问题常常受到避讳和诟病，似乎医院的逐利行为属于失德，这是一种认知谬误。经济基础决定上层建筑，上层建筑反作用于经济基础，这一普遍规律同样适用于医院，且在市场经济体制下显得尤为重要。适当地追求经济效益，既有助于为患者提供更加优质的医疗服务，也有利于吸引人才、为医学后备人才的培养提供更加肥沃的土壤，更能带动整体医疗事业发展，一味地不求回报终将陷入道德上的两难境地，《吕氏春秋》中"子贡赎人"的典故很恰当地阐明了这一问题。因此，在充分保障患者权益的基础上，医院应当以经济发展作为重要基础之一，拟定医院文化建设目标和实施路径。

医院作为企业的一种形式，其经济问题实质上是投入－产出问题的一个特殊方面，医院文化建设过程中需要衡量的相关问题十分繁杂，包括但不限于心理、技术、时间等一系列无法以数学公式简单衡量的内容。这些内容常常有所交集，同时又相互区别，前文所述要素、特征等可以被视作描述投入－产出问题不同侧面的写照。文化的投入和产出在时间、空间、表现形式上多有所差异，如投入多年后有所产出，在局地投入、多地产出，以一种形式投入、以另一种形式产出等，因此在医院文化的建设过程中应充分考虑上述性质，着力避免盲目求快、求成的急功近利心理。

上述问题既是医院文化的基础，也是建立医院文化的价值所在。当一所医院的文化能够充分回答载体问题时，意味着它具有了确切的逻辑起点，承载特定的价值和情感内涵，能够使人超脱自身而升华为集体精神价值的一部分；能够充分回答经济问题时，意味着它具有了有力的手段和强大的内在力量，能够推动经济发展，并使其服务于医院的整体系统；能够充分回答投入与产出问题时，意味着它实现了价值在不同形式间的灵活转换，为这种特殊商品赋予不同意义，使其能够产生更深层次的效用和效益，从而更好地为社会服务。因此，上述三个问题的三位一体，即是医院文化建设过程中需要回答的根源性问题。

### （二）优秀医院文化的特征

优秀的医院文化首先应当从前述的多个维度有助于医院发展，同时作为承担重要社会职能的机构之一，医院也应深入思考本院文化建设对于社会的影响和意义。

对内而言，优秀的医院文化应当具有如下特点。①优化结构：去粗存精，选取最符合实际需求的资源，逐步淘汰不能适应现实变化的部分，并将各类资源分配到最需要它的地方去。②科学机制：以科学的工具进行监测、评估和改革，使容错、纠错有据可依，避免主观判断导致走不必要的弯路。③重点推动技术发展：对于医院而言，医术是立身之本、重中之重，一所医疗技术不过硬的医院，其他任何方面建设得再完善也不过是空中楼阁，因而优秀的医院文化中技术发展必将处于首要位置。④积极变革管理体系：当今社会发展迅速，优秀的医院文化应当及时摒除冗余体系、精简流程，同时结合新时代人群心理特点拟定适合其新特征的管理模式。⑤高尚领导风范：建设优秀医院文化离不开领路人的指引，唯有领导班子率先做出表率，积极与一线工作者及患者互动、沟通，方能使医院文化建设路线不发生偏离，同时也有利于员工接受并自觉执行。⑥超前理念：优秀文化的重要特征是高瞻远瞩、与时俱进，适应时代需求，能够经受实践和历史的检验，具有永恒的魅力。⑦特色鲜明：具有本院的血脉传承特征，方向坚定、路线明确，便于员工产生文化认同感，从而自发团结和执行。

对外而言，医院承担着重要的社会责任，故而优秀的医院文化应当能够使民众产生认同感，有利于社会的安定和进步，助力民族复兴，能够超越国度、跨越时空，融入世界文化洪流，对人类文明的发展和繁荣做出应有贡献。

近年来，国内外对于医院文化效益的研究日趋深入、精细化，医院文化在院内安全建设、员工培养等多方面均表现出令人满意的效果。如研究表明，较高的 HCAI 率能够促进安全文化建设，塑造创新性领导风格，积极拥抱改革；同时非惩罚性的氛围有助于对专业医务人员赋权，促进其协作、沟通，确保干预措施符合实际需求。另有研究表明，医院文化建设能够有效提升员工满意度，降低缺勤率及医疗索赔费用。统计结果显示，Fairfield 医疗中心内接受 HeartMath 培训的员工缺勤率更低，文化及财务指标证明投资有所回报；在充满压力、不断变化的环境中，可持续的文化投资是长期成功和真正变革的关键，持续使用培训工具可以有效丰富新计划的规划和实施。此外有研究指出，精益活动与组织架构重组相结合，并改进问题解决方案和设备水平，最终使安全文化 12 个维度中的 6 个维度有所改善；在这一研究中，数据并未表明患者安全事件发生率有所下降，但医务人员采取措施以防止事故发生的意愿有所增强，因而实际上患者安全性提高的期望很可能有所增加。

上述研究结果表明，医院文化对临床实践的影响方式与前文描述一致，往往通过非直接作用途径潜移默化地改善医院各方面综合能力，这也是所有优秀医院文化最根本的一致特征。它具有强大的向心力，贯穿医院长期发展生命线始终，对于医院的长远建设有着不可替代的重要意义。

### （三）医院文化决定核心竞争力

加强医院文化建设是每个医院管理者必须重视和面对的现实问题。医院的文化元素主要包含人文元素、空间建筑元素、美学元素、色彩元素、人才元素、沟通元素、品牌元素、制度元素、中医药元素、信息化元素等，这些文化元素都在潜移默化中影响着医院文化环境的建设，并各自扮演着医院文化环境的一部分角色。核心竞争力指能够带来竞争优势的资源及其配置与整合方式，使产品和服务的价值在一定时期内得到提升。它是企业扩大经营的能力基础，既能够鼓励医院员工热情奋进，也是用户最为关注的、根本的核心利益，应当具有长久性、特殊性和不可替代性。这些特征与优秀医院文化所指引的导向完全吻合，因此一所医院是否具有足够强有力的核心竞争力，与其医院文化的建设水平息息相关。

医院竞争力的最有力体现方式是医疗技术水平和患者满意度，研究表明，在整体氛围较好的科室，医师的职业态度和医疗行为更加积极，服务态度方面的改善尤为显著。同时有研究指出，重视医院文化建设的员工在工作中通常更加投入，其价值观念与所属医院文化吻合度越高，工作表现及服务意识越强。研究也表明，员工对自身环境、待遇和发展的满足感，学习的积极性以及对挑战性场景的应对能力均与医院文化对其产生的影响力成正比，学习导向在员工工作投入度上具有调节作用，这对于医院医疗服务水平的提升具有正面影响。因此，医院文化对核心竞争力的影响是决定性的。

## 四、医院文化的评估和建设

### （一）医院文化评估

医院文化评估是用于评价医院文化建设水平、明确其发展阶段，并为相关工作提供监督和指引的重要标准和工具，在医院文化建设工作中作为标尺而存在。医院文化评价体系的结构指标是动态的，随医院发展而不断改变，但其依然具有4个基本架构，即评价准则和工具、评估效度、评估信度，以及理论模型参数和发展态势分析。从评估工作的全过程来看，包括制订评估目标、确定评估类型、设计评估流程和问卷，以及评估结果的应用。这些内容穿插于上述4个基本架构中，以实际工作中便于应用的形式体现。

制订评估目标是整体评估工作定调的第一步，后续其他工作以此为核心陆续进行。进行医院文化评估的常见目标如下：①诊断医院文化中是否存在不足，总结自身优势，寻求改革方向、突破口及策略。在宏观上观察导向，在微观上寻找、分析关键问题，适用于阶段性的评估。②日常评估各项指标完成情况、员工积极性及其他阶段性目标的实施情况，属于持续进行的定期评估。③对比人员个体、科室团体、各部门等，分析其沟通风格、行为特征、价值观等异同点，以帮助其正确认识自身、促进沟通和理解，提高人员自我管理能力，有助于增进团结，属于少次高效的不定时评估。

评估目标中有一类特殊的软性指标，即无法直接通过数据衡量的指标，如工作主动性、专业知识掌握程度等，在评估时往往具有较大程度的可变性和主观性。在评估这类指标时，应当以阶段性的可量化成果作为参照，以定性评估目标是否达成。

评估类型是在确定评估目标后，根据目标导向而划分具体评估方式。达标性的评估是将总体目标细分为一系列评价指标，直接评价体系中各类要素是否齐备，多用于评估组织机构是否达到启动或开展某些活动的条件。过程性的评估是评估一段时期内是否进行某些活动及其效果，多用于评估阶段性目标建设状况，针对性较强，能够有效促进活动开展。成果性的评估则是在医院文化建设工作完成后，对其成效进行评估，往往在较长时期内阶段性开展，使医院文化系统化、规范化，并使其更加具有凝聚力。

设计评估流程和问卷是评估过程中最重要的环节，这一环节的效度和信度直接关系到整个评价结果的可用性。评估流程通常包括策划、动员、问卷设计、数据采集与统计处理、整理报告等，在设计问卷时，既应确保问题和结构的严谨性，也应充分考虑到可及性，尽可能精简问卷内容，以增加人员的参与积极性，保障样本量及回收问卷的质量。同时应注意问卷形式和调查途径，电子问卷和纸质问卷在使用效率、真实性、保存难度等方面各有优劣，应结合实际需求进行合理选择。

评估结果的应用是将评估所得用于改良医院文化，包括对正性结果的巩固加强，以及对负性结果的反思和纠偏应对。评估报告作为科学严谨的参考资料，能够为领导层决策提供有力佐证，也有助于参与培训的人员更好地理解和接受培训内容。

一项近期研究表明，近年来我国公立医院文化评估类研究的热点主要集中在

4个方面，包括医院文化与党建、医院文化与人本管理、医院文化与医疗服务及公立医院文化现状评价。该研究结果指出，公立医院文化建设领域研究数量不断增加，研究内容与政策关联度较高，但研究聚焦不足，协同研究和持续研究较少，且研究的科学性有待加强。笔者查阅国内外相关文献时，也发现国内文献多以案例研究及宽泛的描述性内容为主，而国外文献多聚焦于具体问题，选取已在其他相关领域中得到有效性验证的较成熟模型和工具进行分析、评估，并总结出了一些新的理论方向。

整体而言，我国医院文化评估的相关研究尚处于较为表浅、理论研究不甚成熟的阶段，这是令人遗憾和可惜的。我国诸多医院长期以来形成的优秀文化是一笔巨大的宝贵精神财富，值得研究者进一步深入挖掘，去粗存精，使其得到更加广泛的应用和传承。

### （二）医院文化建设

如前文所述，医院文化是在历史发展过程中形成的具有本医院特色的战略、思想、观念等意识形态和行为模式，以及与之相适应的制度和组织结构。其建设工作既包括对医院自身文化的梳理、整合、继承、改造，也包括对社会先进文化的借鉴、融合、吸纳等，是一个不断反思、学习、创新的过程。医院文化建设通过这些方法，建立相对完整、系统，有明显特色和较强生命力，能够适应医院建设发展需要的文化体系，并在日常运营过程中进行管理、改进与推广。医院文化建设是一项漫长而复杂的工程，涉及医院发展的方方面面，从文化内涵的梳理到整体框架的架构再到日常的运营维护等，都需要进行深入研究与探讨，随机而变，切实发挥医院文化的引领与导向作用，推进医院的高质量发展。

目前我国基层医院文化建设现状不容乐观，顶级医院优秀文化不断沉淀、凝炼的同时，医院文化建设在基层医院发展中的重要地位却在不断弱化，最终只能存在报告里、写在文件中、停在口头上，导致许多医院的文化建设工作陷入了"讲起来重要、干起来次要、忙起来不要"的困境。尤其在评级较低的医院中，员工对医院文化的认同感和执行能力相对较低。有研究表明，在三级甲等医院中，医院道德与组织机构对员工满意度的各个维度，包括总体满意度都有显著的促进作用，且影响系数位居前列；在三级乙等医院中，组织机构仅在"工作和生活""关心和培养"以及总体满意度方面具有显著的影响。与三级甲等医院显著不同的是，三级乙等医院的医院科技会通过提升"工作和生活""关心和培养"以及总体满意度发挥作用，而领导机制主要集中于提高"保护和保障"满意度。因此，在三级乙等医院中，需要重视对医院科技文化和领导机制文化的建设，在对医院现代

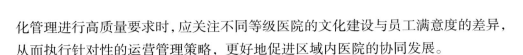

化管理进行高质量要求时，应关注不同等级医院的文化建设与员工满意度的差异，从而执行针对性的运营管理策略，更好地促进区域内医院的协同发展。

目前部分医院在推进文化建设过程中没有明确的价值指向，即对医院文化建设的重点方向把握不清晰，大体上表现为以下两方面：一是医院对公益性质坚持不够；二是部分医院忽视对医务人员医德的培育。出现这两种状况的原因可以归结为医院对文化建设价值目标的认识不清，没有正视医院文化在树立医院价值观念过程中的重要作用。

除方向性问题外，医院文化内容建设方面也存在诸多问题。许多医院在推进文化建设过程中，热衷于"拿来主义"，缺乏创新意识，忽视展现自身特色，没有立足于自身实际情况去发掘医院文化的丰富底蕴，只是盲目跟风、随波逐流地照搬照抄其他医院的文化模式，导致了"千院一面"的文化建设现象。这种"同质化"的医院文化极度缺乏自身个性和感染力，对外很难向社会公众反映医院的价值观念、发展理念和管理风格等信息，对内医院文化则成了"应景的摆设"，无法引起医务人员共鸣、理解和认同，使医院文化丧失了凝魂聚力的重要价值。

要从根本上破除上述问题，首先要求相关人员树立正确观念。公立医院综合改革要求医院回归公益性，医疗制度逐步完善，这些都迫切要求医院转变管理模式，调整文化脉络。我国医疗资源整体分布不均，当代医院文化更加强调公益性，遵循以人为本的理念，同时在文化建设过程中应加强党建工作，发挥思想政治教育功能，提高为人民服务的意识。2017年，国务院办公厅在《关于建立现代医院管理制度的指导意见》中指出了"加强医院文化建设"这一任务。十八大以来，我国社会发展进入了新的历史时期，党中央深刻剖析了文化对社会发展的重大推动作用，提出文化自信理念，全社会范围内逐渐掀起"文化热"浪潮。这种时代背景在很大程度上引发了医院管理层对自身文化建设现状与未来的深刻思考，成为我国医院文化建设的战略机遇期。医务人员要发扬爱国情怀，树立高度的文化自觉与文化自信，将工匠精神与人文情怀融入医院运作与本职工作中，展现出救死扶伤、生命至上的社会担当与家国情怀。

医院文化建设的根本目的是在全体医务人员中打造一种时时刻刻体现核心价值观的生活方式和职业习惯，从而让每名医务人员在工作和生活中自觉规范自己的思想和行为。需要激发思想政治工作以点带面的辐射效应，与文化建设互融互通，达到事半功倍的效果。优秀的医院文化不应是纸上谈兵，或者流于形式，而是应该渗透到日常医疗工作中，融入党建工作，推进医院持久发展，真正实现内化于心，外化于行。

医院文化设计是指架构医院文化的科学体系，是医院文化建设的蓝图和方案，

　　只有正确的设计方向才能推进建设的良好运行，保证建设质量，形成一种多阶段、多层次、多能力、动态反馈的医院文化全方位建设框架体系。从抽象的战略定位、远景目标、管理理念到具体的制度规范、组织机构、医院品牌，文化设计应系统地架构起医院文化建设的框架，并填充内容。在对医院文化进行梳理与盘点的过程中，需要明确满足自身发展所需文化的内涵与意义，这样才能在盘点梳理的基础上厘清文化建设的思路和框架。"文化点－文化线－文化面"路径折射了医院文化建设的发展阶段演进，从初始注重单个因素点建设，到后来以能力与层次为着眼点加强文化线的建设，之后再强调整体推进，进行文化面的建设。

　　医院文化建设包含多种能力，每种能力对应相应的文化建设层次，主要包括文化的掌控、传播和应用等。医院文化掌控能力通过文化的控制和传播得以体现和增强，通过文化控制机制保持文化发展方向，通过文化传播机制保持文化传播渠道畅通。文化发展方向与传播渠道都要与时俱进，体现时代性。医院文化应用能力是指通过利用医院内外环境来塑造形成良好的员工行为文化，以此促进和谐医患关系的建立，推动医院创新水平的提升。

　　医院的发展情况在某种程度上是对文化建设的反馈，对其具有一定的动态反馈与支持效用。积极有效的文化建设会带动医院的良性发展，同时发展状况越好，其物质与精神积累越丰富，更有能力与条件去加强文化建设。

　　医院文化应通过创新来保持生机与活力，以党建工作为重要抓手，引导和监督医院政治方向，为建设具有时代特色和行业特征的先进医院文化提供持续的精神动力。同时，应善于学习、借鉴和吸收其他领域的先进研究成果，始终把人民群众的诉求放在首位，想民之所想，用人民诉求来牵引发展，不断创新医疗技术，提高医疗水平，用奉献精神构筑价值体系，发扬医院文化的导向与凝聚作用。

　　医院文化需要通过营造环境氛围来进行维护。经历了文化设计与塑造之后，医院文化仍面临着方方面面的冲击、挑战与考验，特别是在信息技术高度发达、文化交流日益通畅、市场环境不断变化的情况下，必须高度重视对医院文化的维护。不同于企业文化，医院文化维护必须紧跟时代发展，与时俱进，将公益性放在首位，牢记为人民服务的理念与宗旨，做到心中有党，心中有民。以党建为核心，共筑"家"文化，可以增强职工的凝聚力和向心力，积极构建良好有序的医院文化发展环境；深入贯彻落实党的十九大精神，在全体党员干部中开展主题教育活动，由党内带动党外，引领正向文化，提升医务人员的思想觉悟，促进医院文化和谐建设；借助院报、医院文化建设墙、宣传册等传统渠道和网站、微信公众平台、微博等新兴媒体的合力作用，展示、宣传医院文化。通过这些有效的形式，营造良好的环境氛围，增强医院文化的凝聚力、号召力，发挥其引领和导向作用。

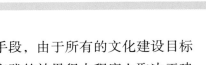

医院文化建设重点在于探索科学合理的建设手段，由于所有的文化建设目标都必须通过客观的实践活动来实现，而文化建设实践的效果很大程度上取决于建设手段。目前，部分医院文化建设手段单一，过于形式化，它们不可能成为创造优秀医院文化的源头活水，更不可能成为推动文化建设的根本动力。

医院必须以社会主义核心价值观为目标指向，不断推进医院文化建设，践行为人民服务的工作宗旨，"让医生护士心无旁骛、治病救人，也让治病救人的价值理念真正回归"，永葆医院的公益性质。同时，培育和践行社会主义核心价值观，帮助广大医务人员树立良好的价值观念，掌握正确的价值评判标准，在医疗活动中坚守道德底线，真正成为"德艺双馨"的人民健康卫士。加强理论学习是医务人员培育和践行社会主义核心价值观的重要途径，医院可以通过邀请专家理论宣讲、网络视频学习以及各种文体活动渲染等形式宣传和讲解社会主义核心价值观的精神实质，为医院文化建设找准正确价值取向。此外，医院管理者作为医院文化建设的政策制定者和实践推动者，应该身体力行地向全体医务工作者传递正确价值取向，利用人格魅力影响、激励制度引导医院职工为实现医院文化建设价值目标努力奋斗。

新时代推动医院文化建设要以突破思想困境为重点，医院管理层要真正提高对医院文化建设的重视程度，合理做好医院文化建设的"顶层设计"，将其作为医院发展战略的重要组成部分贯穿于医院发展全过程，既要为文化建设的健康发展规划长远目标，又要明确发展理念和步骤，画出医院文化建设的"路线图"。

突破医院文化建设的内容困境，应该从文化的"新"和"特"两方面入手。所谓"新"就是医院文化建设要与时俱进，根据新的历史条件和时代特征的要求及时创新医院文化。当前，中国特色社会主义进入了新时代，新的时代背景给医院文化建设提供了新的理论和实践课题。健康中国战略为新时代健康卫生工作绘制了蓝图，为新时代国民的健康卫生工作实践指明了方向。因此，新时代医院文化建设必须突出对健康中国战略相关理论的研究与宣传，让健康中国战略成为医院文化的重要内容，为医院发展提供价值引领和实践方向。所谓"特"就是医院文化要具有鲜明的自身特色，增强辨别力，不能与其他医院的文化雷同，陷入"俗套陷阱"。实现医院文化的"个性化"，医院应立足自身实际情况培养医院的特色文化。这种特色文化源自医院文化长期发展积淀下来的精华，具有强大的生命力，是医院凝聚力量、吸引患者的一种文化元素。因此，医院行政部门可以探索成立兼职工作组负责医院文化建设，通过网络问卷、科室调研等方式收集广大医务人员对医院文化建设的意见和想法，从中找寻灵感，运用人民群众的伟大创造力量实现医院文化的时代化和个性化。

　　创新医院文化建设手段重点在于文化建设载体创新。近年来，微博、微信等新媒体如雨后春笋般涌现，这些新媒体拓展了医院文化宣传阵地，为医院文化建设提供了机遇与平台。医院应积极探索新媒体在文化建设中的重要作用，将医院官方网站、微博、网络视频、电视平台以及以手机 APP 和微信公众号为核心的移动平台整合起来，共同作用，向患者传递医院服务理念，建立便捷高效的医患沟通平台，构建和谐的医患关系。同时也可以向医务工作者宣传社会主义核心价值观以及医院的优良传统，帮助他们树立正确的价值观、服务观，增强医院的凝聚力，创建良好的以人为本环境。

　　同时，对医院职工的分层引导也是不可或缺的。对于年轻人群，应加强文化教育和引导；对于中年人群，应加强他们的示范带头作用；对于老年人群，则应加大关怀力度，避免其脱队掉队。应做到 5 个坚持：坚持以党建理论为引领，坚持以完善的制度为保障，坚持以人性化建设为中心，坚持以主动创新为动力，坚持以全员参与为原则。

　　最后，医院文化的建设并非一夕之功，需要注意的事项多而繁杂，优秀的医院文化需要全院上下乃至数代人共同努力方能建成，在建设过程中尤其应当戒骄戒躁。只有以平和心态面对错综复杂的局势，方能在时代浪潮中开辟出具有独特底蕴的文化阵地。

## 五、新时代的医院文化

### （一）我国医院文化的转变

　　我国医学文化源远流长，三国时即有杏林董仙之说，中华民族历史上孕育了岐伯、扁鹊、张仲景、华佗、王叔和、皇甫谧、孙思邈、朱震亨、李时珍、陈实功、王清任等无数苍生大医，他们不仅是中华民族持续繁衍的健康护卫者，更是中华传统文化的传承者，体现了中华传统人文医学精神。但后世留名者多以个人为主，以药堂等群体单位闻名者寥寥，长期以来医疗文化局限于学说体系，直到近代引入现代医疗系统后，医院文化才逐渐开始形成。这与传统中医的诊疗方式和传承系统有着密切关系，我国传统中医以个人为单位开展医疗活动，而现代医院则以医务人员团体为单位，为患者提供多层次、多样化的医疗服务。这导致人们思维相对固化，以至于现代医疗体系引入后的很长一段时间内，我国医院依然存在着人治大于法治等多种问题。经过党和国家的指引和调整，目前我国的医院管理在"经验管理"和"制度管理"之后，开始向文化管理时代转变。

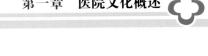

在演化理论范畴中，存在两种基本视角：一种是基于达尔文主义视角，认为文化演化是自然选择的结果，环境对文化的演化起到决定性作用；另一种是基于拉马克主义视角，认为演化主体的主观能动性造就了自身的演进与变化，应从演化主体主动适应环境角度来研究演化规律和路径。不论哪种视角，都强调文化不会无缘无故地产生以及发生变化，其演化过程存在某些特定规律。

医院文化演化以传承为根基。医院文化演化在继承的基础上发展，文化演进均建立在先前文化的基础之上。比如，现在很多医院的院训中都蕴含着"医乃仁术、大医精诚"等文化内涵，这就是对我国数千年来中医文化精华的继承和发扬；现代医院文化中仍旧贯彻中西医结合的理念，而该理念与我国近代史息息相关，是对近代医院文化理念的继承和发展。

医院文化演化以时代为背景。从演化博弈论中的"演化稳定性策略"可以看出，文化只有在经历强大突变的情况下，才会有重大变化。从古到今，无论哪个阶段的医院文化，都呈现出鲜明的时代特色及独特的内涵。也正是因为各时代环境的不同，才有了医院文化的逐步演进和完善，在呈现鲜明时代特色的基础上丰富文化的底蕴和内涵。

医院文化演化以创新为动力。我国医院文化经历了诸多时代的发展与变化，内涵更加丰富，底蕴更加深厚，在继承中有所创新。在"十四五"时期经济社会发展和改革开放的重点任务中，提出将"坚持创新驱动发展，全面塑造发展新优势"列在首位，强调坚持创新在我国现代化建设全局中的核心地位。医院文化要保持其生机与活力，应以改革创新为根本动力，融合新的时代风貌，破除陈旧落后因子，在继承中发展，在改革中创新。

研究表明，2009年医改实施至今，公立医院开展医院文化研究的热度呈上升趋势。2011年、2014年、2018年和2021年4个时间节点的文献数量增幅较大，可能与相关政策发布后医院的贯彻落实有关。2010年，原卫生部等五部委联合发布《关于公立医院改革试点的指导意见》，选定16个城市启动国家联系指导的公立医院改革试点；2014年，国家卫生计生委、财政部、国务院深化医药卫生体制改革领导小组办公室公布《关于确定第二批公立医院改革国家联系试点城市及有关工作的通知》，将改革试点进一步扩大；2017年，党的十九大报告中明确指出加强文化建设的深远意义，公立医院对文化的重视程度得到加强；2021年，国务院办公厅印发《关于推动公立医院高质量发展的意见》，提出建设公立医院高质量发展新文化，体现了鲜明的价值导向和厚重的人文关怀，再次掀起公立医院开展文化建设的新热潮，研究热度得到显著跃升。但与同一时期分级诊疗、医联体、乡村卫生等研究领域相比，医院文化领域文献数量仍相对较少。

随着公立医院文化相关政策不断发展，该领域研究主题词数量不断增加。突现性强的主题体现了这一领域的研究热点，从中可以看出研究热点演变与公立医院改革进程密切相关，其中"人力资源"和"以人为本"权重均＞5，反映出其很大程度上仍是下一阶段的研究热点。在研究内容上，尽管不少研究者对医院文化的内涵与外延都进行了探讨，但研究结论大多仅来自所在医院的实践总结，定性研究多，量化研究少，结论碎片化，研究高产机构及高产作者数量不多，不同地区发展不均衡。从机构和作者合作网络可以看出，机构、作者的合作关系松散，缺少多机构作者的协作研究，研究相对孤立，内容延续性不强。此外，缺少全国层面的系统综述和调查分析，也缺少案例间横向比较研究，提示学者下一步可以加强这些领域的研究与合作。

传统的医院文化研究体现了鲜明的价值导向和厚重的人文关怀，体现了医院文化的差异化特征。如今，医院文化建设越来越具体化、精细化，考核评价等研究领域正在成为新的热点。2015年后，医院文化建设效果评价转向考察患者满意度及员工满意度，重视文化的社会效益及持续影响研究；2017年开始聚焦绩效考核与激励机制，引入了更多科学管理与评价工具，并提出了一系列创新举措。总体上看，公立医院文化研究朝着越来越科学化、规范化的轨道发展，也将更好地起到为医院发展保驾护航的作用。

### （二）先进医院文化带来的启迪——以梅奥诊所为例

从医院发展的可持续性和动力源泉来看，医院文化有着导向性、战略性、前瞻性和现实性，因此医院文化品牌对于医院的发展具有重要意义。医院文化建设是一个巨大的系统工程，是一项永无止境、一直处在建设状态的项目。

先进医院文化给医院带来的效应与一般企业文化类似，对外主要表现为品牌效应。以美国著名的梅奥诊所（Mayo Clinic，2020年其官方中文名改为"妙佑医疗国际"）为例，梅奥诊所的品牌是由医师、管理人员及数以百计致力于用诊所的服务传递人道主义的普通员工共同创造的。其创建并无营销学教科书或市场顾问作指导，且梅奥并未为自身做多少广告，只为提升临床护理水平而做少量的媒体广告。事实上，梅奥的品牌发展否定了一般人所持的品牌越大需要越多广告的传统观念。品牌是医疗市场竞争力的象征，是赢得消费者的法宝。对于医院而言，品牌意味着经过长期不懈的努力在公众中形成的整体印象，是金钱所无法换来的巨大无形资产，更是医院核心竞争力的体现。

实施名牌战略是加强医院文化建设的重要步骤。现代医院在文化建设中塑造自身形象打造自己的品牌同样也是医院精神文明建设的一个重要手段。良好的医

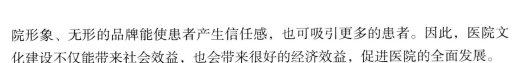

院形象、无形的品牌能使患者产生信任感，也可吸引更多的患者。因此，医院文化建设不仅能带来社会效益，也会带来很好的经济效益，促进医院的全面发展。

从医院发展的可持续性和动力源泉来看，医院文化有着导向性、战略性、前瞻性和现实性，因此医院文化品牌对于医院的发展具有重要意义。医院文化建设是一个巨大的系统工程，是一项永无止境、一直处在建设状态的项目。梅奥诊所"患者需求至上、团队医学与无边界协作、目的地医疗"的核心价值观，为新时代的医院文化建设提供了强有力的提示与借鉴。

在价值观念方面，老化的服务观念会变得更加官僚化和教条化，缺乏灵活性和敏捷性，导致整个机构的进取心不足。梅奥以传统方式追求进步，坚持自己的价值观，执行原有的医护模式与管理体系，同时也创造并接受新的医学知识，并未受到时间、成长、成果和名誉可能带来的危机的影响。

梅奥文化倡导互助、尊重，不仅对每位成员承诺提供团队的支持和帮助，并且鼓励员工遇到难题时互相请教交流。梅奥的团队合作依赖于相互信任、倾听、包容、平等及员工的奉献精神，均是尊敬的特质。如果没有相互尊重，团队合作将无从谈起。相互尊重能够增强个人自信，提高工作热情，提升团队认同感和凝聚力。在人才决定竞争力的当代，无论是对于个人还是机构，投资员工就是投资成功。在梅奥，聘用正确之人是第一原则，支持并奖励员工是该原则的必然结论。

以人为本是建设医院文化的基础，医院各项工作的开展是一种劳动密集型工作，因此医院品牌质量取决于员工。员工创造了顾客体验，形成了品牌内涵。医院员工的个人价值观直接影响到其提供服务的质量和价值。此外还要为员工提供相对丰厚的福利，使得员工更好地照料患者。

当员工的工作能力及贡献得不到相对应的回报时，工作积极性绝对下降，执行力一定低下。公平合理的物质文化应包含相对安全舒适的工作环境，相应规模的设备与设施、公平与效益兼顾的绩效工资分配及考核体系、一定程度的激励措施等，使医院员工在一个安全、健康、科学、公正、合理的物质环境下积极、文明地工作和生活，从而最大程度地发挥员工的积极性和创造性，使医院既符合市场经济发展规律，员工又富于创新活力和竞争力，这是提高医院管理执行力的基石。

梅奥的薪金体系深深地植根于文化和价值观念中。梅奥尽量让所有员工得到公平和慷慨的报酬。梅奥的薪酬体系是通过对薪金调查，考虑其商业可行性后建立的，医师的薪水根据其他学术医疗中心和医师市场的总体情况而确定。梅奥薪资政策的设计是患者至上和团队精神两项主要价值观的补充。在实际情况下，基于工作效率的薪资体系并不一定会大幅提高医师的工作效率，但文化可对工作效率进行自我调节，使得个人热爱自己从事的工作，从而自发地将工作视为一种事业。

　　医院文化是群体文化，只有全体相关人员集体参与，才会发挥最大功效，真正的作用才会显现出来。梅奥文化倡导互助、尊重，梅奥的团队合作依赖于相互信任、倾听、包容、平等及员工的奉献精神。作为管理对象需要在医院管理中强调人的因素，用人性的、人文的思维和行为来感化、管理职工，注重关心、尊重、理解、凝聚、激发、培养等人文管理模式来实现"以人为本"，致力于寻找培养职工共同的价值观，并将全体职工紧密团结在精神大旗下，最大限度地发挥人的主观能动性。人人关心医院发展，人人参与医院管理，既是一种医院文化中团队精神形成的重要条件，也是团队精神作用的结果。在梅奥，处处能感受到员工间的尊重之情，在机制上为职工参政提供保证，不断为职工提供现代医院管理知识的学习和培训机会。

　　患者的利益就是医疗机构最根本的关注点，为使所有患者均能享受先进知识带来的好处，协同合作是必要的。很多学者认为建立一个"患者需求至上"的人性化价值观对于任何一家医疗机构来说均是理所当然的，但在社会实际中却少有医疗机构真正做到。社会群体对于医疗政策和医疗机构的疑虑，甚至恐惧，往往是"以患者为中心"的价值观的缺失造成的。在梅奥，"以患者为中心"这一核心价值观始终融入梅奥的血脉和文化中。针对梅奥的品牌研究表明，超过90%患者会向其亲朋好友推荐梅奥所提供的医疗服务。该价值观的传承与发扬对理解一个强有力的品牌为何经久不衰至关重要。

　　医院应当坚持自己的价值观，用传统的方式追求进步，从而取得文化传承和文化进步。作为持久专注于患者服务体验的副产品，医院的每位员工对工作不仅有兴趣，更将其视为自己的事业，并要努力在现有水平之上，具有成长和发展专业技术的潜力，使得接受过服务的顾客主动将医疗服务良好的口碑传递给其他人，从而将顾客转变为营销者。

　　梅奥诊所的实践经验表明，开展医院文化建设活动，不能流于表面，只进行空洞的说教，而应有机结合现代文明和传统文化，使员工自发地接受、践行并进行宣传。医护工作者通过在实际工作中持有的高尚的情操、良好的心态、高雅的言谈举止，使个人价值观在医疗实践中得到实现。加强医院文化建设，使医院文化深入人心，加强医院的凝聚力建设，培养职工与医院同呼吸共命运的意识，无论医院处在高峰还是低谷，处于顺境还是逆境，职工均能坚定信心，爱院如家。只有这样，才能使医院文化长远流传，在一代代医院人心中经久不衰。

### （三）医院文化发展战略

　　战略，指重大的、带有全局性的，或者决定全局的谋划，医院文化的发展战略既是国家改善民生的重要规划之一，也是每所医院领导人员应当予以高度重视的长期性问题。

改革开放 40 多年来，我国各级医院和以医院为主体的医疗卫生事业都得到了长足发展，但其发展总体以规模扩大和设备更新为主要形式，同时在一定程度上也得益于人才、技术进步和旧有的发展模式。新形势下，医院发展面临着如何优化结构、转变发展方式问题。因此，医院文化建设要引领医院的改革发展从规模扩张的粗放式经营向集约化经营转变，向管理要效益和效率，努力实现医院改革发展的文化管理依赖模式，即改变过去医院发展过度依靠规模扩大和设备更新的模式，变成主要依靠技术进步和文化管理，最终实现文化管理的发展模式转变，从而极大地提高医院管理水平和效率乃至医院的发展竞争力，成为促进我国医疗卫生事业大发展的一个新的增长点。

文化是一种软实力，这是国际政治经济学界所公认的一种对文化的新认识。20 世纪 90 年代以来，发达国家和新兴工业化国家纷纷调整文化政策，制定国家文化发展战略，在"知识经济高地"进行战略竞争的同时，又在"文化经济高地"展开新一轮竞争与博弈。医院文化是现代医院管理的新趋势和新发展，也是现代医院管理理论体系的一个重要组成部分。但不管是理论界，还是实际工作中，人们对医院文化建设的理论体系的认识和研究都尚未形成规范统一的权威共识，这在一定程度上导致我国医院文化建设发展很不平衡，多数仍处于简单化和文娱化、浅表化和形式化或务虚化的局限、狭隘的低水平状态。面对"文化强国"战略要求和我国医院文化建设的低水平状态，特别是在当前我国医患关系紧张、医疗纠纷频发、新医改推进公立医院改革试点进入"深水区"的新形势下，如何充分发挥医院文化"引领风尚、教育人民、服务社会和推动发展"的作用，为医院的改革发展乃至整个医疗卫生体制改革保驾护航和提供文化支撑，很值得医院管理者乃至全社会深思和探讨。

党的十七届六中全会提出文化强国的战略构想，党的十八大又对建设社会主义文化强国作出了战略部署，强调全面建成小康社会，实现中华民族伟大复兴，必须推动社会主义文化大发展大繁荣，兴起社会主义文化建设新高潮，提高国家文化软实力，发挥文化引领风尚、教育人民、服务社会、推动发展的作用。党的十七届六中全会和十八大都阐述了建设社会主义文化强国的发展战略，把文化作为生产力在综合国力竞争和经济社会发展中的作用地位提到了前所未有的战略高度。毫无疑问，医院文化也是社会主义文化的一个重要组成部分，也应成为我国文化生产力，特别是医疗卫生文化生产力的一个重要源泉。因此，医院文化建设要站在文化生产力和竞争力的战略高度，紧紧围绕既定目标努力探索和充分实践，为推动我国医院及医疗卫生事业的科学发展提供重要支撑。

要由医院"各自为营"的建设主体转变为由各级医疗卫生主管部门主导并直接参与和引导，各医院结合自身实际，相对独立地积极探索和实践的，多元主体互相借鉴、互相促进、共同推进的医院文化建设主体格局。医疗卫生主管部门把医院文化建设纳入医院发展建设的重要指标和考核内容，制订医院文化建设规范和指导意见，提出相对规范的发展纲要或体系方向。

要由医院文化建设多是单个医院即各医院自成建设内容体系转变为由卫生主管部门相对统筹规划的医疗卫生行业文化和医院各有特色的个性文化相得益彰的，既自成体系，又相互联系构成一体的医疗卫生行业文化的建设内容体系，包括以医务人员的职业精神、诊疗文化、护理文化、医疗服务文化、质量文化、安全文化、管理文化和传承文化等为主要内容的医院内部文化和以"患德患风"、和谐医患文化等为主要内容的医院外部文化。要改变以往建设内容重外在形式轻精神内涵的娱乐化、重宣讲传播轻制度建设的浅表化、重跟风模仿轻个性培育的时尚化、重传统传承轻创新发展的静态化等医院文化建设误区和低水平局面。

要由传统的组织"活动式体系"和宣传教育"学习式体系"转变为建设优秀传统文化传承体系和发展现代传播体系相结合、积极吸收借鉴国外医院优秀文化成果和积极推动中华医疗卫生文化走向世界相结合的现代医院文化传播体系。医院的优秀传统是医院文化的重要组成部分，挖掘医院的优秀传统，必须从文化和传承的角度进行深入挖掘和广泛传播。要充分利用现代网络文化和日新月异的传播技术加速医院文化的传播。

要由过去重建设，轻考核、轻效果或只求开展活动，而忽视对成效跟踪考量和评价的考核评估体系缺失转变为建立健全相对统一规范的考核指标体系和评价标准。把医院文化建设纳入医院质量管理的重要指标和考核内容，进一步建立健全对医院文化建设成效的跟踪、评价及反馈系统。

目前，进一步加强医院文化建设、为医院创造良好的发展环境至关重要。医院要从制度文化、认同文化、员工关爱文化、人文文化、学习文化、党建文化、宣传文化和品牌文化等方面，积极开拓创新，构建全方位、多角度的文化建设体系，努力打造有温度的新时代人文医院。

战略易定，前路多艰，医院文化建设仍亟待各位同仁共同努力，但前景必将是光明的。我国数千年的杏林文化在融汇现代医学文化后，必将铸就辉煌的医院文化长城，为实现全面建成社会主义现代化强国的宏伟目标守住人民健康这一复兴之本。

（撰稿：冯佳佳、覃梦文　　审核：林丽开）

# 第二章　医院文化建设战略管理

每个组织都有自己的文化，文化是组织独特的基因，也是组织的"灵魂"。组织和组织成员在其成长的过程中赋予这个基因独有特性，并最终形成组织的核心价值观。医院文化是医疗卫生行业共同的愿景使命与医院自身建设发展中文化价值的共识和凝练，是医院建设发展的具体目标导向，也是教化养成高尚、厚德、纯粹医者的精髓和确保医院"基业长青"的密码。

在实现全面建成小康社会之后，我国正向中华民族伟大复兴的第二个百年奋斗目标迈进。高质量发展是新时代发展的要求，公立医院高质量发展的各项工作也正在全面展开和落实。在坚持和加强党的全面领导，推动发展方式、运行模式和资源配置"三个转变"的总体要求下，"建设公立医院高质量发展新文化"与"构建公立医院高质量发展新体系、引领公立医院高质量发展新趋势、提升公立医院高质量发展新效能、激活公立医院高质量发展新动力"共同构成医院发展新的工作重点，成为我国现代医院战略管理的新思考、新目标和新任务。

国家层面对"建设公立医院高质量发展新文化"方面，明确提出要强化患者需求导向，坚守纯粹医者信念，尊重医学科学规律，遵守医学伦理道德，遵循临床诊疗技术规范，为人民群众提供安全、适宜、优质、高效的医疗卫生服务；要建设特色鲜明的医院文化，挖掘整理医院历史、文化特色和名医大家学术思想、高尚医德，提炼医院院训、愿景、使命，凝聚支撑医院高质量发展的精神力量；要关心关爱医务人员，建立保护关心爱护医务人员长效机制。医院文化建设战略管理是现代医院战略管理的重要组成部分，它以战略管理的思维方式，对医院文化进行有效规划、管理和塑造；以医院的长远发展目标为出发点，通过构建与文化相适应的医院运营管理模式、确立医疗业务发展目标和塑造质量服务品牌，实现医院可持续、高质量发展。医院文化战略管理在促进医院核心价值观实现和高质量发展方面发挥着极为重要的作用。

## 一、医院文化建设战略管理的意义

　　党的十八大以来，随着综合医改的全面推进，特别是公立医院深化改革的实践和现代医院管理制度加快建设，我国医院文化建设的氛围越来越浓厚，与时俱进的医院文化和现代医院管理理念有机融合，使医院发展的内生动力得以激发，文化的精神凝聚力和创新动力蓬勃迸发。为了高质量建设好具有中国特色的现代医院，医院管理者更加重视医院的战略管理，并将医院文化建设纳入战略管理的重要内容。

　　医院文化是指医院内部形成的共同价值观、信念、行为规范和思维方式等共同特点的综合体。医院核心价值观是医院文化的重要组成部分，它是指医院认同和践行的核心价值信念。医院核心价值观的实现要求医务人员在工作中践行其内涵要求，体现医院与社会的关系和责任。中国特色的医院文化建设有其鲜明的政治特征、历史特征和人文特征，其核心内涵主要体现在以下三个方面。

### （一）体现中国共产党的初心使命

　　中国共产党从诞生之日起就把为中国人民谋幸福、为中华民族谋复兴作为中国共产党人的初心和使命。无论是在艰苦的战争年代还是在和平建设时期，中国共产党一直高度重视人民的健康问题。早在中国革命战争时期，维护人民群众的健康问题就已经成为我党和苏维埃政府高度重视的问题。在1929年的古田会议上，毛泽东同志就提出"一切为了人民的健康"。1933年，毛泽东同志在《长冈乡调查》报告中指出："疾病是苏区中一大仇敌，因为它减弱我们的革命力量。如长冈乡一样，发动广大群众的卫生运动，减少疾病以至消灭疾病，是每个乡苏维埃的责任。"我们党正是遵循"就得关心群众的痛痒、就得真心实意地为群众谋利益，解决群众的生产和生活的问题……"和"救死扶伤，实行革命的人道主义"的原则，在艰难困苦的战争环境下，努力建立医疗卫生制度，努力解决根据地军民的医疗卫生问题，为赢得革命战争的胜利提供了有力的保障。

　　中华人民共和国成立后，以毛泽东为核心的党的第一代领导集体把"一切为了人民健康"贯穿于新中国卫生事业建设的全过程。1950年8月，中央人民政府召开了第一届全国卫生工作会议，确定了"面向工农兵、预防为主、团结中西医、卫生工作与群众运动相结合"的新中国卫生工作的方针，从而拉开了新中国医疗卫生事业建设发展的大幕。我们党始终坚持对医疗卫生工作的领导，牢牢把握为人民服务的方向。1954年，在《中央关于各级党委必须加强对卫生工作的政治领导的指示》中，毛泽东主席明确指示：卫生工作是一件关系着全国人民生、老、病、死的大事，是一个大的政治问题，党必须把它管好。建国初期，国家一穷二白，财力极其缺乏，但党中央下定决心要在最短的时间内建立起新中国医疗卫生服务体系。20 世纪 50 年代初起，开始建立冠以"人民"二字的省、市、县级综合性医院和中医院，以及妇女儿童保健院和一些专科医院，形成了延续至今的国家公立医院服务系统，"人民医院"成为维护人民健康的"主力军"，也成为人民群众最信赖的医院。

改革开放后，中国进入经济高速发展时期，国家的综合实力不断增强，人民群众的医疗健康也有了更好的保障。在社会主义市场经济发展过程中，我们党审时度势、始终坚持医疗卫生事业为人民健康服务、为经济社会发展服务。1985 年 9 月，改革开放的总设计师邓小平同志就告诫全党："思想文化教育卫生部门，都要以社会效益为一切活动的唯一原则，它们所属的企业也要以社会效益为最高准则。"1996 年 12 月，中共中央召开了全国卫生工作会议，出台了《中共中央、国务院关于卫生改革与发展的决定》，提出了新时期卫生工作方针：以农村为重点、预防为主、中西医并重，依靠科技进步、动员全社会参与，为人民健康服务，为社会主义现代化建设服务。我国的医疗卫生事业迈进了探索、实践和不断完善的改革发展新时期。2009 年，中共中央、国务院出台了《关于深化医药卫生体制改革的意见》，启动了"新医改"。"新医改"顶层架构了让全体人民共享的基本医疗卫生制度，明确了公立医院综合改革的"维护公立医院公益性，调动医务人员积极性"的改革目标。党的十八大以来，以习近平同志为核心的党中央在深化医改，建设优质高效的医疗卫生服务体系，为人民群众提供全方位全周期健康服务方面取得了令人瞩目的巨大成就。2016 年 8 月，习近平总书记在中央召开的全国卫生健康大会上指出："没有全民健康，就没有全面小康。"他特别强调："我们党是全心全意为人民服务的党，我们国家是人民当家作主的社会主义国家，这就决定了我们必须坚持基本医疗卫生事业的公益性……无论社会发展到什么程度，我们都要毫不动摇把公益性写在医疗卫生事业的旗帜上……"

公立医院承载着中国共产党为人民谋幸福的初心使命，在我国医疗健康服务体系中处于主体地位，发挥着推动医疗健康事业发展、服务保障人民群众健康的主导作用，是基本医疗卫生制度的重要组成部分。因此，医院文化建设必须坚持在党的领导下，以习近平新时代中国特色社会主义思想为指导，充分体现公益性，大力弘扬高尚医德，切实提高专业服务能力和精细管理水平，实现高质量发展。

### （二）体现"人民至上、生命至上"的"救死扶伤"精神

人最宝贵的是健康和生命。因为健康和生命的托付，人们对从医者的品行有严格的要求，从医者在其行医生涯中必须遵循严格的道德和行为约束。古今中外，无论是希波克拉底誓言，还是孙思邈的"大医精诚"，名医先贤高尚的行医德行在传承中不断光大，并凝练成"救死扶伤"共同的职业道德和价值观。加拿大共产党员白求恩医生于1938年来到中国参与抗日革命，以毫不利己专门利人的精神和精湛的医术为抗日军民提供医疗服务。在前线救治八路军伤病员时不幸因术中被细菌感染转为败血症逝世。毛泽东主席在《纪念白求恩》一文中指出："白求恩同志毫不利己专门利人的精神，表现在他对工作的极端的负责任，对同志对人民的极端的热忱……白求恩同志是个医生，他以医疗为职业，对技术精益求精……我们大家要学习他毫无自私自利之心的精神。从这点出发，就可以变为大有利于人民的人。一个人能力有大小，但只要有这点精神，就是一个高尚的人，一个纯粹的人，一个有道德的人，一个脱离了低级趣味的人，一个有益于人民的人。"毛泽东主席高度凝练了白求恩医生的精神，为我们的医者树立了学习的榜样，白求恩精神也成为我国医疗卫生行业的文化传承，涌现出一代又一代、一批又一批白求恩式的好医务工作者。

我国的医务工作者队伍具有优秀的职业素质。广大医务人员不仅有中国"仁医仁术"传统医德文化的传承，更有作为国家公立医院体系的从业者长期受党的初心使命熏陶教育，形成"以人民为中心"的理念在医疗行业实践中的高度共识。改革开放以来，特别是随着公立医院改革的深化，"以患者为中心"的服务理念不断转化为从医者和医院行为的自觉。无论是在平常的医疗服务工作，还是在诸如"非典疫情""汶川大地震"等突发公共卫生、严重自然灾害事件危难时刻的救治伤患，白衣战士的专业素养和大爱精神总会感动全社会。2020年初，新冠疫情暴发。面对一种传播迅速、病情复杂、危害严重的新发传染病，广大医务人员舍生忘死、义无反顾地投入抗击疫情、拯救生命的战斗中。在"湖北保卫战"中，全国调集了346支医疗队、42 000多名医疗卫生人员，以最快速度、携带最先进的设备和最急需的资源驰援湖北，并以对人民健康和生命高度负责的精神，以最好的医疗技术和最温馨的人文关怀，治愈病患，拯救生命，在中国医疗卫生史上写下了感天动地的厚重一笔。而这强大的抗疫队伍都是由各地最好的公立医院组派的，广大医疗队员逆行而上，就是因为胸怀"救死扶伤"的强烈责任感、使命感，充分展现"人民至上、生命至上"的人性光芒。北京协和医院老院长董炳琨先生在讲到"协和精神"时深刻感慨：协和精神，追求其渊源，则是两大主流意识汇

合的结晶，一是忠于科学的事业精神，一是忠于人民的奉献精神。习近平总书记在表彰中国援外医疗队、在首个中国医师节到来之际、在中共中央召开的全国卫生健康大会等多种场合作出重要指示和批示，要求全国医务人员要弘扬"敬佑生命、救死扶伤、甘于奉献、大爱无疆"的崇高精神，这十六个大字已成为我国医务人员职业精神的写照，是所有从医者的荣耀和责任，也成为我国医院文化建设的核心内容。

### （三）体现现代医院管理制度的精髓

我国公立医院综合改革围绕"回归公益性、调动积极性"的改革目标，以治理"以药养医"这个顽疾为切入点，通过取消药品耗材加成、实施药品集中招标采购、调整医疗费用结构、加大财政投入等一系列政策举措，初步建立起公立医院新的补偿机制。基于顶层设计和改革的探索实践，凝练总结出公立医院综合改革"控总量、腾空间、调结构、保衔接、强监管"的改革经验和实施路径，开创了"三医联动"改革的良好局面，公立医院补偿和运行机制开始有效转换，医疗费用结构逐步体现服务的价值，公益性明显回归，广大医务人员的积极性得到有效调动，患者的就医体验得到显著改善。在此基础上，我国公立医院改革发展进入现代医院管理制度建设和高质量发展新阶段。

现代医院管理制度是医院健康发展的基本制度安排，既有我国医疗事业发展制度根脉的传承，更有深化公立医院改革过程中制度创新的总结凝练，其核心主线是坚持和加强党的全面领导，发挥公立医院党组织"把方向、管大局、作决策、促改革、保落实"的领导作用，确保党的基本理论、基本路线、基本方略和新时代卫生健康工作方针、深化医改政策措施得以有效地贯彻落实。现代医院管理制度的建设目标是要建立起"维护公益性、调动积极性、保障可持续"的公立医院运行新机制，以及建立健全决策、执行、监督相互协调、相互制衡、相互促进的治理机制，建设好适应新时代发展要求，为人民群众提供优质高效医疗健康服务的现代医院。

文化是制度的"升华"，文化涵养制度。我国现代医院具有党委领导下院长负责制、以健康为中心的发展理念、以患者为中心的服务理念，以及质量安全高可靠性、医疗资源整合开放和精细高效运营管理等基本特征。规范化管理是医院在建设发展中需要不断总结提升、不断持续改进的一项重要工作，现代医院管理制度是医院规范化管理的基础和保障，融入了丰富的文化内涵。其建设基于发展的历史积淀、现行的管理体系、员工的职业素养和行业的文化共识等，完整的制度体系要充分体现以医疗业务为主导的质量安全型文化，强调临床医疗技术水平、质量安全的可靠性和医务人员的专业素质；以患者为中心的服务品牌型文化，关注患者就医体验和连续服务，以提高患者满意度为核心目标；以运营为重心的管理型文化，强调医院管理和运营能力的提升和发展；以科教为主导的学术型文化，关注医院科研和教育水平的提升；以及以人文精神为主导的医德文化，强化职业精神的培育和清廉行医的自律与制度约束等。因此，从某种意义上来说，现代医院管理制度建设的实质是医院行为的文化化、精神化，并成为医院战略管理的价值内核。

## 二、医院文化建设战略的制订与实施

战略是一个组织为实现长期目标和使命而制订的行动计划，以最佳方式利用资源，应对内外部环境变化和挑战。战略的制订需要依据组织的内部实力、外部环境和未来发展趋势等因素进行综合分析和评估。战略管理是一种以长远规划为基础，以资源调配、组织设计和控制为手段，协调组织内、外部环境要素，实现组织长期目标的管理模式。战略管理着眼于组织的长远发展，注重动态策划、实施和监督，以确保组织能够适应和应对环境变化和挑战。

文化建设是指通过组织中价值观、信念、行为、习惯、做事方式、传统、心态等经验性因素的整合，形成愿景、使命、组织价值、行为规范、行动计划等内部共识和外部认同的过程。医院文化建设在医院战略管理中具有不可代替的作用和地位。主要体现在：医院文化建设是医院基本建设的重要内容，能够促进医院良好的内部文化氛围，增强医院区别于其他医院的品牌价值；医院文化建设是加强医务人员职业道德和职业素养不断提升的重要手段，可以提高医务人员的专业服务能力和人文关爱情操；医院文化建设是医院战略实施的基础和保障，为医院长远发展提供强大的战略动量。

### （一）医院文化建设战略规划的制订

遵循战略管理的基本原则，需从以下六个方面确定医院文化建设战略规划框架。①明确目标：在制订医院文化发展战略时，必须与医院总体发展战略相衔接，与医院发展方向及目标相一致。医院的愿景、使命、院训和价值观是医院精神文化的核心，是医院文化的精髓和医院发展战略的基石，在此基础上明确医院文化建设目标和主要任务。②分析环境：在规划医院文化建设战略时，要对医院所处的经济社会发展环境、改革发展政策环境、科学技术发展环境和医疗健康服务需求环境等进行全方位的战略分析，充分了解医院发展所面临的机遇和挑战。

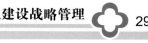

③评估资源：资源总是有限的，但争取、整合、利用资源的空间又十分宽阔。战略管理者既要综合考虑医院已有的管理、技术、资金、人力、品牌等资源，也要充分考虑可获得的外部资源和"潜在"资源，结合医院发展需求进行量化评估。④确定策略：综合以上战略分析与评估，制订出针对性较强的医院文化发展策略，包括制度建设、教育培训、团队建设、品牌宣传推广等内容。⑤制订计划：明确实施时间、实施任务和责任分工，并制订相应的实施计划。⑥制订评估标准：在实施医院文化发展战略的过程中，应制订相应的评估标准，如制度体系、品牌影响、患者和员工满意度、服务质量等，以便及时调整和改进策略。

### （二）医院文化建设战略的重点内容

医院文化是在发展中积累和凝练的。总结梳理医院文化建设的成效，不难发现以下六个内容的文化建设备受医院管理者关注，这就是医院管理文化、学科建设文化、医疗质量安全文化、医院服务品牌文化、患者员工关爱文化、职业道德文化，他们形成了医院文化的内核，彼此之间相互作用、相互影响、相互加持，形成医院文化发展密不可分的整体。

#### 1.医院管理文化

医院管理文化是保证医院有效运营管理和医疗服务优质化的重要基础保障，是医院领导力的有效体现。首先，医院管理文化要坚持党的领导，不断完善党委领导下的院长负责制，充分发挥党员业务骨干先锋带头作用，团结凝聚队伍，推进实现医院发展目标。其次，要建立"以人为本"的管理文化，医院管理者要了解员工的思想和需求，真正将员工视为医院发展的最重要资源和最宝贵的财富，为员工职业发展创造良好机制和工作氛围，激发员工更加忠诚地为医院发展贡献才智。此外，管理文化要求医院内部要建立完善的制度体系和高效的管理机制，并将这些制度和机制融入员工的自觉行动之中，从而提高医院管理的效率和质量。如：四川大学华西医院是一家拥有 4 300 张床位规模的大型综合性医院，该医院历任管理者都十分重视医院的运行管理，其丰富的管理经验成为我国医院学习的标杆。"解密"华西医院的管理，我们发现医院将"精细化"融入管理的全过程，成为每一位员工理念的共识和行动的自觉。为实现好"精细化"管理目标，医院早在 2004 年就建立了直属院长领导的运营管理部，下设运管科和经管科。运管科主要对医院日常的运营实行实时监控，及时发现院、科层级的运营问题，并予以改进和优化；经管科重视医院精细化成本核算与控制，注重经营分析和绩效分配。通过系统的制度和机制建设、基于数据综合分析评估、与医疗业务紧密结合的专项管理、实时跟踪与后效评价，以及推进区域医疗协同等，在目标管理精细化、基础管理精细化、资源配置精细化、成本管理精细化、后勤管理精细化和质量管理精细化六个方面形成具有华西医院辨识度的"精细化"管理体系，实现了医院战略方针向管理文化的转变。

2. 学科建设文化

在医院发展中，学科建设是医院可持续发展的内在动能。学科的建设要求医院针对性地制订发展计划和支持政策，吸引高水平专业人才的加入，建立学科团队，不断推动医疗技术的进步。医院学科建设文化的核心是延揽和培养医学人才，并通过建立有效的激励创新机制，形成良好的人才发展环境。在内部管理方面，医院应该根据员工实际情况，制订个性化培养计划，使员工不断得到技能提升和知识更新，促进人才队伍建设和临床学科的发展。如，浙江大学医学院附属第一医院在建院之初就立志要把医院创建成"南方协和"。时任浙江大学的竺可桢校长和医院首任院长王季午先生秉承"协和"的"严谨"和"浙大"的"求是"学风，使"严谨求实"成为医院根深蒂固、深厚底蕴中最基本、最核心的文化基因和元素，贯穿医院建设发展的整个历程。医院十分重视人才培养和学科建设，建院伊始就把临床科室建设与临床实验室设置有机融合，培育浓郁的学术氛围，营造优良的科研环境，搭建一流的研究平台，形成了医院特有学科建设文化。通过老一辈医学科学家言传身教和中青年医师科研工作者创新发奋，医院培养出包括两位院士在内的一大批国家和省级医学领军人才和团队，建设了一大批国家、省部委重点实验室和科研平台，收获了一大批写在病房床头惠及广大患者的高水平科研成果。医院以"更高质量、更加卓越、更受尊敬、更有梦想"的学科建设文化为导向，努力成为医疗新技术的缔造者及策源地。医院现已跻身"国家队"医院"第一梯队"，在中国医院科技量值排行榜中稳居全国前十；在全国三级公立医院绩效考核中连续4年进入全国前1%的A++行列。成为首批委、省共建国家医学中心、综合类别国家区域医疗中心牵头单位；获批国家传染病医学中心和首批国家医学中心"辅导类"创建单位；入选国家公立医院高质量发展试点单位。

3. 质量安全文化

医疗质量和安全是医院的"生命线"。为了确保医院的专业信誉和服务质量，医院要高度重视医疗质量和安全文化的养成。①医院要建立医疗质量安全的集体责任制，鼓励员工参与到医疗质量和安全管理中，并通过选择应用相关管理工具，提升全员管理意识和科学化、规范化管理水平，确保每个环节执行的有效性。②要不断完善质量安全管理制度和政策，通过不断的学习培训和制度的严格实施，使员工在学习实践中养成安全文化意识，形成自觉行动，从源头上确保医疗质量和安全。③医院要建立有效的患者意见反馈机制，及时接收对医疗服务质量和安全的意见反馈,准确研判医疗风险隐患和缺陷,持续改进医疗服务质量和患者体验,塑造高可靠性组织的医院品牌。如：浙江台州恩泽医疗集团将医疗质量安全作为医院发展战略的重要内容,在全国较早实施警讯事件报告制度,建立了医疗安全(不良)事件报告系统,通过对上报不良事件汇总、分析和评估,以及获取相关信息,以问题为导向,围绕物质文化 – 制度文化 – 精神文化洋葱模型,运用六个西格玛、A3、1+3 质量改进模型,负性事件同行评议等方法,实施质量和安全系统性改进,实现全院全员安全文化变革,构建了患者安全文化体系,持续改进和提升医疗质量和服务品质。

### 4. 服务品牌文化

医疗行业是专业性特别强的服务行业,医学是技术、艺术和人文相结合的科学。因此,医疗服务对每一位接受服务的对象而言,其专业技术能力的高低和人文服务的优劣都会直接关系到患者疗效。"有时去治愈,经常去帮助,总是去安慰",这句名言充分说明了医疗服务不仅需要高超的专业医术,更需要温馨周到的人文关怀。医院应该根据自身优势和特色,积极打造高品质医疗服务品牌文化。从服务角度出发,医院要以患者体验为中心,全方位考虑患者在就医的整个过程中所需要的全部服务,以期为患者提供更加完善的个性化服务,进而加强医院品牌的影响力和美誉度。如：北京协和医院是我国医院的"至尊",其核心文化精髓成为中国医院文化的标杆。"严谨、求精、勤奋、奉献"的"协和精神"和兼容并蓄的文化风格,形成了以"病案、教授、图书馆"著称的协和"三宝",培养造就了张孝骞、林巧稚等一代医学大师和诸多中国现代医学的领军人物。协和医院的"严谨"精神源于百年协和发展历史的积淀和一代又一代协和人对医学的深刻理解。协和人深刻认识到医学是事关生命的科学,容不得半点马虎,每一次接诊、每一台手术都是科学链条的一环,皆应认真视之,严格处之。正是这种精神的传承和光大,形成了"协和品牌",使协和医院成为中国医学的"圣地"和患者心中看病就诊最好的"目的地"医院。

### 5. 患者员工关爱文化

医院服务的核心是为患者健康护航。如何能为患者提供专业的、人文关爱的医疗服务,其关键是医院的每一位员工。在现代医院管理实践中,许多医院都提出了"以患者为中心""以员工为核心"的口号,大力建设患者员工关爱文化,倡导员工把患者视为家人,将优质服务渗透到医院的每个角落。同时,全方位关注患者的需求,提供更加符合患者期望的服务。在此基础上,逐渐形成符合患者期望的服务体系,让患者有更多获得感,让员工有更多归属感。如：浙江省人民医院坚持"以患者为中心,努力打造最受患者欢迎的大型公立医院;以员工为核心，努力打造最具幸福感的大型公立医院"塑造医院品牌，建设医院文化。该院推行的"两心"文化管理的核心体现在：对患者而言，医院必须本着"关爱生命、患者至上"服务理念服务好每一位患者，不仅要解除其病痛，还要维护患者作为人的尊严；对医院员工而言，医院若要赢得患者的信赖，必须要有一流的技术、一流的真诚为患者服务的团队。以员工为核心，就是要以人为本，注重团结协作，努力形成尊重、关爱、和谐、温馨的"家"文化，使员工在这样的医院工作具有最大的幸福感。

6. 职业道德文化

良好的医德是纯粹医者的灵魂。"以患者为中心"的服务理念具有丰富的人文内涵，它不仅体现在技术层面，更体现在职业道德和行业作风层面。医院文化建设必须强化医务人员的职业道德和职业规范培养，强调和谐医患关系的重要性。要有完善的制约制度和有效的激励机制，促进医务人员遵守职业道德准则，提供高质量的医疗服务。中国有着优秀的医德文化传承。孙思邈是我国唐代的一位著名医学家和药学家，他所著的《大医精诚》，被誉为是"东方的希波克拉底誓言"，广为流传，成为中国历代医者职业道德修养的"座右铭"。《大医精诚》的内涵就医术而言，医者"必须博极医源，精勤不倦，不得道听途说，而言医道已了，深自误哉。"对医道而言，"凡大医治病，必当安神定志，无欲无求，先发大慈恻隐之心，誓愿普救含灵之苦。"因此，"大医"强调医者要有广博的医学知识，丰富的临床经验，能够准确诊断疾病并提供有效治疗。"精诚"则强调医生在治疗患者时要诚心诚意、尽心尽力，以"誓愿普救含灵之苦"倾注对患者的关爱。

此外，要把清廉医院建设作为医院文化建设的重要内容，建立透明、廉洁的管理机制，抵制腐败行为，确保医院运作的公正、公益和可信度。

### （三）医院文化建设战略规划的实施

实施是医院战略管理的重要环节。在医院文化建设战略规划实施过程中，①需要确定实施负责人和相关部门，明确责任，确保计划一开始就被有效执行。②要合理分配资源，医院要制订较为详细的资源分配计划，确保战略计划的执行需要的资源得到保障。③要建立识别和解决问题机制，在执行过程中及时发现问题，及时制定目标调整和解决方案。④医院要建立一个科学有效的信息化平台，充分收集和分析相关信息，评估计划实施的效果和存在的问题，依靠信息技术赋能战略计划的更好实施。基于上述关键环节，要在以下八个方面抓好落实。

1. 整体推动文化变革

将医院文化建设纳入全院管理的重要议程，确保医院高层管理者的支持和全员的参与。通过制订文化建设的指导方针和计划，推动全院范围内的文化变革。

2.建立文化建设团队

组建专门的文化建设团队，由具有相关专业知识和经验的人员组成。团队负责制订文化建设的具体方案和计划，并协调各部门的合作与配合。

3.培养文化意识

通过内部培训、工作坊和讲座等形式，向员工传达医院的核心价值观和文化理念。帮助员工深入理解和内化医院的文化，以此来指导行为和决策。

4.建立文化激励机制

设立文化激励机制，通过奖励和认可来鼓励员工积极践行医院的文化价值观。可以设置相关的奖励制度、荣誉表彰和文化评价指标，激励员工的参与和表现。

5.创造文化传播渠道

建立多样化的文化传播渠道，包括内部通信、员工分享会、文化活动等。通过这些渠道传播医院的文化理念和成功案例，鼓励员工分享和传播医院的文化价值观。

6.强化领导力和管理实践

加强领导层和管理人员的文化领导力培养，提升他们对文化建设的重视和能力。鼓励领导层以身作则，积极践行医院的文化价值观，并通过激励和辅导的方式引导员工的行为和态度。

7.营造积极的工作氛围

创造良好的工作环境和文化氛围，鼓励员工积极参与和创新思维。倡导开放、包容和尊重的文化氛围，促进团队协作和员工的个人成长。

8.持续改进和评估

定期评估文化建设的进展和成效，及时发现问题并进行改进。通过定期的文化调研和反馈机制，了解员工对医院文化建设的感受和建议，为后续的调整和优化提供真实依据。

（四）医院文化建设战略规划的评估

医院文化建设战略规划实施情况需要进行全方位的评估，这是确保文化建设目标达成和效果持续的关键环节。评估主要包括以下八个方面。

1.目标达成评估

评估医院文化建设战略是否实现了既定的目标和预期效果。对比战略规划中设定的关键绩效指标和目标，分析实际达成情况，评估文化建设战略的成果。

**2. 员工参与度评估**

评估员工对文化建设的参与度和满意度。通过员工调查、匿名反馈或焦点小组讨论等方式，了解员工对医院文化建设的感知、参与程度和对文化的认同程度。

**3. 绩效影响评估**

评估医院文化建设对绩效的影响。通过分析医院绩效指标的变化和相关数据的对比，评估文化建设对医院运营、员工绩效、患者满意度等方面的影响。

**4. 文化传播评估**

评估医院文化在内部和外部的传播效果。通过分析内外部沟通渠道的反馈和影响力，评估医院文化理念和核心价值观在员工和患者中的认知和传播程度。

**5. 领导力评估**

评估医院领导层在文化建设中的作用和领导力表现。通过对领导层的行为和决策进行评估，了解他们在推动文化建设、塑造文化氛围和践行文化价值观方面的表现。

**6. 持续改进评估**

评估医院文化建设战略的持续改进和优化情况。通过反馈机制、定期评估和持续改进措施的实施情况，评估医院对文化建设策略的反应能力和改进效果。

**7. 风险评估**

评估文化建设过程中存在的潜在风险和问题。识别可能对文化建设产生负面影响的风险因素，制订相应的应对措施，确保文化建设的稳定推进。

**8. 持续监测和报告**

建立定期的监测和报告机制，确保对文化建设战略的评估和反馈是持续进行的。定期生成评估报告，向相关部门和医院领导层汇报文化建设的进展。

## 三、发挥好医院文化建设战略实施的"软实力"作用

文化作为组织综合实力的重要组成部分，在组织核心竞争力形成中发挥着十分关键的作用，文化的"软实力"已日益被广泛认可和高度重视。医院文化不仅代表着一个医院的整体形象和服务品质，也是医院与社会沟通互动的重要途径。通过医院文化建设战略管理，可在医院内部员工层面、医院服务对象层面和医院与社会互动层面更好地展现文化的"软实力"，增强战略动量，为医院的价值创造和目标实现奠定坚实的基础。

#### （一）打造优秀的员工队伍

**1. 凝聚力**

医院文化建设可以加强员工的凝聚力，形成一个充满活力和归属感的工作环境。医院是一个由不同职业背景的医务人员组成的大家庭，员工之间的凝聚力直接关系到医院的稳定和发展。通过建立和谐的人际关系、提供公平公正的机会和待遇、加强员工参与决策的机制等，可以激发员工的归属感和认同感，凝聚员工团结一致的力量，共同实现医院的目标。

**2. 创造力**

医院文化建设可以激发员工的创造力和创新精神。医疗行业是一个需要不断创新和改进的行业，只有通过不断提高医疗水平和服务质量，才能满足患者的需求和社会的期望。医院文化应该鼓励员工积极参与科研项目、学术交流和专业培训，创造良好的创新环境和机制，激发员工的创新意识和动力，推动医疗技术的更新和发展。

**3. 团队合作**

医院文化建设要培养和促进团队合作精神。医疗工作往往需要多个科室和不同职业背景的人员的协作配合，团队合作的效率和质量直接关系到医疗服务的优劣。如针对疑难复杂的病症要通过多学科会诊（MDT）的方法来明确诊断和治疗方案。通过打破科室壁垒、强化业务沟通交流、建立共享资源的机制等，可以促进不同学科和技术团队间的协同和合作，形成一个高效、高质量的医疗团队。同时，医院文化建设战略管理还应该鼓励员工间的互相学习和帮助，培养团队精神和协作能力，从而提高整个医院的综合实力和竞争力。

#### （二）营造和谐的医患关系

**1. 强化人文关爱**

北京大学韩启德院士在其所著的《医学的温度》中写道：医学是人学，医道重温度。人文关爱是指医院在服务患者过程中要时时关注患者的需求和感受，努力提供个性化、温馨、尊重和关怀的医疗服务。医院文化建设可以通过建立和谐的医疗环境，培养医务人员的良好职业道德和医德医风，推动医务人员从技术专家向"以患者为中心"的服务者转型，通过细致入微的关怀、耐心细心的解答、积极主动的沟通等方式，让患者感受到医院对于每一位患者的关心和尊重。

**2. 改善医患关系**

医患关系是医院活动中最为重要的关系。良好的医患关系是建立医疗互动和信任的基础，也是取得最佳医疗效果的关键。改善医患关系是医院文化建设中一个非常重要的方面。通过加强医患沟通，强化医务人员的沟通技巧和服务意识，可以改善医患关系，减少医疗纠纷的发生，确保患者能够得到全面的、安全的和高质量的医疗服务。医院可以借助信息化手段建立医患互动平台，加强与患者的沟通，主动听取并反馈患者的意见和建议，从而改善医院的服务质量和满意度。

3. 重视患者权益

作为医院的一项重要使命，保护患者的权益是医院文化建设的核心之一。通过建立和完善医疗服务的规范和流程，加强患者权益的教育和培训，提高医务人员的法律意识和道德素养，有效保护患者的隐私权、知情权、决策权和尊严权。医院还可以建立投诉反馈机制，及时处理患者的投诉和意见，提升患者的满意度和信任度，增强医院的声誉和形象。

## （三）塑造优秀的公益形象

### 1. 增强社会责任感

医院作为社会救助和健康保障的重要组成部分，在社会治理和公共安全中承担重要职责，因此，要切实履行好社会责任，在重大疫情、突发公共卫生事件中展现其"软实力"。医院要加强与社区、学校、政府等相关机构的合作，建立健康教育和宣传机制，提供相关的健康知识和防疫措施，提高人民群众对疾病、疫情和公共卫生安全的防护意识和自我健康素质。医院要积极主动参与公共卫生事件应对工作，组建和派出医疗应急队伍到一线提供医疗救治援助，为疫情防控等事件的有效处置做出贡献。同时，医院也应加强对社会舆情的监测和处理，及时回应社会关切和质疑，塑造医院的良好形象，提升社会的信任度、认可度和美誉度。

### 2. 增强医院应急处置能力

在应对重大疫情、突发公共卫生事件时，医院团队的凝聚力至关重要。医院应通过加强团队的组织和培训，提高团队成员的专业素质和应急反应能力，加强团队间的沟通和协作，建立高效的指挥体系和工作机制，形成团结一心、众志成城的工作氛围。同时，医院通过设立激励机制，大力弘扬勇担重任、具有奉献精神的先进典型事迹，增强团队的凝聚力和集体荣誉感。通过强化医院团队凝聚力，增强医院应急处置能力，更好地应对重大疫情和突发公共卫生事件。

### 3. 提升危机管理能力

重大疫情、突发公共卫生事件往往具有突发性和不确定性，对医院的危机管理能力提出更高的要求。医院可以通过建立健全的应急管理体系，落实岗位责任和工作流程，加强应急演练和模拟演练，增强医务人员应对突发事件的应急能力和应变能力。同时，医院还可以加强与相关部门和机构的合作，共享信息和资源，形成合力，提高医院应对突发事件的整体效能。医院也应加强对危机处理的科学研究和评估，总结经验教训，不断完善应急管理机制。

　　总之，发挥医院文化的"软实力"作用，需要在医院管理和服务的全过程中体现文化内涵，需要在不同的层面展现医院文化对实现医院的责任、使命的重要支撑作用，从而为现代医院的长远发展打下坚实的文化基础。

（撰稿：马伟杭　　审核：方　序）

# 第三章　医院文化的核心价值

　　真正有力量的医院核心价值观，它需要时间的沉淀与打磨，需要时代的锤炼和更新，更需要深入人心，虽然同属医疗行业，但不同背景的医院其核心价值观的形成与发展，其侧重点和影响力也不尽相同，要真正理解核心价值观在一家医院所起的作用，最好的方法就是聚焦一个从无论从历史底蕴的厚度、价值体系完整度、实践的力度等几个方面个体进行解读解析，浙大二院作为一家具有 150 多年悠久历史的医院，在核心价值观践行上具有样本意义，因此，本章我们聚焦浙大二院的核心价值观，追溯浙大二院核心价值观来龙去脉，结合核心价值观的实践故事，窥探核心价值的力量。

## 一、核心价值观，源于历史的积淀

### （一）什么是医院核心价值观？

　　一个组织的核心文化价值观是无形的，却又常常具备有形的表达。很多学者和经济学家都对一个组织的文化和价值观有着明晰的定义和说明，例如拉瓦斯和舒尔茨两位学者，曾在 2006 年对组织文化进行定义：组织中的文化是一系列共同的精神诉求，这种诉求通过在不同情况下对于什么是合理行为的定义，指导着组织内成员的行为，以及这些行为的解释。

　　这个解释非常冗长，也非常拗口且抽象。当我们精简其含义，用一句话概括就是：组织文化价值观，即一个组织内部成员默认的一套行为工作标准。

　　在 20 世纪七八十年代，美国的许多管理学家通过对一些医院的分析和研究，形成了一套关于人与人之间、人与医院之间、医院与社会之间的理论学说。其核心的研究对象是人，以及个人身处于医院之中所彰显出来的行为举止、思维方式等表现。

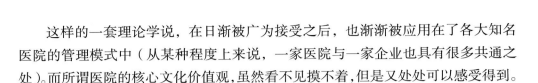

　　这样的一套理论学说，在日渐被广为接受之后，也渐渐被应用在了各大知名医院的管理模式中（从某种程度上来说，一家医院与一家企业也具有很多共通之处）。而所谓医院的核心文化价值观，虽然看不见摸不着，但是又处处可以感受得到。

　　因为一家医院的核心价值观，具体会体现在身处这家医院的每一个成员身上，从他们的一举一动、从他们的内心活动、从他们与患者的互动，从内部成员之间的联系、从医院同社会之间的关系，都能够彰显这样一种核心价值观的影响力。

　　代表美国最高医学水平的梅奥诊所，是全世界的医学圣地，在《美国新闻与世界报道》发布的年度最佳医院排名中，梅奥诊所多次都名列榜首。此外，在美国 2016—2017 年度的排行中，梅奥诊所有 8 个专科名列榜首。梅奥诊所之所以能够取得如此重大的成就，并不仅仅在于精湛的医术和先进的科研水平，更重要的是它的独特服务理念，即核心价值观"患者需求至上"，强调患者服务体验的个性化与人性化。梅奥以对患者的服务为理念，作为其自身发展的一种核心驱动力，表明医疗机构卓越能力的表现不仅与科学相关，更与一种人文理念相关，彰显一种浓郁的人文价值。因此，梅奥诊所秉持的"患者需求至上"的核心价值观，与其本身的成功发展，对于我国的医院管理而言，有着非常有价值的参考作用。

　　与之衍生出来的，也就是价值观管理方面的学说。作为一种新的人文主义叙说，它源自社会心理学家和其他行为科学家在 20 世纪中期建立起来的一种方法，强调将伦理和社会生态原则融入组织的战略领导与活动之中。主要作用体现在能维持一个企业的核心价值观，并让其与组织的战略目标结合起来。在医院的管理者眼中，对于核心价值观的重视，也随着这些年的社会发展而变得愈发显著。

　　特别是对于公立医院而言，作为我国医疗卫生服务事业的主体，随着公立医院进入改革深水区之后，也随之迎来许多的问题：医院怎样才能振兴和发展？仅仅依靠技术、设备、资金、人才这些有形的力量，是远远不够的，还需要依靠一些无形的力量，也就是医务人员对医院的热爱、关心、支持和团结奋战的进取心、无私奉献的主人翁精神等，这一切构成了一家医院的核心价值观。因此，实施价值观管理，契合当前公立医院改革中医院生存与发展的最深层次的需要，有利于塑造医院的独特"基因"，有利于医务人员形成共同的行为标准，从而为医院的可持续发展起到优化、推动和发展的作用。

　　比如，如今坐落在杭州市的浙江大学医学院第二附属医院（以下简称浙大二院），与它最初的模样——广济医院相比起来，已经成长为全国十分具有影响力的大医院了。多年来，浙大二院一直将"患者与服务对象至上"作为自己的核心价值观，并且以此作为一切战略决策的核心依据，所以，我们如今能够看得到这一核心价值观体现在医院内部成员身上所产生的种种影响，正是这样一套价值观的传承，才促使浙大二院攀援着历史的阶梯，走过历史的迷雾和变更，屹立在如今这样一个时代的交汇点上。

### （二）核心价值观从何而来

一家医院的核心价值观真的有那么神奇的力量吗？它又从何而来呢？

一百多年前，坐落在杭州城内的广济医院（浙大二院的前身）原本是一座简陋的戒烟所，1881 年，英国圣公会派遣梅藤更医生来到杭州，担任广济医院的负责人。

彼时的广济医院，囿于基督教文化"平等博爱"的理念，结合医院自身救死扶伤的职责，宛如水乳交融一般，形成了"显仁"的核心价值观。所谓的显仁，用中文表达，即将仁爱之心显示出来，如何显示呢？英文的表述中，是"love in action"，即通过行动来表示。

也正因为如此，在成立之初，广济医院的核心价值观就决定了它并不是一家营利性质的医院，更多地具有公益属性。所以，在医院很长一段时期，它都以低廉的价格来接收穷苦的患者，还在社会上做了很多善举，比如收养麻风患者，建设孤儿院、教学机构，等等。

一个组织、一个机构，它的文化感和氛围感绝非一朝一夕能够形成的，很多时候，往往需要几代人的努力和传承。

从清代，到民国时期，再到新中国成立，历史一直都在变迁，有时候不声不响，有时候翻天覆地。经历了朝代的更迭，战争的兴亡，广济医院的医务人员和院领导们也更换了一代又一代，但是潮起潮落，在面对医院建设的问题上，院方一直做到了"不忘初心"。

从曾经的广济医院，到如今的浙大二院，它的核心价值观是"患者与服务对象至上"，这种价值观也是对老广济医院"显仁"价值观的一次提炼和继承。特别是在 2009 年，当浙大二院回溯老广济医院发展至今的脉络后，更是从这段宝贵的历史过程中，提炼出了如今的核心价值体系（表 3-1）。

表 3-1　浙大二院核心价值体系

| 要素 | 内容 | 诠释 |
|---|---|---|
| 核心价值观 | 患者与服务对象至上 | 每一个被服务的客体，都是服务对象，都需要以对待亲人般的真诚和耐心，付诸服务的每一个环节<br>患者是浙大二院主要的服务对象，医院全体员工真正以患者的需求为出发点，不懈努力，确保他们得到最高品质的医疗服务。同时，医院的服务对象还包括患者家属、来医院访问或寻求帮助的每一位人士，包括临床一线等内部服务对象 |

续表

| 要素 | 内容 | 诠释 |
|------|------|------|
| 使命 | 科技创新<br>服务大众<br>培育新人<br>引领未来 | 作为一家同行认可度高、百姓口碑好的大型公立医院，要把世界最好的技术、管理理念消化吸收，内化成为适合中国国情的精髓，为更多的基层医疗机构所应用，服务最广大的百姓患者，变成老百姓便捷可及的服务内容；要能深刻领会患者的真实需求，敏锐地捕捉到行业的发展趋势，勇于尝试和探索，并形成行业的标杆典范<br>浙大二院努力以优质的科技创新成果来引领行业的未来，致力于为全球的患者和服务对象提供优质的照护和服务。这样的科技创新所服务的对象，不分富贵贫贱，对所有患者一视同仁，惠及最广大的人群；这样的科技创新，力争始终走在同行的前列，走在时代潮流的前沿 |
| 服务理念 | 精湛演绎技术<br>关爱体现服务 | 精湛，意味着在浙大二院每一个细节都追求至善至美，每一个环节都将患者和服务对象的安全放在首位；代表着在医学技术和理念上不懈追求进步和引领；要求医院的每一个岗位每一位员工都精益求精，都是各自领域的"技术专家"<br>关爱，要求能待患者如亲人，用"爱心＋良心"去做好每一项服务；要求透过每个细节主动为患者输送人文关怀，处处尊重患者的生命权、健康权、知情权、隐私权以及心理需求；要求在服务中主动地、快乐地践行"关爱" |
| 愿景 | 建设具有鲜明<br>学科特色的国<br>际品牌医院 | 以若干学科带动，立足创新，交叉整合，靠拢全世界同专业 Top50 水平；以关键技术引领，大力加强提升临床服务能力与技术层次；适应国家科研布局变化，转变发展方式，推进临床研究水平，尤其是高层次的原创性成果，彰显学科特色<br>坚持管理水平与世界最先进水平同质化——以品质和患者安全为核心，完善全面质量管理体系；以文化引领和内涵建设为导向，进一步提升医院国际声誉和患者满意度；以培训和交流为手段，推动员工思想行为方式转变，塑造医院品牌 |

每当医院做出战略决策的时候，这些决策都会紧紧围绕着核心价值体系来进行对标，而非简单的经济效益，这也是历史给予的无形馈赠。

2011 年，浙大二院在病房楼的每一层每一个病区都配备了心脏除颤仪，为此，医院花费了 300 多万元。在一般的医院内，只会在心内科、手术室、监护室等最需要的地方配备心脏除颤仪，以此来应对抢救时的需要。

在外人看来，这样的配备显得有点浪费钱，而且与传统的医院管理习惯不符合。但医院领导班子是这样看的："这种细节的改动其实就是流程再造，换来的是患者的生命安全。如果按照旧习惯，普通病房的患者若因为心脏骤停或其他原因需要除颤，等麻醉医生或者心脏科医生从另外的病房赶过来，常常错失抢救的最佳时机。尽管这项改革让医院花了 300 多万元，但生命的价值是不能用金钱衡量的。"

其实，无论是曾经的广济医院，还是如今的浙大二院，能够从一座小小的戒烟所，一步步成长为如今中国具有影响力的大医院之一，靠的不是盈利，更多的是一种内在的核心价值观。

### （三）价值观的示范和强化

领导班子既是价值观的领导者，也是传播者、实践者，有力地带动了广大员工对浙大二院核心价值观的认同度和践行度。医院领导班子在价值观方面充分发挥表率作用。

新冠肺炎病毒是人类的共同敌人。病毒不分国界、不分种族，只有全球各国团结一心，世界各地人民共同努力，人类地球才能战胜疫情。疫情期间，浙大二院积极响应习近平总书记"构建人类命运共同体"的号召，医院党委带领医院员工迅速响应，科学决策，创造性地设立了十大功能组，实行"全人员、全空间"防控策略，形成了疫情防控的"浙二模式"，实现以目标导向的高效管理，第一时间调动了所有能调动的力量，快速、精准地应对这场疫情，有效地守护了患者和员工的健康安全。

2020年2月14日，院长王伟林（时任常务副院长）带领浙大二院医疗队抵达华中科技大学同济医学院附属协和肿瘤中心，开展新冠疫情援助活动。院长充分发挥表率作用，带头克服重重困难，通过病房改造、设备安装、人员调配、流程优化，将普通骨科病房改造成拥有40张床位、专门收治新冠肺炎重症及危重症患者的ICU。经过一个月的日夜奋战，ICU患者实现"清零"；医疗队又主动请缨，旋即转战协和医院西院。浙大二院荣获"全国抗击新冠病毒感染疫情先进集体"称号。

如何准确地筛查出新冠肺炎患者？如何确保不发生院内感染？如何在困难条件下完成支援任务？种种问题考验着医院的管理能力。在繁重的防控工作之余，医院梳理了抗疫历程，第一时间组织编写整理应对指南——《新冠病毒感染疫情暴发下的医院应对策略》，重点介绍了新冠病毒感染疫情之下，医院在人员、院感、医疗流程、物资保障、信息化办公等8个方面的创新管理举措，以及来自武汉抗疫一线的实践与经验。被译成28种语言版本全球共享，为100余个国家的医务人员提供更多实用建议和参考。还先后连线全球315家卫生机构、5国卫生部长开展远程视频会议，积极与世界分享疫情防控"中国方案""浙江创举"和"浙二经验"，得到国际广泛认可，展现了百年名院的担当。

### （四）价值观对医院的反哺

许多知名学者都研究过文化、价值观和组织内部绩效的相关性。例如，加州大学伯克利分校公共卫生学院院长舒泰教授在 1995 年通过对 61 家医院 7 000 多名医务人员的研究后，证明了"参与度强，团队成员之间更加融洽及心理安全"的组织文化与医院内质量管理改进项目的顺利实施相关关系显著。

许多学者也都得出了类似的结论，证明互相支持、互相包容、更为团结、有着一致的奋斗目标、有参与感成就感的组织文化，对于质量的提升和发展有着非常好的促进作用。这种理论也在国际上很多医院管理中得到了认同，并且被应用于各大医院当中，帮助提高医院的医疗质量和管理方式。

不同于积极向上的正向文化，"遵守规章、更加严格以及严厉的惩罚措施"这种压抑负面的文化，或许能够帮助纪律性的提高，但是却不利于医院的长期发展和其他方面的管理。

比如说，当一家医院依靠的不仅仅是经济上的奖惩，更多的是一种文化价值观上的凝聚力，促成一个群体的医务人员形成一支队伍，并且，在不断诊疗患者的过程中，在医院与社会的良性互动过程中，收获了成就感，那么，良性的文化价值观就会初步形成，并且调动了员工的工作积极性，从而在很大程度上促进一家医院和学科的建设、发展。

除此之外，以浙大二院为例子，它的发展和成功，与自身的核心价值观有莫大的关系，因为价值观本身能够塑造一家医院的外部形象，而外部形象在绝大多数时候会凝聚成为一家医院、一家公司的品牌形象。这是一种无形的价值，在如今的经济学理论中，品牌价值对于一个企业的影响有多大，则是不言而喻的。从彼时的广济医院能够接受外界种种数额不菲的募捐，到如今浙大二院在江浙乃至全国的影响力，都有赖于核心价值观在外界累积的口碑和品牌影响力。

梅藤更曾说，一名好的医生，要靠三个"H"：head（知识）、hand（技能）和 heart（仁心）。梅藤更的话很朴素、凝练，却道出了一家医院能够经营成功背后的秘密。

一百多年后，这句话对于建设一家医院而言，同样具有启发，一家具有光明前景的医院，不能只是依靠知识和技术，更多时候，也要有爱心，也就是核心价值观。

很少有一家企业能够仅仅凭借着核心文化价值观来影响和激励员工，以此一步步壮大成为一家优秀的企业。但是，如果想要成为一家优秀的企业，没有强大的文化核心价值观，是绝对不可能的。

短期内，一家医院的文化底蕴积淀而成的核心价值观，看上去并不能够带来明显的经济效益，甚至还有点费钱不讨好。但如今的我们，应该不会在这个问题上过多纠结，因为浙大二院的崛起，便是医院文化核心价值观一步步彰显力量的最好证明。

## 二、把患者置于核心价值的中心

很多医院都会将患者至上作为院训或者是医院文化价值观的核心。医院应当把以患者为中心，尊重患者的生命和尊严，维护患者的医疗权利作为应当遵循的基本的价值观。例如，浙大二院就将"患者与服务对象至上"作为自己的核心价值观，并通过患者为中心服务准则，来规范医务人员和管理人员的行为，真正将患者至上贯彻落实到工作的具体细节之上。

作为一家医院，毫无疑问，最主要的服务对象就是患者。为了确保来到浙大二院的患者能够得到高品质的医疗服务，浙大二院的员工们不懈努力，坚持每天都提供优质、细致的医疗服务，而这些服务的出发点，自然都是以患者的需求为基准的，从而优化就医流程、降低医疗成本、改善就医环境，并且将服务延伸到入院前的预防、宣传、体检、日常保健以及出院后的随访、健康指导和心理咨询等。

在核心价值观的指导下，医院将患者的需求摆在核心位置，不仅仅止于倾听和满足患者的需求，而且倡导新理念，发展新技术，提供最先进的设备和设施，不遗余力地捍卫健康，呵护生命。

### （一）患者如何"至上"？

为了更好地实践"患者与服务对象至上"的价值观，当今时代的医院管理者要考虑如何才能科学地顺应服务对象的需求和趋势，确定新项目的开发方向，并且探究如何建立一种合宜的调研机制，调查服务对象现实和潜在需求，分析他们寻医的动机、行为、支付能力、习惯和爱好，从而真正为每一位患者提供他们最需要的人性化服务。

在浙大二院，"精湛"是一个出镜率很高的词语，它要求医院的每一个岗位上的每一名员工，都要精益求精，都成为各自领域内的"技术专家"。医生要精通手术诊疗的技术，护士要精通抽血打针的技术，行政部门的职员要精通组织沟通的技术，清洁工人要精通保洁卫生的技术，保安要精通安检巡查的技术，厨师要精通烹煮蒸炸的技术……每一个岗位，每一个细节，都要做到最好，在不断严格要求自己的基础之上，做到精益求精，铸就更加坚实的品质。

做到这些，仍然是远远不够的。因为在一家医院内部，处处伴随着人与人之间的关系，因此，这种特殊性，源自医疗服务过程中人与人的特殊性。面对千差万别的人群，性格各异的患者及其家属时，不仅仅要在每一个环节内都特别强调关爱，而且还要求对待患者如同亲人一般，用"爱心＋良心"去做好每一项服务。更要求透过每个细节，给予患者人文关怀，尊重患者的生命权、健康权、知情权、隐私权以及他们的心理需求。

也就是说，贯彻落实"患者与服务对象至上"的价值观，有时候不仅仅是想患者之所想，还要想患者之未想。

在老广济医院，有这样一个传统：如果患者在病危时仍然选择住在医院，那么在他的弥留之际，广济医院的领导代表和神职人员都会一起到场，抚慰患者以此减轻患者对死亡的恐惧。

临终告别仪式一直以来都是一家医院最能够体现医护人员人文关怀的时刻，也体现了一种对于生命的敬畏和尊重。这样的优良传统，也一直穿过历史的缝隙，在如今的浙大二院延续了下来。

通过浙大二院一位护士的回忆，我们得以窥探浙大二院的临终关怀服务中，所隐约展现的人性之美。

一次，一名白血病晚期的小男生来到浙大二院，他的癌细胞已经从血液扩散到了脑部，从痛苦呻吟到陷入昏迷，也只用了短短10天时间。

他的母亲一边带着孩子打点滴，一边捂住自己痛苦的胸口，然后拉住了护士的手，跪在她面前："护士小姐，请您帮一个忙，孩子没得救了，就让我们送孩子回家吧，这是他唯一的心愿。求您了，欠着的钱，我一定会补上的。"

这是医护人员日常工作过程中，常常会面临的一种困境和抉择，在生死诀别面前，当再高明的医学都无济于事的时候，当亲属的眼神从期望变成绝望的时候，最为残酷。人们能做的，也只是在弥留之际，满足患者最后的心愿。这是超脱于冰冷工作之外的一种温情。

护士们为这位患者的母亲做了经济担保，以此帮助他们将孩子送回家。虽然结局早已注定，虽然面对生命流逝的过程人深感无助，但人情之中的善意，亦能够在一定程度上温暖患者及其家属的心。

浙大二院"关爱体现服务"的理念要求全体员工在面对患者和服务对象的过程中，要关心、爱护患者和服务对象，将其当作自己的家人一样，倾注真情和关怀。在服务过程中，主动地去将爱心予以实现。

未来，随着医疗技术的日渐发展，势必也会对医疗服务的质量提出更高的要求，没有关爱之心的医疗服务，一定会在更加高门槛的要求面前褪去色彩。所以，未来的医院不仅仅是拥有高水平的医疗技术，也会配备更加全方位、个性化的服务标准。

在《科学史导论》中，乔治·萨顿开篇就讲道："科学的进步，已经使大多数的科学家越来越远地偏离了他们的天堂，而去研究更专门和更带有技术性的问题……相当多的科学家变成了技术专家和工程师，或者成为了行政官员、操作工以及精明能干、善于赚钱的人。"

但在曾经的广济医院，如今的浙大二院，这一切都与之相反，在这里，更看重的是普通患者的每一个小小的要求，设身处地处在患者的角度，来满足这些要求，并且超脱于冰冷的科学仪器和公式，以一个更有人性、更具温情的方式兑现它。也只有这样，才能够真正诠释"患者与服务对象至上"的核心价值观。

浙大二院以贯彻落实医疗服务"最多跑一次"改革为契机，围绕看病少排队、付费更便捷、检查少跑腿的目标，不断优化服务流程，改进服务方式，使广大群众切身感受到就医的方便快捷，不断提升患者满意度。

医院首创综合服务部的"三个一"服务，实行"一窗办理、一站服务、一章管理"，率先成立全能岗，将以往分散在门诊办公室、财务科、医保办等不同部门医事服务集中到一个地方办理，并将医院出具的医疗文书证明、财务证明、医保证明等35项各类业务用章，统一用"医疗机构医疗业务专用章"替代，避免患者来回奔波、多头办理，让患者就医体验更舒适。

## （二）以医疗质量支撑"患者至上"

医学的本质是服务患者，为人类的健康保驾护航。而医学服务的立足之本是"安全"。正因为如此，最先进的医疗技术，也是无限接近患者需求的最安全、最新的手段。

一百多年前，西方的医疗水准领先于我们国家，当时，广济医院一直致力于引进西方的技术、设备、药物。同时，也十分注重本土人才的培养，吸纳当时世界最先进的医学技术，并使之在我们国家渐渐落地生根。无论是当时的"显仁"还是之后的"患者与服务对象至上"，其最根本的支撑在于医疗技术的创新与提高，医疗技术是支撑医院核心价值观的坚实后盾。在价值观的引领下，浙大二院致广大而精微。质量之大，在于生命、在于未来；质量之微，在于日常、在于细节，浙大二院始终将质量视为灵魂。

今日，浙大二院仍然在发扬着老广济医院所追求的卓越精神，领导管理层极其看重创新意识和尖端技术，要求学科带头人努力推动学科达到一个与世界最先进医学水平相接轨的位置。

要做到这些，不仅仅要提升以核心价值观为引领的服务品质，而且医院本身要具有开拓创新、引领未来的能力，其中当然包括技术上的创新和服务、观念、管理等多方位改革的能力。所谓的"引领",其实就是走在时代的前面每一小步,有时,推行一个决策的启动,并不一定得到人们的认同和理解,这自然也是常见的事情。但是,随着时间的推移,越来越多的人会认识到其正确性和远见性,也会有越来越多的同行将其视作一个成功的例子。

2019年,全球心脏介入领域顶级的论坛——TCT上,刚被评为"明日之星"的美国医生菲利普高兴地说:"感谢浙大二院,那里的同行们介入技术非常出色、分工合作极为有序、服务效率极其卓越,让我犹如醍醐灌顶。"

2020年7月,英国和爱尔兰呼吸机支持时间最久的新冠肺炎患者、70多岁的爱尔兰老奶奶终于康复出院了。爱尔兰同行们越洋发来感谢信:多亏了浙大二院的经验。

医院的决策如果想要引领未来,一方面要求医院管理层的领导拥有预见未来的前瞻性眼光,另一方面也要求整个医院上上下下有根基于核心价值观至上的团结精神和执行能力,这样才能够确保医院始终走在同行的前列,始终引领着时代的潮流前行。

每年春节,中国科学院院士、著名心血管病学专家王建安都会收到一个非常特别的问候,来自外省一名民族音乐家。2016年,她因罹患重度心脏瓣膜疾病,夜不能卧、危在旦夕,绝望之中,她和家人找到王建安及其带领的心内科团队,他们用不开刀的方式,给她进行了瓣膜置换手术,术后当天她说:"终于能平躺着睡一个整觉。"7年过去了,老人家越来越有活力,心血管内科团队也不断地在精进,紧紧地围绕着"心脏瓣膜疾病"这一世界性难题联合攻关、精耕10余年,自主研发具有完全自主知识产权的"杭州瓣膜"、创新手术"杭州方案",技术和产品辐射到欧洲、南美、亚太4国7大医学中心以及全国100多家医学中心,美、韩、印、巴等10余国心脏介入医生慕名来院培训。

2022年8月的一天,浙大二院综合ICU黄曼主任将一张照片转发给了王伟林院长,照片上强壮的中年人叫周斌,正神采奕奕地打着太极,而一年前,苍老、骨瘦如柴的周斌被救护车送入浙大二院,当时的他呼吸衰竭伴有严重的肝硬化和肝功能衰竭、濒临死亡,在ICU依靠ECMO(体外膜肺氧合)和高流量吸氧维持生命。王伟林教授团队与陈静瑜教授团队为周斌施行了国内首例肝脏、双肺同期联合抢救性移植手术,术后26天,周斌康复出院。这次多学科协同作战进行多器官联合移植,也在中国器官移植领域留下浓墨重彩的一笔。不仅如此,王伟林教授团队的儿童活体肝移植术后存活率居世界领先水平。

这样的故事,在浙大二院还有很多:国内首例植入式脑机接口、首例飞秒白内障切除等,致力于"解决别人不能解决的困难,回答别人不能回答的问题",

勇闯无人区、勇探世界一流标准，致力成为患者"希望和重生的灯塔"。浙大二院也因此成为国内重大突发公共事件的核心救治单位，屡创群体重度烧创伤救治奇迹，是 G20 杭州峰会期间唯一的驻点保障和定点保障单位，是美国时任总统奥巴马及其他 10 余国元首首选的定点保障医院。

浙大二院始终致力于把世界上最好的技术、管理理念消化吸收，内化成为适合我国国情的精髓技术和服务，为更多的基层医疗机构所应用，服务最广大的百姓患者，变成老百姓便捷可及的服务内容。这是处于核心价值观的指引之下，医院所必须担负的责任。并且，要能够深刻领会患者的真实需求，敏锐捕捉到行业的发展趋势，勇于尝试和探索，并形成行业的标杆典范，这也是核心价值观指引之下，浙大二院的使命担当。

## 三、核心价值彰显人文关怀

医学人文精神和医学科学精神的整合交融，是医学走向成熟的标志；对生命的终极关怀，也体现了医学人文精神的基本内涵；对医患关系的理解和介入方式，是医学人文精神的实践关键；医学人文品格，是医学人文精神的良性载体和职业特征，是医生理想的职业人格。

1882 年，维也纳的医学教授诺瑟格尔在就职演说中说："我再次重申，医学治疗的是有病的人而不是病。"之后，他所提倡的"做患者的朋友"的观点被许多医护人员接受和推崇，人们渐渐接受一种理念："好的医生是治疗疾病，而伟大的医生是治疗患病的患者。"

其实，顺着历史发展的脉络，我们可以看到，在中西方医学发展的早期，萌芽状态的医学人文精神和医学科学精神是浑然一体的。中国古代医学经典之作《内经》的作者，简练清晰地表达了尊贵生命的思想："天复地载，万物悉备莫贵于人。"西方医学之父希波克拉底的誓词中清晰具体地阐明了他的仁爱信念："吾将竭尽吾之能力与智慧，以己之才帮助病患；戒用医术对任何人等以毒害与妄为……吾将以纯洁与神圣为怀，终生不渝……无论何时登堂入室，吾都将以患者安危为念，远避不善之举……。"

而在医学发展史的记载中，可以看出，早期的医院是收容患者、老人、穷人、流浪汉和提供医疗服务的场所，因为在西方医学的发展过程中，几乎没有什么比这样的机构更能够体现博爱精神了。并且，在文艺复兴时期，医学人文精神和医学科学精神曾经拥有过一段融洽的"黄金时期"。达·芬奇在浓郁的人文氛围中进行的医学研究，更加充分地彰显了科学和人文和谐统一的魅力。

可以说，从医学发展的最初，就是一门同人打交道的学科，也正因为如此，从最初就处在人文主义光辉的笼罩下。所以，一家医院的发展，势必也应该以核心价值观为中心进行布局。

### （一）治疗，不止于身体

在浙大二院，"患者与服务对象至上"的核心价值观能够带来医护人员对每一个生命价值的认识，也带来其对人文底蕴和沟通技巧的追求。而且，医疗文化在很多治疗过程当中，不仅仅是追求身体上的治疗，也会在更大程度上对于患者内心的需求和渴望做深层次心理上的探索。

20世纪之初的广济医院，会对一些心理问题比较严重的患者，免费配备专业的心理医生，对其进行"一对一"或者"多对一"的心理辅导。这种传统也延续到了浙大二院，医院要求医护人员不但关注患者的病痛，同时也要抚慰患者的心理。

在如今的浙大二院，治疗并不仅仅停留在医院当中，还有很多医护人员自发组织的病友会，走出医院，通过聚会、出游、网络交流等方式与患者们保持着友爱的关系。炎症性肠炎（IBD）——这个多发于青壮年的疾病，给很多年轻患者带来了诸多痛苦。对于这些"同病相怜"的年轻人来说，鼓舞他们提起面对生活的勇气，显得十分重要。为此，消化科的医护人员同病友们一起建立了"浙大二院炎症性肠炎QQ群"和"浙大二院炎症性肠炎患者俱乐部"。病友会作为院内治疗的一种延伸形式，往往也会超越治病本身的意义，其中最重要的，便是人性的温情和对于患者精神的抚慰。来源于医学，却又带有人道主义的关怀。

阿忠是一名IBD患者，在患病前期，他情绪十分低落、压抑、逃避现实……已经陷入"自我封闭"状态的阿忠，无意中参加了一场江浙沪IBD患者在西湖边茶室的聚会。现场，他见到了腹部造瘘的病友，肠内排泄物直接排到袋子内；他见到了快将肠子切完的病友，发病一次切一段，直至无肠可切……看到他们依然谈笑风生，阿忠"豁然开朗"，明白了生命的意义。他开始认识到，自己不是一个人在战斗，自己不是特例，没有被世界所抛弃。通过病友会，他认识了浙大二院IBD诊治中心的医生们；也是通过病友会，他逐渐认清自己的人生方向——帮助更多像自己一样的患者。这样一个病友与医生的群体，聚合起全国甚至美国的医生和病友，产生了强大的力量，而这股力量也渐渐推动着公益基金会的成立。

2016年8月，由浙大二院IBD诊治中心与公益爱好者共同发起的"爱在延长"炎症性肠病基金会（CCCF）正式成立，这也是全国首家IBD公益基金会。

浙大二院成立的糖尿病教育专科护理小组也是一个非常好的例子，他们为分布在各个科室的糖尿病患者进行专业的糖尿病知识教育，专职糖尿病专科护士还会定期到病房为患者提供一对一的床边访视，进行个体化的指导等，让患者主动地参与学习，为自己制订目标，鼓起与病魔作斗争的生活勇气。每个月月底，糖尿病专科护士还会走出医院，走入社区，为患者提供糖尿病咨询以及健康生活方式的指导。

在如今的哈佛大学医学院内，指导理念是："无论医术多么高明，不理解患者的医生是不合格的，只有那些设身处地地为患者着想，根据他的背景、好恶、结合他的信息提出诊疗方法的，才是好医生。"而郎景和在《妇科手术笔记》中写道："当医生有了丰厚的科学和人文底蕴的时候，便会有一种升华的感觉，这时，再追寻与反思医学或外科的目的，则不难理解，治疗，显然并不总是意味着治疗某种疾病，而是帮助患者恢复个人的精神、心理与生理身体的完整性；医患关系，也不意味着我们只注重疾病过程，而更应该考虑患者的体验和意愿。"

虽然时隔多年，但很多理念和观点历久弥新。从广济医院到如今的浙大二院，尽管医疗水平在飞速发展，高效的药物、先进的仪器也在不断更新换代，但是医学与人文精神的结合，无论放在何时何地，都永远不会褪色。

### （二）医学与人文的结合

美国学者佩里格利诺（Edmund D. Pellegrino）指出："医学居于科学与人文之间，并且非两者中的任何一方，而是包含了双方的许多特性。医学是最人文的科学，最经验的艺术，并且是最科学的人文。"这段话精辟地阐明了医学的人文本性。

浙大二院倡导的"两好工程"："对患者好，对员工好"不但被大家认同，而且切实被人们所感受到。

作为一家百年名院，浙大二院以这样一种共识开始了传承和发扬的鼎新之路，在老广济医院"显仁"的价值观之上，新的领导班子提出了以"患者与服务对象至上"为医院的核心价值观，用价值观来凝聚人心、培育新人、更新文化。

对每一届新员工的培训，首先从文化开始，"好的医务人员"被清晰地定义为应该具有三个"H"，具体表现为好的医务人员不仅要有一颗人文之心，懂得如何关怀患者；还要有敏锐的感官、灵巧的双手、厚实的专业以及一颗充满仁爱的心。

尊重生命的价值，将患者的生命放在其他利益之上，这体现了浙大二院对于人文价值的一种尊重和浓郁的仁爱气氛。

浙大二院解放路院区地处闹市，占地面积比较狭小，因此太平间也很小、很窄，但是在这里却可以感受到很多温馨和爱意，这里有花、有装饰、有告别处、有家属休息的地方，墙上还挂着家属送过来的锦旗。可谓"麻雀虽小，五脏俱全"。

　　太平间的布置，深刻地体现了医院对患者的尊重：医院无力挽救所有患者的生命，但是在患者离开的时候，可以送他们体面且有尊严地走完生命的最后一程。

　　因此，在浙大二院的院区内，可以处处感受到在这种人文主义的关怀下，笼罩的"尊重生命"的理念，生命比什么都有价值，也因此需要得到更多的尊重。为了将这样的理念体现出来，而不仅仅停留在一句空洞的口号上，浙大二院的领导层更倾向于从细节方面着手，解决患者生活中最常见、最实际的问题。

　　浙大二院解放路院区的停车位只有280个。而医院保卫科登记自己员工的车就有1000多辆。日门诊量13000多人次，停车就更加困难了。

　　2009年，新一届的领导班子做出了一个决定：把所有的停车位都腾出来，让给患者。这样的一个决策做出来之后，立马在医院内引起了轩然大波。把车位让给患者，方便患者的同时，却让自己的员工不方便，这是对知识的尊重吗？这是对人才的尊重吗？一些员工的内心充满了意见、失落和不满。

　　可是，尽管如此，院领导们自愿从自身做起，来解决这个难题，将自己的车停到了医院外面，以此做出表率。宁可自己不方便，也不能让前来就医的患者不方便。并且，还将行政楼全部腾出来，用作临床区域，整个行政楼的人都搬到了医院外面，租房办公。除此之外，还在医院的周边租下了几百个停车位，用于临床一线的员工停车，还在离医院最近的地方，高价为教授、博导、老专家们租下了47个车位。

　　疑惑、不满、委屈统统被打消了，浙大二院用自己的行动表明核心价值观"患者至上"并不是一句空谈，而且在贯彻这条理念的同时，尊重了员工的情绪和需求，也进一步体现了医院尊重人才和知识的理念。

　　"不但患者，所有员工也是我的服务对象"，这是医院管理层一个新的共识。"培训是员工最大的福利"，浙大二院创立"浙二培训大学"，紧紧围绕医院愿景和文化精髓，不断完善培训大学、浙二分党校等平台，"线上与线下、理论与实务、授课与自学"三结合，实施员工"培训大学"的学分纳入年度考核，逐步实现分级、分层的全员培训体系。不断完善以岗位胜任为导向的分类评价体系。积极探索医院各类人员群体的考核评价体系，并纳入各类员工的职业发展通道，进一步充实和壮大临床精英、临床科学家和专职科学家等人员队伍，培养管理能手、专业写手等专业型人才，培养符合现代医院发展的"医学＋信息""医学＋宣传"等交叉复合型专业人才。

### （三）志愿者——医院人文精神的体现

　　医院志愿服务作为在社会转型过程中诞生的新兴事物，由于适应社会成员的需求而获得较快发展，成为中国志愿服务事业的一种示范。2011 年 4 月，浙大二院"广济之舟"志愿者服务联盟成立，为患者提供贴心服务。从此，"红马甲"成为医院一道亮丽的风景线。"一条大河，波浪宽，风吹稻花香两岸……"很多人或许还记得那个会弹钢琴的清洁工大伯高荣益，他双手灵巧地按在黑白琴键上，"叮叮咚咚"弹奏出中国人熟悉的旋律，每个音色都结实饱满。路过的人听到琴声纷纷驻足，围成一圈，跟着轻轻哼唱。原来，音乐真的有温暖人心的力量！这是 2015 年 6 月，作为"广济之舟"志愿者服务的延伸，"广济之声"在浙大二院滨江院区设立音乐舞台并招募钢琴弹奏志愿者。

12 年来，"广济之舟"志愿者服务联盟的队伍不断壮大，目前已登记在册的志愿者 6 000 余名，约有 9.4 万人次参加了志愿者服务，共计服务 1 866 万人次，约 53.5 万小时。"广济之舟"从最初的 3 个岗位发展到现在的 21 个岗位，从基本的引导、咨询，深入到心理支持、骨髓移植支持、造口支持等专业化岗位。成功开辟出了一条适合国内医院志愿服务可持续发展的道路，使医院志愿服务实现了由新生到壮大、由日常到专业、由院内服务到跨院服务的转变。志愿者们倾情为患者提供服务，不仅赢得了患者的好评，也得到了社会的认可。2022 年 9 月，浙大二院"广济之舟"志愿服务联盟项目荣获第七届"浙江慈善奖"志愿服务奖。

在浙大二院，志愿者们不仅是医院工作中的好帮手，而且也是医患关系之间独特的润滑剂，是医院文化品牌建设的重要载体，更是提升医院服务品质和水平的重要桥梁，为医院树立了良好的公众形象。好的关系是双向的，对于志愿者们而言，他们除了能在这里实现奉献爱心的愿望，还能学到不少医学知识，近距离地触碰、感受一家百年名院的文化底蕴。

在科技发达、医学昌明的今天，仍然存在着很多未知的、不可攻克的医学难题，我们可能无法挽救每一个生命，但我们可以用音乐去帮助、去安慰，用真诚和关爱温暖每一个人。"大爱显仁，广泽济世"就是浙大二院"广济之舟"志愿者们的服务理念。

以核心价值观为基本，超越传统局限，在医术、药物、仪器之外，在治疗过程中融入人文主义的光辉，往往能使治疗取得更好的成效。即使医学已经发展了数千年，但医学和人文也会在核心价值观的指引之下重新和谐共生，融为一体。

## 四、核心价值是团队的黏合剂

核心竞争力，是一家医院用自身价值观对所拥有的个性资源进行整合而后表现出来的整体行为能力，包括人力资源、技术体系、信息系统、应变能力、组织协调能力等。在核心竞争力的基础上构建出来的核心优势学科，是一所医院能够长久立足的重要原因。在漫长的发展过程中，医院的若干学科具有明显的竞争优势，会让医院在医学界享有极高的声誉，也能在患者中积累良好的口碑，还能带动医院整体医疗科研水平的发展。

而一个学科在医院内能够得到长足、稳定的发展，离不开医院的内部环境和氛围，硬件设施和团队协作都是必不可少的方面。一个好的团队能够发挥出 1+1＞2 的效果，能够将众人的力量拧成一股绳去攻克难关。但是如何凝结在一起，则有赖于对共同的核心价值观的认同与实践。

相对于医院的"硬"管理制度，价值观管理具有柔性，更加注重管理中的"软"因素（如人的情感、信念、价值观等）的作用，正是这些"软"因素对人的行为产生重要的影响。因此，如何协调和管理好"软"因素对医疗活动的影响，必然是医院管理中所应重视与解决的问题，医院管理水平的提高就是在这一"灵魂"和"原动力"上的提高，价值观在这个时候便能体现其作为团队黏合剂的作用。

## （一）团结，才有核心

从 2009 年至今，核心价值观体系的精髓被坚定不移地落实、贯彻在浙大二院的每一个行动中。这些理念并不是空中楼阁，而是浙大二院所有员工精神气质的有机组成部分，也成为浙大二院每一位员工的共同价值导向，引领着他们朝着共同目标前进。

在现代医院的发展阶段中，随着一门学科的研究程度愈发加深，学科和学科之间的壁垒也会随之更加严密，不同学科之间的医生，对于各自领域的盲区也会随之加大。也正因为如此，个人也好，学科也好，医院也好，任何的单打独斗在信息更新如此迅速的今天，都变得像闭门造车一般不现实。只有团队协同、互补互利，才能形成 1+1＞2 的放大效应。在面对疑难杂症的时候，更需要这样的团结协作，才能将医院的优势、学科的特点淋漓尽致地发挥出来。

浙大二院在群体重症烧伤伤员的救治过程中，多个核心团队，包括烧伤、创伤、ICU、手术麻醉及护理等，不断磨合，携手日夜兼程，才能够取得救治的巨大成果。"精细化护理、精准化治疗"，细化到每个床边都配了放大镜，以此仔细查看皮肤细微的变化。

除了医疗团队之间的配合之外，学科和学科之间也会在浙大二院出现很多次"互动"，为了保持学科的引领能力，推动"学科发展"向"学科群发展"的范式转变，不仅仅是在专病导向的小整合，而是立足在高峰学科建设，形成深层次的、根本性的大整合。可以说，在核心价值观的引领之下，浙大二院真正将团结协作的精神发挥到了极致。

## （二）有人，才有核心价值观

团结协作、勇于奉献、舍己为人，都是非常理想化的词汇。在实际生活中，这些品德被人们视作一种美德，因为稀有，所以才被珍视，作为一种模板被提倡。

在广济医院发展的早期，梅藤更等精英人士，带着一腔热血和理想主义的奉献精神，不计功利，励精图治，来打造一家百年名院。但是，当一个团队的人员不断扩大，在这个过程中，会产生些许利益纠纷，会有参差不齐的人混杂在其中，这时如何保证医院自身的纯洁性和初衷就显得尤为重要。当年随着广济医院的实力增强和社会影响力的提高，国内的很多优秀人才都心仪其国际化的发展空间与优越的薪资待遇，纷纷表达了来广济医院工作的意向。

这个时候，选择权在医院手中，如何在人才当中进行选择，核心价值观就成为一项非常关键的标准。虽然这可能是一个甜蜜的烦恼，但是对广济医院乃至后来的浙大二院而言，都有着非常严格的选人标准。

如今，在浙大二院，院方要求员工既要有胜任岗位工作的能力，又要具备务实、创新、正义、进取、关爱、合作等品格素质；要求员工既要与医院的发展目标、医院的文化精髓保持一致，又要有自学能力和团队合作精神，并且要"明是非、辨善恶、知礼节"，懂得感恩和孝顺。

在浙大二院，每次欢迎新员工的时候，院方领导层都特别告诉他们："你们的成长就是医院的责任，也是对医院的考验。你们从家里、从学校到了医院，最后将会成为什么样的人，这是医院时刻都在思考的问题。现实社会中，精华与糟粕一定是同时存在的，医院也是如此，因此，你们要善于辨别对与错、真与假、善与恶。"

在浙大二院，院领导层再三教育新进医院的员工们，医院的核心价值观决定了技术是为患者服务的，治病不是为了展示医生的医术有多么的高超。越是发展新技术，越是要把患者的利益摆在第一位。因此，患者的身体，其实是一个非常全面而且完整的有机整体，患者不是一台机器，彼此之间的零件是孤立的。所以，医院要求每个年轻医生必须去各个科室进行轮转，拥有全面的医疗实践经验，在此基础上，再努力成为某一领域的高素质专业人才。

在核心价值观的引领之下，从最开始踏入医院，到最后对于人才的要求和培养，浙大二院都体现着"患者与服务对象至上"的核心价值观，整个团队真正为患者着想，在医学领域不断深耕的同时，还拥有卓越的品质。

### （三）价值观引领人才培养格局

一名员工的价值观不会是与生俱来的，更多的是来自后天所见、所感、所学。所以，为了打造一支紧紧团结在核心价值观周围的医疗团队，除在选择人才的初始把好关外，后天的一系列培养和引导也必不可少。

在老广济医院内，人才培养的格局基本上由两方面组成，分为一内一外，其目的无外乎是培养员工们终身学习的观念，实现医院与员工的同步发展。

"内"指的是由广济医院兴办的各种医学科类学校，广济医院的员工们可以继续在广济医院的学校中选修和旁听，以此来提高自己的业务水平。而对于新进入医院的员工，院内还安排了岗前培训，通过各个科室的轮转，全面了解各个科室的工作特点。

"外"指的是到国外的医科大学和医疗机构，以及到同样背景医院中去进修和学习。通过这两种方式，使得员工在业务和精神上能够更与医院趋同。

而这样的一种人才培养格局也被如今的浙大二院所继承并发扬。

在如今，浙大二院对于人才的培养主要是从两个方面着手：一是人文思想，二是基本技术技能。领导层提出：一个经常培训的团队才有可能是好团队，一个为员工提供各种学习机会的团队才是有吸引力的团队。医院以"广济百人计划"为蓝本，加大人才选拔、引进和培养力度，加强高层次人才的队伍建设。

除此之外，医院在内部实行系统性的全员培训制度，设立"浙大二院培训大学"，包括建立医学技术培训学院、护理培训学院、行政培训学院、后勤培训学院和综合性培训学院，等等。医院与国内外著名院校合作举办项目，培养高层次医院管理人才。医院在人事制度改革和薪金奖金制度的修订中，将员工的培训和再教育程度作为比较重要的内容，以此来激励员工不断学习，终身学习。

而当年"对外"的一面，在如今的浙大二院也被赋予了更新的内涵。医院积极推动员工的各项学习计划。在符合医院有关条件的情况下，去国外或者境外学习的人员，仍然可以在学习期间享受医院的工资和奖学金。如果是去世界排名前50的医疗机构学习，医院还会为员工提供资助。而且，随着制度的愈发完善，审核制度也随之更加成熟和公开，包括护理人员在内的许多浙大二院的员工，在这些学习计划中，不断成长，也在不断反馈的过程中，将医院建设得更加具有光明的前景。

### （四）价值观引领下的人才激励政策

在很多管理制度成熟的医院都有一套完备的晋升与薪资体系，也有与此相关的考评和目标责任制。随着员工等级的提升，其相对应的薪资、福利、住宿等各种待遇都会不断提升，以此来激励员工不断学习，不断提升自身的业务能力和水平。

正因为如此，许多管理成熟的医院，在用人制度上，都采用了终生学习制度。医护人员必须要在工作中不停地学习，才能够继续被聘用，并且在聘用的过程中，一步一步地对自己的业务能力进行更新、精进。

在西方很多医院的管理制度中，有完善的招聘制度和讲求效率的制度化管理，只有不断学习的医生才能担任医长等高薪职务。这些医院的原则，是为了让每个员工都能得到公平和慷慨的报酬，并会对不断提升自己技能的员工给予更加优渥的报酬。这也意味着，如果希望能够得到更高的待遇，那么员工自己必须在人文思想和技艺能力方面更加严格地要求自己，同时，也必将承担更多的责任。

因此，在这样的一个环境下，员工会不断进取，寻求比经济利益更高的价值。

在浙大二院，为了建立起一个激励人才不断成长的竞争体制，在医院文化当中注入了"拼抢文化"的概念，以此来激励员工们的斗志。所谓的"拼抢文化"，指的是在医院大力引进的优秀人才中，营造一种竞争上岗的文化。具体的实施也是围绕着员工的待遇分配来进行的，包括员工的奖金分配方案，医护人员奖金分开核算方案，医院对周六专家门诊和手术开放常态化奖励方案，超额劳务奖励方案，行政部门奖金分配方案等，极大地激励着员工。

而医院的人事制度改革，岗位职责的修订以及员工们的培训考核，都在为医院最终实现岗位聘任制度打下基础。岗位聘任制度也将会在更大程度上不断激励着员工发扬拼搏、进取的精神。

而对于医院内部的中层干部，浙大二院建立了干部任用双向选择的竞争机制，在对中层干部全方位综合考评的基础之上，营造出中层干部能上能下的氛围。同时，还在院内开展每月一次的中层干部培训，使得中层干部在管理和技术上都变得越来越专业。

作为一家百年名院，浙大二院慷慨地给予了员工们物质上的鼓励和自由发展的空间，健全的竞争机制保障了医院的员工幸福而自由地不断进取，在与医院共同成长的过程中，逐步实现自身的价值。

同时，医院的这些投入也会收到相应的反馈。在物质基础得到解决的情况下，能够更大程度上在精神方面引领着员工们。而这样一种精神上的高度统一，在对未来愿景达成一致的情况下，鼓舞着全体医院的员工，紧紧围绕着"患者与服务对象至上"的核心价值观，打造团结协作、共同奋斗的工作氛围，也使得医院在这样的一种环境和氛围中，飞快奔向未来的愿景。

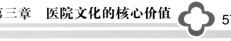

## 五、核心价值观在医院发展中的体现

"有人曾善意地提醒我，假如一个按照惯例应该截肢的患者被你阻拦没有实施截肢，而是采取你的方法治疗，如果患者不幸感染扩散导致败血症死亡，患者家属告上法庭，那你就一点退路都没有了……如果一个医生在面临复杂病情时，能够理论结合实际，打破常规，挽救患者肢体，那固然最好，然而一旦失败，却极有可能在医生的颈项之上横上法律的利剑。"

这段描述，出自中国协和医科大学出版社的《医学的哲学审视》一书，这是一位作者描述自己在临床过程中遭遇到的困境和尴尬。

其实，这是医学界所共同面临的一个难题，在追求患者的健康和明哲保身之间，往往很难摇摆到一个平衡的位置。但是，在以卓越作为自身追求的医院当中，这或许根本称不上是一个问题。

在如今的浙大二院，贯彻着"患者与服务对象至上"的价值观，什么叫至上？如何做到至上？其实本质上，也是对于卓越的一种追求和向往：凡事都要为患者做到最好。在这样一种核心价值观的指导下，对于医院品质的把控，自然是非常高标准的。

### (一) 细节，缔造卓越

过去，人们常说："人命关天。"患者生病之后，来到医院看病，最核心的需求自然是得到健康以及优质和安全的医疗服务。在核心价值观的驱动之下，为了对于卓越品质的追求，浙大二院在 2010 年成立质量管理办公室，2013 年，医院更是引进了一套代表国际标杆的服务质量管理体系。对医院从挂号、导医等一系列环节进行严格查验，全面改进医院服务的各个环节，由此开始，整个医院发生了令人感叹、印象深刻的变化。

在从前的浙大二院 CT 室门口，经常停着七八辆躺着患者的推车，患者的病情因为不稳定，随时可能都会发生变化，这极大影响了患者的生命安全。在这之后，流程被重新进行设计，"CT 室等待区"正式推出，并且配有专职人员以及抢救设施，杜绝了患者在等候 CT 检查时的风险，保障了患者的生命安全。

在医疗服务的所有环节中，手术环节可以算得上是高危环节了。为了确保手术的万无一失，浙大二院推出了"手术医生阳光资质"和《手术部位标记制度》两大举措。

有一次，医院领导在和别的医院院长进行交流的过程中，听说了这样一件事情：

一名患者指定当地某医院一名知名外科教授做甲状腺手术，非要这名教授做。最终这名教授做了，但手术并没有成功。事后，患者家属才知道该教授已经有 15 年没有做甲状腺手术了。

这件事情，引起了领导层的注意，为了防微杜渐，浙大二院推出了手术医生的阳光资质，医院将全院所有的外科医生的手术资质公布在医院的网站上，注明了某医生能够从事哪些手术，不能从事哪些手术。全院所有的员工都能从官网上了解到这些信息，并且，让全院所有的人来监督一个医生能做的手术，以及他不能做的手术。一场手术除了主刀医生之外，还需要麻醉、护士等多名医护人员的配合，如果某个医生想做不在自己范围内的手术，相关人员可以第一时间向院方无责呈报，以此来保证患者的医疗安全。

《手术部位标记制度》是确保手术安全的另一重要举措，正确的患者、正确的手术、正确的部位标注被严格要求和执行，日常持续监控手术部位标记正确符合率要达 100%，且在每次进行手术前，都有"Time-out"环节，即主刀医生、护士、麻醉医生等所有在场人员核实患者身份、手术部位和方式，确保正确的患者、正确的部位、正确的操作。

经过了这些年，对于医疗质量的真抓实干，医疗质量安全意识已经融入日常习惯之中，深入每个工作岗位中。而且，对于每一个既定流程，都会为确保患者的安全开出一条绿色通道，这也在一定程度上确保了员工的安全。

"临床危急值"管理和"针刺伤害管理"是浙大二院全面实施安全与质量管理的鲜活例子。

2015 年 2 月 18 日上午，浙大二院门诊办公室里的电话铃声响起。工作人员孔臻立即接起了电话。电话来自心电图室，检查医生告知患者姓名、病员号、危急值结果。孔臻在重复这些信息后，询问清楚患者的开单门诊医生。紧接着，立即把信息转达给开单门诊医生。原来，这位患者一直感觉胸口闷，又伴随后脑勺疼痛，特地从外地来到浙大二院。在检查心电图时，就诊断出疑似心梗。这时，检查医生立刻启动危急值处理流程，并把这位患者留在了心电图室。其门诊医生在接到电话后即刻前来处理，给患者开通绿色通道，直接进入救治环节。正是这样散落在医院内部的一些细节，能够体现整个医院追求卓越、将核心价值观贯彻到实处的品质。

**（二）医护人员对于卓越的追求**

在浙大二院，曾经有一名身患神经母细胞瘤的 5 岁小患者，确诊的时候，小患者被告知需要截肢。于是，在求助无门的情况下，其父母心存一丝希望，来到了浙大二院，希望能够在这里的肿瘤内科，找到一个解决问题的更好方法。经过多次的讨论和研究之后，肿瘤内科为他制订了一系列的化疗方案。最终，患者的患肢得到了保全，而且病情也得到了缓解。如今，这名患者儿童已经同其他健康的孩子一样，尽情享受校园生活和金灿灿的童年时光了。

时过境迁之后，其实很难想象，当时为其做出这样一套治疗方案的医护人员，究竟会面临着怎样的压力和风险。但是，"患者与服务对象至上"的价值观引领着他们，凡事要做，就要做到卓越。对于卓越的一种追求和向往，也促使着浙大二院不断提高医疗水平，来为患者服务到最好。

在如今的浙大二院，从医院的考核标准上，也能够看得到其对于卓越的一种追求。为了对住院医生规范化培训，医院明文规定，将医德视为考核的一项重要内容。不符合这个要求的，一律不得聘用。

这样的一套考核标准，也显示出浙大二院对于核心价值观的一种坚守和不懈追求，真正地将医术奠基在核心价值观之上，而非功利目标之上。用浙大二院的一位老医生的话来讲："没有关爱之心，再精湛的医术也是枉然。"浙大二院的"患者与服务对象至上"的价值观，要求员工将患者和服务对象置于最首要的位置来考虑。一切为他们着想，一切使其满意，尽心尽力地去为他们服务，体现一种道德责任和义务。

在患者就医过程中，从挂号、导医、待诊、检查、住院、转院、随访等，医院每为患者多想一步，就减少一分患者的麻烦，超越患者的期待，为他们提供更好的医疗服务。

浙大二院的院领导们一直告诫全体员工：我们所追求的不是良好，而是卓越。良好和卓越是一种动态的关系：现状的良好不能代表未来不会被超越。只有时刻努力，时刻追求，才能始终引领行业的风潮，才能始终保持优秀。

（三）核心价值引领医院发展

今天，浙大二院在用"品质文化"诠释"卓越"的含义：所谓的品质文化，就是将一件工作，一件事情做到最好，做到最细，做到最精湛，在这个基础上不断提高，与时俱进，永无止境。品质文化要求医院上至医疗技术，下至保洁环卫，每一个岗位都要具有高度的专业能力和认真负责的精神。纵观整个医院的历史，其实都是在不断地对于这种精神的贯彻过程中，不断去追求这样品质的文化，无论是从医院最开始建筑的设计、用地，还是后来的学科建设，都是在这种精神的引领下，才一步步地缔造了这家百年名院。

如今，在浙大二院的学科建设上，仍然不断地发扬先辈们创建这座医院时的初心使命，践行其内涵——不断地追求卓越的精神和状态。从医院领导层的决策来看，浙大二院是极其看重医院的创新意识和尖端技术水平的，不断通过一些政策，引领医院的学科能够走到与世界最先进的医学水平相匹配的程度。

追求卓越的过程，其实也是对于医院领导层的一种考验，因为所谓的卓越，往往是走在当下的前面的，这也就意味着，医院领导层在做出决策的时候，必须具有前瞻性。一方面，领导层需要具有这样的意识；另一方面，也需要整个医院的员工拥有一片共同精神、价值观的土壤，拥有这样的一腔热血，来不断严格要求自己，推动自己，走在同行的前面。

在医院的建设方面，浙大二院坚守医学的本质，也就是对于患者而言，用最安全的一种方式，来为他们的健康保驾护航。为了达成这样的目标，浙大二院努力提高医学技术水平，因为最先进的医学技术，往往能够给患者带来最大的安全保障。医院在追求技术腾飞的过程中，也始终坚持推行和完善"患者安全"为核心的全面质量管理，成立了质量办公室，打造质量管理一把手工程。

浙大二院在全员范围内有重点、分层次地组织开展质量管理培训，包括质量管理工具与方法的专题培训，推广系统性全面质量管理理念。还邀请了质量管理专家为全院各部门代表做制度与流程撰写训练。此外，为了便于全员质量培训的资料管理，还开发了质量与安全培训考核的信息管理系统。医院还开展全院性多部门参与的质量改进项目，包括全院抢救车标准化配置的质量改进、缩短日间/夜间发药时间、规范全院高危药品的标识与管理、范围病区口服备用药物管理等多个质量改进项目。对全院各区域进行质量评估，提出改进建议，制订行动计划，督促各项整改工作的落实，促进医院工作流程的优化和系统风险的把控。

### （四）核心价值观构建优势学科

在一所医院中，利用自身的价值观，对其所拥有的各项资源进行统一的整合之后，表现出来一种整体行为能力，叫做核心竞争力。这包括：人力资源、技术体系、信息系统、应变能力和组织协调能力等。

而所谓的核心优势学科，也必须依托在核心竞争力的基础之上才能构建出来。毫无疑问，这些是一家医院能够长久立足的重要因素。一家医院，如果拥有了明显具有竞争力的优势学科，那么能在医学界享有高声望的同时，还能在民间积累非常不错的口碑。最重要的是，一些优势学科也会成为医院带动其他学科发展、协调共进的一种内在驱动力，逐步将医院的整体水平提升到另一个层次之上。

1925年，梅藤更离开中国时，谈及对于医院未来的展望，他写下了一段寄语：

"吾辈已经打好了基础，只要以后的同志们把眼光放大，胸襟放宽，就可以在这个基础上造成一所有精美的建筑、很卓越的医院！"

2009年，在建院140周年时，中国科学院院士、浙大二院党委书记王建安（时任浙大二院院长）写下了另一段寄语：

"我期待有一天，患者们能这样描述浙大二院——是希望和重生的灯塔。即使这条道路充满艰辛和挑战，我们依然不懈努力，坚持每日提供优质、细致的医疗服务，相信终有一天能达到成功的彼岸，犹如灯塔般照耀每一位患者，成为他们值得信赖和安心的目的地医院。"

两段寄语，跨过了漫长的时代长河，在不同的年代当中，透露出了一种相同的心态："追求卓越，永不止步。"

也正是对于卓越的追求，才使得浙大二院在历史漫长的更迭当中，始终屹立不倒。在科技变化更加日新月异的今天，仍然在推动着自身医疗、科研、教学、人才、管理等方面不断精进和发展，保持优秀。

### （五）核心价值观推动医院的创新能力

创新意识能带来极大的创造力，创新也是医院不断进步的动力因素。

在浙大二院，创新能力始终是推动医院发展的重要因素。

作为全国著名的三甲医院，浙江大学的附属医院，浙大二院具备相当强大的科技创新能力。在医学技术迅速发展的今天，墨守成规，对最新的医学动态反应不及，就很难跟上形势，会产生极大的负面效应。

故此，医院要求每个员工与时俱进，开阔视野，看到新技术本身的潜力，展望今后的发展趋势。学科带头人更应具有创新意识，不断思考和关注新鲜事物，与世界最先进的技术理念保持同步，用超前的观察力和判断力为科室的发展指明方向。只有医院领导层始终保持着创新意识，医院才能在尖端技术和学科建设上具备强势的竞争力，走在同行的前列。

为了将这种期盼落到实处，真正做到对标国际最先进的医疗水平和理念，浙大二院提出了科技创新要坚持"四个面向"：面向世界科技前沿，面向经济主战场，面向国家重大需求，面向人民生命健康。

浙大二院率先提出并探索"创新中心"模式，以临床医生为核心，聚焦几个临床难题，比如心脏瓣膜疾病诊治、消化道肿瘤诊治、器官移植、难治性神经性运动障碍疾病等，进行"一竿子到底"的跨团队联合攻关，形成一些重量级的、能够改变行业内诊疗指南或路径的高水平原创临床研究成果。最近，医院还启动了开展临床研究"一个亿工程""5510工程"，计划用5年的时间，每项资助500万元，培育出十个"创新中心"。

十几年来，在核心价值观系统和浙大二院精神的引领下，医院发生的变化可谓日新月异。行政后勤实实在在地为一线服务，临床一线认认真真地为患者服务，医院扎扎实实地为员工考虑。

医院在患者服务、科学研究、教书育人等各方面都取得了令人瞩目的成绩：连续 5 年在全国三级公立医院绩效考核中获 A++，稳居全国前十；国内医院核心排行榜进步最快、入榜学科多，医疗服务效率全国领先，被公认为国内医院精细化管理典范，影响力位列"第一方阵"，获中国质量领域官方最高认可，是中国质量奖、浙江省政府质量奖获得者。

医院聚焦重大疾病诊治推广和完善层次清晰的全链式、交互式、多团队合作交叉融合创新，多学科综合优势日益凸显，重大疑难疾病诊治能力始终领跑全国，拥有中国科学院院士、973 首席科学家及杰青、长江学者、"四青"等国家级高层次人才数十人，是全国重点实验室、首个国家心脑血管植入器械产教融合创新平台、首批国家疑难病症诊治能力提升工程项目单位、消化系统肿瘤医药基础研究创新中心、教育部重点实验室、首批国家紧急医学救援基地、首批国家区域医疗中心建设单位、中西医协同"旗舰"医院试点项目建设单位等国家高能级平台，形成了以经导管主动脉瓣置换术（TAVR）"杭州方案"、微小切口复杂白内障手术、大肠肿瘤规范诊治、群体重度创伤救治等为代表的技术标杆，成功实施中国首例双肺、肝脏同期联合移植，小儿活体肝脏移植围术期存活率居世界领先水平；"脑机接口""小苏打饿死癌细胞"等临床实践探索走在世界前列。

国家自然科学基金获批项目数连续三年全国第 2，连续十三年全国领先，高影响力的论文不断涌现；疾病疑难系数、手术总量和四类手术全国领先，是全国公认的效率最高的大型综合性公立医院之一；是 G20 杭州峰会医疗保障定点单位和驻点单位、杭州亚运会核心保障单位。

核心价值观作为一种精神上的引导，可能以一种坚信存在于人们的内心。只是，它也会在需要的时候，从一种理念概化成为一种行为，一种无可置疑的现实。如今，能够从浙大二院看到核心价值观是如何作为一种动力，驱动着它不断更新，不断优化和精进，然后用它精神的火炬，照亮一代又一代人的。这是一种追求卓越的精神，同时将卓越的服务带给了患者。

## 六、处于时代发展中的核心文化

2009 年，当浙大二院的领导班子走马上任，向全院提出的第一个问题就是"什么是最好的医院？"

实际上，这不是浙大二院独有的一个问题，而是几乎所有的医院都必须要回答的问题。在核心价值理念的照耀下，在不断追求卓越的过程中，去回答这个问题，也就回答了医院发展的最终目标是到达哪里？

作为浙江省西医发源地，浙大二院历经3个世纪、155个春秋的发展，如何紧扣时代的需要、人民的需要、祖国的需要，如何让核心价值观汲取时代的营养，如何让这样一个价值理念处在时代的发展变化中，该如何去与时代同呼吸、共命运，并与之趋同呢？

医院的文化理念历经百年而屹立不倒，同时，还能在时代的交叉路口绽放出新的思维跳跃的光辉，医院的文化便能源源不断地被输送到每个员工的身上，让员工在医院文化的凝聚下风雨同舟。团队、员工目标一致、步调一致，不断发挥潜能、凝聚力量，医院的建设和发展做得更好、更快、更强，创造更加辉煌的明天。

医院的理念能够与时代的脉搏同频共振，能够在核心价值理念不变的情况下，补充新的养分，在变与不变的过程中，成长得更加茁壮和坚实。

如同紧扣时代的脉搏，加强医务人员核心价值观建设是贯彻落实社会主义核心价值体系的必然要求，也是卫生行业发展战略部署的重要内容，更是凝聚行业共识、调动医务人员积极性的内在需求，是实现团结和谐的基本途径。

社会主义核心价值观是医院所有价值观的根本，是医院工作的基础，是所有医院从业人员必须遵循的行为准则，它也是医院工作的思想方法和行为方式的具体导向。医院核心价值观需要社会主义核心价值体系的引领，只有融入了社会主义核心价值体系并高举社会主义精神旗帜的医院文化，才能缓解医患关系、改善医疗质量和提高服务水平，进一步提升医院品牌形象及增强医院的核心竞争力，促进医院的可持续发展。在医院，只有加强社会主义核心价值观教育，医院建设才不会迷失方向，才能形成共同的理想信念、精神境界、道德规范和行为准则，才会形成医院的凝聚力。

在与时代精神的交互中，融入了行业领域的共识和社会主义核心价值观的时代精神，浙大二院在核心价值体系基础上提出了"甘舍小家、愿为大家的奉献精神""敢于拼搏，不畏艰难的革命精神""精益求精，严谨求实的科学精神""团队协同、众志成城的合作精神"和"对标国际、精湛医疗的创新精神"。这五大精神构成了"浙二精神"的支柱，也是医院核心价值体系在新时代的新诠释。

（一）奉献精神

奉献精神历来是中国共产党持续传承的优良传统。习近平总书记说："我将无我，不负人民"，这句话，直击人心，令人难忘，也蕴含着最为彻底的奉献精神。

实际上，在医院成立早期，其实就蕴含着这种报答社会、救死扶伤的内涵，所以，这样的鞠躬尽瘁、无私奉献精神也与医院百年渊源的精神内核相呼应。正是在这种精神的鼓舞之下，因为党和人民的需要，2016 年 9 月，浙大二院急危重症科护士长汪四花割舍了对年逾九旬的双亲、工作繁忙的爱人、初为人母的女儿的难舍亲情，义无反顾地奔赴贵州，全身心地投入帮扶工作中。

5 年来，她以高度的政治责任感和使命感，带领团队深深地扎根于苗疆腹地，守护黔东南百姓健康，成为苗乡百姓最信任的"汪院长"、脱贫攻坚前线的巾帼战士，也是家人眼中"最熟悉的陌生人"。

### （二）革命精神

一直以来，革命精神都是中国共产党先进优秀的看家法宝，也是中国共产党攻坚克难的力量源泉，更是中国共产党走向胜利的精神动力。

革命，需要有"不达目的不罢休"的拼搏，变"做事情"为"做事业"的情怀，需要有"主动布局、自我革新"的勇气。浙大二院最早提出了以患者为中心的"效率医疗"，成为破题新形势下"国家需要、患者需要、医院需要"的新路径，革命精神引领全院上下走出舒适圈，推动"院前–院中–院后"整合联动，通过推动日间服务，提升日间手术内涵、更新临床路径，推动加速康复普及，理顺生产关系，精准挖掘生产潜力，优化资源利用、提升服务能力，做到全国效率典范。

### （三）科学精神

科学的本质是探索和改造客观世界的实践活动，通俗而简单地说，就是为尚未解决的问题找办法。

科学精神，需要能从日常事件中找到问题，然后用简洁的指标、严谨的设计去求证。比如在浙大二院，脑卒风患者取栓前要不要打溶栓剂？ 14 个月的研究，神经内外科核心团队认认真真坐在一起进行 100 多次讨论，最终文章发表在《新英格兰医学杂志》（NEJM）上。科学精神也体现在医院管理中的精益求精，善于聚焦问题"钉钉子"。再比如浙大二院独特的紧急呼救体系、"浙二标准"的标配抢救车，都是医院在实践中十几次，甚至几十次的改进结果。

### （四）合作精神

习近平总书记在强调民族团结时，说要"像石榴籽那样紧紧抱在一起"。工作中，我们也需要这种"石榴籽"一样的团结合作精神。现代医学的发展阶段中，个人也好、

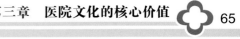

学科也好、医院也好，任何的单打独斗都是闭门造车，难成大气候，也不可能开创自己的一方天地，只有团队协同、互补互利，才能形成"1+1 ＞ 2"的放大效应。

2020 年初，当新冠疫情暴发的时候，整片华夏大地都陷入了恐慌的阴云之中。危难之际，习近平总书记作出重要指示强调：疫情就是命令，防控就是责任。作为浙江省疫情防控和医疗服务重要一线战场，浙大二院党委始终牢记总书记"生命重于泰山"的殷殷嘱托，第一时间高效动员、全情投入，广大党员干部冲锋在前、竭力奋战，全体医护人员主动请战、迅速就位，用一颗守护百姓生命安全的初心，有力地扛起打好防疫攻坚战的使命。

一家医院要保持学科的引领，推动"学科发展"向"学科群发展"的范式转变，不仅仅是在专病导向的小整合，更要立足在高峰学科建设，形成深层次的、根本性的大整合。浙大二院充分发挥了"党建引领"的作用，把支部建在学科上或者亚专科上，把总支建在学科群，以党支部的平台，推动学科之间更充分地交流，更好地凝心聚力、达成共识、形成合力。

如同奥斯勒所说的那样："在这个世界上，唯一具有普世一致性的行业就是医疗，无论走到哪里，医疗所遵循的规矩相同，所怀抱的志向相同，所追求的目标也相同。这种普世一致的同构性正是医疗最大的特色。"

（五）创新精神

科技创新要坚持"四个面向"：面向世界科技前沿，面向经济主战场，面向国家重大需求，面向人民生命健康。

不好高骛远，要不断精进。我们绝大部分人都成不了爱因斯坦、达尔文，需要脚踏实地，围绕临床观察到的具体问题去研究。

2013 年起，浙大二院率先提出并探索"创新中心"模式，以临床医生为核心，聚焦几个临床难题，比如心脏瓣膜疾病诊治、消化道肿瘤诊治、器官移植、难治性神经性运动障碍疾病，等等，进行"一竿子到底"的跨团队联合攻关，形成一些重量级的、能够改变行业内诊疗指南或路径的高水平原创临床研究成果。

医疗行业，无论古今，都有它恒久不变的精神特质和必须张扬的精神理念。但是，随着时代的不断发展和演进，有许多的价值理念也会随着时代的更替而慢慢发生一些变化，在浙大二院的身上，就能够清晰感受到，这种随之变得更加丰厚、更加贴近时代的核心价值理念，是如何一步步形成的。而这些理念，正因为随着社会发展而呈现一种动态的生命性，才会使得整个医院充满生机勃勃的特质。

## 七、核心价值观指明未来愿景

愿景，是视觉研究领域中常用的词汇，可理解为远景和视野。置于一家医院的发展过程中，可以看作医院未来发展的目标。它是医院（组织）存在的目的和理由，也是其存在的独特价值。核心价值观是医院（企业）及其员工共同认可和崇尚的价值评判标准。核心价值观主要的目的是通过精神的（感情的）、物质的手段，满足员工物质和精神方面的需要，以此提高医院的向心力和凝聚力，激发成员的积极性和创造精神，提高医院的竞争力。

一家医院的核心价值观决定一家医院内部成员未来希望达成的目标，因此，在很大程度上，医院的核心价值观不仅仅会具体落实到现有人员的日常行为上，更会为未来的发展和目标指明清晰的道路和前景。

在科技高速发展的新时代，观念、设备都在更新换代，因此，在继续取得发展这方面，各行各业都离不开价值观的指引，医疗行业更是如此。医疗系统是一个复杂而庞大的行业，而医院又是这个行业为患者提供服务的中心，医院理所应当地成为连接其他医疗机构和相关行业，并搭建起医院和更多行业合作的桥梁，探索建立有效的合作模式。

例如，一家医院可以利用其临床数据优势与研究院、企业、基因检测机构合作，共同建立有利于患者和医药与生命科学研发的模式；医院可以通过与保险公司和健康管理公司进行更加深入的合作，为居民提供更加合理与有效的健康管理和健康宣教。除了传统的合作模式外，医院也可以尝试与非医疗机构合作，例如，与优步和滴滴打车协作，帮助患者来往医院的交通更加便利。

价值观是现代医院管理更是未来医院管理的重要文化依托，如何在新时代的发展浪潮中，明确自己的价值观，找到立足点，才能够在纷纷攘攘的时代浪潮中，坚定不移地找到未来的方向。充分交流，补齐短板，然后打开眼界，面向未来，也就成为了贯彻核心价值观的最终目标和未来的愿景。

### （一）浙大二院如何"接轨国际"？

2009 年，中共中央、国务院向社会公布《关于深化医药卫生体制改革的意见》，提出："新医改的最终目的一定是让普通大众受益，让他们无论在哪里都能享受到优质的医疗服务。对浙江百姓来说，不但要让他们得到省级水准的医疗服务，更要让他们能得到国际水准的服务。"

这既是对医院未来发展愿景的一种展望，更是为了体现将"患者与服务对象

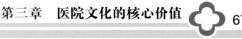

至上"的核心价值观落实到行动上的做法。

因此，医院管理层反复思量之后一致认为，走国际合作之路是"浙二"提升竞争力、服务大众的必经之路。医院可以运用人类社会创造的先进科学技术成果和有益的管理经验来促进自身的发展。通过全球化战略，一方面努力学习国际上最先进的思想，快速缩短自身薄弱领域与先行者之间的差距；另一方面，向全球传播自身的先进理念与技术，让自身更具危机感，在追求领跑的过程中不断实现自我超越。"我需要世界，让世界需要我"作为全球化战略的顶层设计，其落地当然还需要更为具体的举措。于是浙大二院领导班子大刀阔斧地提出了"全球化战略"，围绕着这一战略，又提出了"学科共建、项目共研、远程嫁接、难病共治、联合培训、人才共享、瞄准一流、资源互补"的32字方针，明确了医院全球化发展的方向。

（二）开放共享

随着与国际合作的加强，足不出境就能享受到国际水准的医疗服务，在浙大二院已逐渐成为现实，也惠及了越来越多的百姓。两岁半的乐乐就是其中一位受惠的患者。

半岁的时候，乐乐被发现智力和运动发育明显滞后，心力交瘁的父母带他走访了全国多家医院，都没有得到满意的答复，2014年，乐乐辗转来到浙大二院癫痫中心后，专家确诊了他的疾病——难治性癫痫，并建议手术。

不过，低龄婴幼儿的癫痫手术在我国开展得极少，经验很有限，乐乐父母一度考虑到美国治疗。所幸的是，通过浙大二院-UCLA的国际远程会诊系统，美方权威癫痫专家对手术方案提出了细致的建议，浙大二院的朱君明医师彻底切除了乐乐的致痫灶。术后一年，乐乐的癫痫发作已完全消失，智力和运动能力也逐渐恢复，已经非常接近同龄儿童了。

2015年11月5日，中共中央政治局委员、国务院副总理刘延东视察浙大二院余杭分院，当她实地查看加州大学洛杉矶分校里根医学中心（简称"UCLA"或"里根医学中心"）-浙大二院–县域医院–乡镇卫生院正通过四级远程网络进行实时疑难病例讨论时，不禁驻足点赞，说"没想到远程医疗在这里，做得这么好、这么实、这么便捷。"

由于浙大二院在国际远程会诊方面的出色表现，医院被当时的国家卫生计生委委任编写国内远程病理会诊质控指南，并参与建设中国数字病理远程诊断与质控平台，成为当时国家卫生计生委医管司确认的全国区域病理会诊中心，负责指导所属区域的病理会诊、切片质控和技术培训工作。

　　从 2009 年至今，浙大二院全球化战略不断向更深、更广的领域推进，作为我国国际远程医学探路者，牵手国际顶级医疗机构，辐射全国 215 家医院，远至新疆、西藏、三沙等地，常态化完成近 4 000 例国际远程会诊。全球合作"朋友圈"稳步扩大，是 UCLA 全球唯一的全面深度合作伙伴，同时与全球 30 余家顶尖医疗机构和医学院校形成合作伙伴关系，联合举办创新论坛、开展科研合作和人才培养。创办中国大陆唯一被 SCIE 收录的急诊医学英文学术期刊，影响力位于亚洲同类专科期刊第二。是海外临床医师首选培训基地，培训项目获得美国毕业后医学教育认证委员会（ACGME）认可，是国内首家英国皇家内科医师学会联盟（FRCP）合作培训单位、"一带一路"医学联盟副理事长单位，吸引美、加、英等全球 20个国家共 310 余名国际医生和医学生来院轮转和培训。

### （三）核心价值观推动医院步入更高台阶

　　广泛而深入的国际合作，不仅能够加强浙大二院同世界的联系，也会在这种联系和纽带中，让世界认识浙大二院的精湛技艺，在医院自身的各个方面取得较大发展的同时，还一步步让浙大二院的魅力向全世界绽放。

　　2010 年，超声科开展了甲状腺细针穿刺技术，为甲状腺疾病快速定性以及选择治疗方案提供技术支持。超声科结合中国国情制订了"浙大二院"模式的 FNA 操作规范及流程，并在国内进行广泛推广。这项技术让 6 成多的甲状腺疾病患者免于手术，甲状腺肿瘤的过度手术治疗得到了有效控制，推动了甲状腺肿瘤外科诊治模式的根本性转变。这些成就逐渐引起了国外同行的关注。

　　2015 年和 2017 年 UCLA 先后派 3 位细胞学主治医师专程赶赴浙大二院学习超声引导下的细针穿刺技术。学习期间，他们惊叹甲状腺的治疗："让我们惊喜的是这里的医生穿刺可以做得这么快，这么精准，特别是那些微小的肿块，真希望能在这里多一些时间多学一点。"

　　在这样的交流和学习当中，浙大二院吸引了越来越多来自国际的关注。在全球最大的心血管介入会议——美国经导管心血管治疗学术会议（TCT）上进行实况录播，用中国第一代经股静脉二尖瓣修复装置，开展了一例高难度二尖瓣缘对缘修复术。这并不是王建安教授第一次用"中国产品"向全球手术演示，早在 2018 年 6 月 28 日，他作为欧洲 CSI（先天、结构与瓣膜介入学会）共同主席，带领团队进行了一例使用自主研发的最新可回收瓣膜系统的经导管主动脉瓣膜置换术（TAVR），以及一例为降低房颤血栓风险的左心耳封堵术手术演示，通过卫星直播，从杭州转播至德国法兰克福主会场。

　　全球化战略为浙大二院实现跨越式发展提供了肥沃的土壤，广泛的深度交流为医院未来插上了腾飞的翅膀，他们深刻理解了何为世界一流，更看到了成为世界一流医院的无限可能性，以全球资源作为实现跨越式发展的平台和跳板，取人所长，为我所用，浙大二院全球化战略正展示着越来越强劲的生命力。

在未来浙大二院发展轨迹的缩影：正是核心价值观的引领，使得浙大二院能够在这种共同氛围下，不断为患者和服务对象谋取更好的服务质量，不断提高自己的医疗水平和管理水平，从而将整个医院的实力大大提升。直到如今，逐步站上国际化的舞台，向全世界展现其独特魅力和精神内涵。

我们可以预见，浙大二院将会在不断追求卓越的道路上奋勇前行。在医院取得快速发展的过程中，其核心价值观也势必如同燃烧的火炬一样，建设者、参与者、引领者在前行的途中，以内涵鼓舞更多的见证者。

（撰稿：丁　元　方　序　　审核：王伟林）

# 第四章 人文关怀与医患共进

## 第一节 人文关怀与医学的人文关怀

### 一、人文关怀的历史积淀

西方关怀思想可以追溯到亚里士多德的友爱观，强调友爱是个体之间以善意为基点的相互关爱，被视为关怀理论之源。德国哲学家海德格尔认为：关怀是人对其他生命所表现的同情态度，是良心的根源，是生命最真实的存在。萨特的存在主义以"人的存在"为中心，强调人的价值，强调对他人的关心，强调要负有责任感。进入20世纪，西方思想家关怀思想的演进体现出结构化和整体化的特征，关怀被视为是对人存在和发展中所遇到的各种问题的关注、探索和解答，这些问题之间以图式的方式联系在一起，即是由多维度构成的整体结构。关怀的内涵在深度和广度上得到扩增，包括相互影响和相互作用的生存状况、价值层面、理想追求三个层面。这样的关怀，可谓之为"人文关怀"。我国春秋时期齐国名相管仲最早提出了"以人为本"的思想。后关怀思想在《老子》《论语》《孟子》等著述中均有表述，如孔子的"仁者爱人"蕴含的关怀思想影响深远；孟子的"老吾老，以及人之老；幼吾幼，以及人之幼"是中国古代关怀思想的闪光点。但总体而言，中国古代关怀思想包含于伦理道德思想之中，缺乏系统的、独立的研究；其特征是以忠孝人伦为核心、家国社稷为重点、君臣秩序为目的、愚民驭民为手段。道法两家和孔孟学说与封建皇权思想涉入过深，远离身体关怀追求自由解放的本质内涵。

关于人文关怀至今没有统一的概念。Watson认为关怀是一种充满爱心的人际互动，目的是帮助他人达到生理、精神、灵性及社会文化的健康。李小妹等认为关怀可以理解为关心他人、尊重生命的情感，也可理解为帮助他人、满足他人需要的行为活动。Larson 等将关怀定义为一种向他人传递身体上的照顾、情绪上的关注及提升安全可靠感的有计划行动。杨淮人等认为，所谓人文关怀，确切地说，是对人的生存状况的关注，对人的尊严与符合人性的生活条件的肯定和对人类解放与自由的追求。对人的生存状况的关注，是从生活层面关注人；对人的尊严与符合人性的生活条件的肯定，是从价值层面关注人；对人类解放与自由的追求，是从理想层面关注人。就人文关怀而言，不同的社会发展阶段、不同的民族、不同的行业或组织会有不同的理解和定义，但本质内涵是以人为本，肯定人性和对人的价值的尊重。

## 二、医学的人文关怀内涵演化

对于医学中的人文关怀，西方的希波克拉底誓言与我国唐代孙思邈《备急千金要方》之《大医精诚》篇有异曲同工之妙，两者均强调了医者对患者的人文关怀，而孙思邈的"大医"强调的是"精""诚"兼备，为医者必须医术精湛，医德高尚。

随着科技进步和文明程度提高，医学模式也在不断更新。1977 年，恩格尔提出全新、多维度的生物 – 心理 – 社会医学模式，要求从生物、心理、社会等多方位来全面认识、对待人类的健康与疾病。随着医学模式的改变，今天的医学不仅仅是科学，也是社会学，更是人学。医务工作者理应重视生物、心理、社会因素相互作用对人体健康和疾病的制约，并且在疾病诊疗过程中，自觉运用生物和人文社会科学知识来指导临床实践。随着医学模式转变与世界卫生组织（WHO）对健康内涵的拓展，要求在医疗服务中更加尊重人的基本权利，关注人的价值需求，将人文关怀理念融入医疗服务工作，以患者为中心，尊重、关心、爱护患者。新时代背景下，以患者为中心的理念已是广泛共识，这是对现代医学的要求。因此，关注疾病的同时关注患者，将患者作为"人"这样一个整体来对待，是体现人文关怀的最基本要求。人文关怀的本质也就是关注人的地位、关注人性的需求、关注生存状态及保障，是对人的生存现状、价值、尊严、情感等方面作为一个全人的关心。

韩鹏等认为医院人文关怀是在医院中实现的人文知识、道德信念与关怀实践的统一，包括对人（患者及医务人员）的关怀和对技术的关注，以满足患者的健康需求。总体而言，医学人文关怀是指以患者现实需求为出发点的一切能让患者感受到被关心和尊重、产生安全可靠感及促进患者健康的态度和行为，甚至医疗环境。李小珍等认为医学人文关怀和服务的内涵就是医院管理工作者、医务人员、医务社工和志愿者以医学人文精神为理论，以患者和家属为服务对象，以诊疗工作和技术为载体，以社会患者和家属对诊疗服务过程体验为根据的医学人文体系。

陈培霆等认为医学是关爱身体的事业，在所有的职业中，唯有医学以身体关怀为己任。身体关怀是对身体整体状况的关注、关情和关爱。身体整体状况包括两部分内容，一是指躯体和心理的健康状况；二是指身体社会关系状况，如价值体现、责任担当、需要满足、自由追求等。医学关怀是对患者的健康状况、身心疾患、身体感受、具体情绪和社会适应给予关注、关情、关爱的认知、情感和行为。"医学关怀"是"身体关怀"在医学认知和实践中的迁移，是身体关怀的医学版。医学人文关怀、医学技术关怀和医学服务关怀是医学关怀的基本形式。医学关怀是具有"三维一体"特征的图式："三维"是指医学人文关怀、医学技术关怀、医学服务关怀；"一体"是指医学关怀的三个维度构成的以医学人文关怀为纲、医学技术关怀为用、医学服务关怀为媒的整体结构。在医学关怀的"三维一体"的图式中，医学人文关怀给身体以灵魂慰藉，医学技术关怀给身体以物质支撑，医学服务关怀给身体以温暖感受，协同完成医学关怀这一医学的终极使命。

传统的医学人文关怀的研究，一般着意于患者，其理论前提在于将患者定位于弱势群体。基于思维惯性，只要医患间产生了矛盾，受到责难的便自然成了相对强势的医生。对于医学人文关怀做片面的解读，不仅不能让患者得到更多的人文关怀，反而将医生置于一个尴尬的境地，尤其在某些疾病通过现存的医学手段无法治愈的情况下，患者对医疗技术的不理解以及对医疗技术的过高期盼导致医生常常面临被指责甚至被诉讼的风险，从人文关怀对于人性满足的基本需求而言，医生也是普通的大众，除去职业追求而言，这个群体中的成员也要满足基本的物质的、精神的需求，他们所承担的压力更需要一定方式去排解。

医学模式的改变和医学科学的进步、医院发展的趋势，都要求把医学人文的理念和措施自然地融入各项医疗服务中去，并作为推动医院发展的重要内容。人工智能、大数据等先进技术快速融入医疗服务中，改变甚至颠覆了很多传统的医学实践模式。但不管技术怎么发展，医疗技术操作者还是医生，接受者还是患者，即使互联网医疗，也脱离不了医疗的基本模式是医务人员和患者的相互协作，并且这种模式有温度、有情感，而不是一个简单的人机对话。人工智能可以辅助诊断、辅助治疗，但不能替代医生。并且越是科技发展，越是社会进步和文明程度提高，医学人文的重要性就越会得到体现。

因此，对医学而言，基于关怀的视角应是医学的人文关怀，医学的客体是医学服务对象的患者与家属及社会大众，对客体的人文关怀是医学关怀，应医学人文关怀、医学技术关怀和医学服务关怀的"三维一体"整体推进。医学的主体是医务人员，医务人员不仅是提供医学服务的医生和护士，还应包括提供医学服务的医疗机构的管理者、后勤保障人员、医务社工、志愿者和相关供应商，以及对医疗卫生机构监督管理的政府卫生行政部门的决策者、管理人员，医学的主体同样需要人文关怀。医学的人文关怀主体和客体不可或缺，主体和客体是双向的，两者相互促进，相互影响。

## 三、医患共进

具体来说，医患共进是指医患相关方作为一个命运共同体，各方的权益得到充分保障，各自的需求尽可能得以满足，相关方相互信任、相互尊重、相互关爱，努力构建和谐医患关系，使患者满意，员工幸福，社会认可。

有文献报道新冠疫情暴发以来，医护人员勇于承担社会责任，积极投入抗疫一线，坚守阵地。在疫情防控背景下，这种基于非常状态下的医患关系令医患双方抛弃了利益纠葛，着眼于抗击新冠肺炎这一共同目标，呈现出一种高度和谐的医患关系状态——医患命运共同体。具体体现在以下三个方面：①医患责任共担，情感共振。疫情暴发，面对未知的疫情，患者恐慌、无助，急需来自医方的支持与安慰；医护人员受命，以自身技术和救死扶伤的职业精神救治患者。患者于医护人员性命相托，医护于患者倾情救治，医患双方互相鼓励、彼此支持。疫情防控期间，医患互动的感人事迹时常见诸于媒体，方舱医院医患共跳广场舞、共演开心剧等一幕幕令人倍觉温馨，所传递的乐观与热情彼此温暖着对方，医患双方亲密无间。无论是方舱医院还是定点救治医院，无不体现着医患责任共担、相互托付的和谐、融洽的医患关系。②医护温情陪伴、悉心照料。疫情期间，患者被隔离救治，医护人员成为他们为数不多的接触者、照顾者，承担着陪护、照料的义务。充分的沟通与交流使患者能够服从、配合医护人员的治疗与管理。无论是收治轻症的方舱医院还是收治危重症的定点医院，患者都能积极配合治疗，在缺少亲属陪伴的情况下，在医护人员的温情关怀与管理下，他们能够乐观面对病情；每个患者都得到了医护人员全方位照料，克服了恐惧不安、孤独无助的情绪，树立起战胜疫情的信心，促进了疾病快速康复，为疫情防控的全局性胜利打下了基础。③救助体系引领、舆论正向引导。疫情期间，特殊背景下的医疗救助体系所具备的一些积极特征，为疫情防控取得早日胜利提供了有利环境，如患者获得免费治疗，超越了传统的服务购买模式，医患之间没有了复杂的利益纠葛，客观上消弭了医患之间的对立情绪，促进了医患之间的配合；医护人员表现出来的透明、忠诚、坚定，获得了患者的充分信任与理解；医护人员被聚焦的强烈社会责任感、医患之间充分的信任与交流、社会舆论的正向导向，所有这些都为疫情防控提供了有利的社会环境。通过对这种命运共同体所形成特定背景因素的分析，为构建医患命运共同体提供了借鉴与参考。

其形成的因素有：①以人为本、免费救治的抗疫政策。疫情期间各有关部门坚持科学防治、依法防治、精准防治，深入落实"早发现、早报告、早隔离、早治疗""集中患者、集中专家、集中资源、集中救治"要求，提高检验检测和患者收治救治能力，做到"应检尽检、应收尽收、应治尽治"。各机构在遵循"应收尽收、应治尽治"的原则下，保证所有患者都能住上院，无论危重还是轻症患者都能够免费住院治疗。所有平等无差异的治疗使患者没有了后顾之忧，充分体现了以人为本、公平公正原则。②医护人员不畏生死、救死扶伤的职业精神。疫情来势凶猛，全国各地数百支医疗队，4万多名医护人员不顾个人安危，逆行而上。唯历艰难，方显勇毅；唯其磨砺，始得玉成；唯其危重，方显无私。医护人员白衣执甲、不畏生死，与患者携手抗击疫情，他们不辞辛劳，长时间、高强度工作，令患者感动万分，获得了无尽的赞誉，也赢得了患者的信任。这种救死扶伤的职业精神促进了医患共情，为和谐的医患关系增添了温暖的力量。"健康所系，性命相托"，医护人员以实际行动践行誓言，用坚守和奉献诠释了新时期的使命与担当。③积极的模范作用和正向的舆论引导。疫情当前，保障人民群众生命安全成为首要任务，积极的模范作用和正面的社会舆论引导促成医患空前团结。在湖北保卫战及全国的新冠病毒感染疫情防控中涌现了一大批先进个人和先进集体，他们不忘初心、牢记使命，响应党的号召，义无反顾冲向疫情防控第一线，同时间赛跑，与病魔较量，顽强拼搏、日夜奋战，展现了对党、对人民高度负责的精神面貌。国家卫健委、人力资源和社会保障部、国家中医药管理局印发的《关于表彰全国卫生健康系统新冠病毒感染疫情防控工作先进集体和先进个人的决定》（国卫人发〔2020〕4号），授予北京大学第一医院重症救治医疗队等113个集体"全国卫生健康系统新冠病毒感染疫情防控工作先进集体"称号，授予丁新民等472位同志"全国卫生健康系统新冠病毒感染疫情防控工作先进个人"称号，追授徐辉等34位同志"全国卫生健康系统新冠病毒感染疫情防控工作先进个人"称号。这些白衣战士舍生忘死，是医者仁心最崇高的道德情操体现，让中国人铭记在心。媒体方面，疫情期间，广播、电视、网络等多种媒体渠道报道了许多可歌可泣的抗疫事迹。医务人员勇于担当、不畏艰险的精神让人钦佩不已。人们通过各种媒体平台颂扬他们，称他们是白衣战士，被他们这种崇高的职业精神深深感动着。在这场没有硝烟的战争中，在一定程度上使医患双方的利益都得到了保障，医患双方态度空前一致，医患关系空前和谐，形成了特殊背景下的命运共同体。此外，国家的表彰与激励、社会舆论的关注与期待，从中央到地方抗疫政策给予充分的财政支持，调拨大量的人力、物力资源，尽一切力量支持疫情防控，这些措施保障了疫情期间特殊的医疗救治机制，为医患命运共同体的构建提供了非常有利的客观条件。这些实践表明，在医患双方的主观因素与客观条件具备的情况下，构建医患命运共同体是能够实现的。

# 第二节　医学的人文关怀的作用、衡量标准及影响因素

## 一、医学的人文关怀的作用

### （一）人文关怀是终极关怀和医学本源

医疗和医学在"同情、关怀和尽力救护"中诞生，并成为文明社会中的一种社会责任和职业。其中的终极关怀（ultimate concerns），并非临终关怀（terminal care），包括诞生与死亡、生命与生存、痛苦与自由等，其本源的肇始解释和解决是哲学的、宗教的，由此才逐渐演化为医学。为医者，应富蕴人文思想，建树哲学理念；要非常理解患者的思想、感情、意愿以及家庭与社会背景，尊重与考虑其要求，充分交流，密切合作；要在保证治病的基础上，保护其器官、保护其组织、保护其功能、保护其精神心理；要全面地、辨证地分析病史、症状及有关检查，审慎地、负责地作出诊断与处理。我们给予患者的有时是技术，有时是管理，有时是医药，但本源应是关怀。

### （二）医学的人文关怀是医院文化建设的重要组成部分

医院文化最本质体现是医学人文，最核心内涵是以人为本的医院文化建设。医院文化建设是推动医学人文融入医院行为的最直接、最有效、最经济的管理手段。医院文化建设从更高的层次上来讲，也是"人"的建设，通过员工个人文化素质的培养和塑造，促进个人的全面发展，使得个人发展与医院发展相统一，从而实现员工自身的人生观与价值观。医学与人文相伴而生、密不可分，医学只有与人文紧密结合并注重人文才能保持正确的发展方向。

### （三）医学的人文关怀是构建和谐医患关系的前提和基础

医患之间的关系是因健康的需要而构成的一种特殊的社会关系，其特定主体由医疗机构及工作人员与患者构成。医患关系是否和谐在一定程度上反映出医院人文建设的成败，因此，医学的人文关怀是构建和谐医患关系的前提和基础。有效的医学的人文关怀促使医院就医环境优美，服务流程高效、便捷，医务人员获得感、幸福感提升，医患沟通充分，医疗诊治技术高超，患者得到满意救治，医患关系才能和谐。

### （四）医学的人文关怀是医院高质量发展的内在动力

贯彻、落实国家医改要求，一要构建良好的医患关系；二要让医务人员满意；三要促进医院发展和进步，让医院和医务人员赢得患者和社会的口碑，解决医院可持续发展的问题，这方面医学人文不可或缺，并能发挥非常重要的作用。医学人文走入临床，不仅体现社会大众对医疗服务的期望，还可以提高医院服务水平、改善医患关系、提升医院综合实力。《国务院办公厅关于推动公立医院高质量发展的意见》（国办发〔2021〕18号）强调建设公立医院高质量发展新文化，要求强化患者需求导向，建设特色鲜明的医院文化，关心关爱医务人员。只有医学的人文关怀医患共进，医患关系和谐，医院高质量发展可持续才有内生动力。

### （五）医学的人文关怀是实现"健康中国"战略目标的重要手段

"坚持以人民为中心"是习近平新时代中国特色社会主义思想的价值指向，对于医院管理者，"人民"的范围既包括患者，也包括医院的职工。要落实健康中国战略，首先要改善群众的就医体验，让群众看病就医更加便捷、更加满意；其次要提升职工的职业幸福感和成就感，凝聚人心，带动职工自发地由内而外地提升服务质量和效率，使技术更有温度。《"健康中国2030"规划纲要》特别强调加强医疗服务中的人文关怀，改善医疗服务质量，构建和谐医患关系。

## 二、医学的人文关怀衡量标准

人文关怀是医学的重要组成部分，从其被学习到应用于临床实践，涉及对其方方面面的测评。患者人文关怀满意度是对人文关怀实践的结果评价，是管理者检验人文关怀实施效果的依据，有利于推进人文关怀进程；同时，也是患者满意度的重要组成部分。

专门关于患者人文关怀满意度的研究甚少，但随着医学人文关怀重要性被普遍认可，患者人文关怀满意度的研究被隐含于患者满意度中，且越来越多的研究显示患者人文关怀满意度是患者满意度的重要组成部分。随着对医务人员的人文关怀的重视和国家"进一步改善医疗服务行动计划"（以下简称"行动计划"）的实施，刘远立团队自 2016 年开始每年就全国三级公立医院进行改善医疗服务第三方评估调查，将患者门诊满意度、住院满意度作为患者人文关怀满意度的指标，同时对医院医务人员的满意度作为医务人员人文关怀满意度的指标。

《国务院办公厅关于加强三级公立医院绩效考核工作的意见》（国办发〔2019〕4 号）中规定三级公立医院绩效考核指标体系由医疗质量、运行效率、持续发展、满意度评价等四个方面的指标构成。其中在满意度评价方面，医院满意度由患者满意度和医务人员满意度两部分组成。患者满意度是三级公立医院社会效益的重要体现，提高医务人员满意度是医院提供高质量医疗服务的重要保障。通过门诊患者、住院患者和医务人员满意度评价，衡量患者获得感及医务人员积极性。由此可见，国家三级公立医院绩效考核将医务人员和患者的满意度作为衡量三级公立医院医学关怀的重要指标。

## 三、医学的人文关怀的影响因素

马斯洛需求层次理论将人的需求从低到高分为生理、安全、社会交往、尊重和自我实现五大类，是最经典的需求激励理论，为人文管理提供了分析视角，是人文管理的工具方法之一。其中，生理、安全属于人的基本需求，社会交往、尊重属于中间层次需求，自我实现则是最高层次需求。该理论关于需求之间的变换有如下三种观点：①认为人的需求是递增的，当低一层次需求得到满足时，高一层次需求才会产生激励作用，促使人行动，但同时人的需求也并非严格按照需求层次变化的；②人的需求会受到不同因素的影响，如宏观的经济水平、教育水平、文化水平，微观的年龄、场合等；③人的各种需求之间是相互影响、不断变化的，且多种需求并存，但是根据具体情形的不同，会有某种需求处于主导地位，成为人的动机和行为的主要推动力量。随后美国心理学家 Fredrick Herzberg 提出了双因素理论，造成员工不满意的因素称为"保健因素"，使得员工满意的因素称为"激励因素"，这两个因素构成双因素理论的核心。满足和完善保健因素可消除员工的不满意感，改善和满足激励因素才会让员工感到满意。另外，激励因素和保健因素也非完全分裂的，彼此之间也会有交叉重叠和互通。从上述两个理论可看出，人的需求会受到多种因素的影响，当某一层次的需求得到满足后，其需求的层次随之发生变化，各种需求之间会相互影响。对组织的员工来说，有不满意的"保健因素"，也有使员工满意的"激励因素"，两类因素可相互转化，彼此之间有交叉重叠和互通。因此，医学相关利益者的需求、激励因素、保健因素都将对医学的人文关怀产生影响。

## （一）医患双方的人文关怀满意度均受影响的因素有以下几个方面

### 1. 医学相关利益方的权益保障程度

医学相关利益方依法享有的权益应得到充分保障，如果一方的权益得不到保障或受到损害，何谈人文关怀？《中华人民共和国医师法》2022 年 3 月 1 日正式生效，同时《执业医师法》废止，医师和患者的权利和义务有了明确界定，各医疗机构就相关权益的保障制订了相应的规章制度，但由于制度的健全程度不一，管理者大多重视患者的权益而往往医务人员的权益被忽视，在处理医患纠纷时执法人员往往把患者和家属视为弱势群体，执法机构的执法力度存在差异，相关利益方的人文关怀势必受到影响。

### 2. 政府的财政投入和政策的影响

由于我国经济发展不平衡，西部地区和老区、少数民族地区、边疆地区等经济相对东部地区发展滞后，各级政府对医疗机构的财政投入不一，西部地区、老区、少数民族地区、边疆地区等医学相关利益方对医学的人文关怀的需求和期望相对东、中部地区会有差异。加之新医改背景下药品、耗材的零差率，各地的补偿机制不同，医疗机构的收支平衡受到影响的程度不一，公立医院的公益性受到严重冲击，医院管理者和医务人员的经济利益受到影响，造成人文关怀的缺失、医患关系对立；还有医疗机构的人员编制、医疗机构职能部门的职称系列、医务人员的职称晋升等政策都与医院员工的职业发展息息相关，医疗机构的管理者和医务人员的人文关怀受到直接影响，从而对患者、患者家属和社会大众的医学关怀受到影响。

### 3. 社会舆论和科学技术的因素

社会媒体应有正确的舆论导向，翔实客观地报道医疗事件的真相，避免炒作等有强烈主观色彩和有失公允的报道，逐渐改变大众对医生的成见。和谐的社会应当是包容型的社会，和谐的医患关系应当是包容性的医患关系，不仅要求医务人员做出努力，同样社会大众也需要做出努力，相互尊重、相互理解、相互宽容和彼此信任。科技的发展只能帮助我们认识疾病、治疗疾病，而了解患者是什么样的人、有什么样的需求，需要医务人员综合运用人文、社会、家庭和科学等方面的知识和技术，从环境、社会、心理等多角度全方位分析疾病原因，从人的综合因素去考量问题，为患者提供全面的服务和帮助，实现人文关怀。

### （二）影响患者人文关怀满意度的因素

对患者满意度的研究较多，对其影响因素的研究也较成熟，可归纳成3类：①患者相关的背景因素，包括年龄、性别、学历、收入、对健康的期望等。②医院相关的因素，包括医院等级及声誉、医院科室的设置、医疗环境等。③医疗服务相关的因素，包括医院的环境、医疗设备、医疗技术、医护人员的服务态度、医疗花费、诊疗效果等。作为患者满意度重要组成部分的患者人文关怀满意度理应受到这些因素的影响。

### （三）影响医务人员人文关怀满意度的因素

2020年末，全国卫生人员总数达1347.5万人，2020年末卫生人员总数中，卫生技术人员1067.8万人，乡村医生和卫生员79.2万人，其他技术人员53.0万人，管理人员56.1万人，工勤技能人员91.1万人。卫生技术人员中，执业（助理）医师408.6万人，注册护士470.9万人。不足880万名的卫生技术人员却要维护14亿人以上民众的健康，承担着超负荷的压力和严峻的挑战，我国大型综合医院往往人满为患，医生工作量大，医院级别越高，医生所面临的工作负荷往往越大。医患关系紧张也是造成医护人员心理压力较大的一个重要原因，中国医师协会2018年发布的《中国医师执业状况白皮书》显示，在被调查的9万多名医生中，有38%的医师从未亲身经历过医疗纠纷，62%的医师发生过不同程度的医疗纠纷；在伤医问题上，34%的医师从未亲身经历过暴力伤医师事件，66%的医师经历过不同程度的医患冲突，但绝大多数为偶尔的语言暴力（51%）。医务人员除全力救治患者的本职工作外，还面临职业发展、社会责任、科研论文、教学等多方重压力以及患者对医疗技术的不理解与过高期望，还有职业暴露、健康状况、相对不高的薪酬、父母的赡养、子女的抚养等，使医务人员的获得感和幸福感不高，医务人员人文关怀满意度受到影响。

关于患者的人文关怀，以某大型综合性医院医疗纠纷案例分析为例，任丽明等根据马斯洛需求层次理论，就某大型综合性医院医务科2011年1月至2013年12月接待处理并整理上报市卫生局的医疗纠纷案例183例对投诉原因进行患者需求归类分析，本分析对多因一果的投诉原因采用例数频次计量，同一原因在同一案例中重复发生两次或两次以上的均按1例计算。统计结果显示，引起患者投诉的需求分析中，生理需求得不到满足的占16.46%，这集中发生在患者对提供医疗服务时间的不满上，如候诊、诊疗、配药、等待检查，医疗服务效率高低直接影响患者的就诊情绪，尤其是在急诊抢救时，患者的这一需求更是达到了最大化。此外，医疗服务环境，医院内的空间布局、温度、卫生等硬件环境也影响患者的就医情绪。在调查中，26.75%的医疗投诉都是由医疗安全得不到满足而产生的，从比例来看，安全需求成为引起患者对医疗服务不满意、出现医患纠纷的首要原因，其中，对安全需求与自我实现需求同时不满意的有26例次，占总例次的14.21%；对安全需求与自尊需求同时不满意的有7例，占总例次的3.83%；对安全需求和爱与归属（社会交往）需求不满意者有5例，占总例次的2.73%；而对安全需求与生理需求不满意的也有2例，占了1.09%。说明由于安全需求得不到满足，很容易引起其他相关需求的不满足；由于医疗安全问题，引发患者的非理性情绪，易与医务人员产生矛盾。由于"沟通障碍、服务意识淡薄"等爱与归属（社会交往）需求得不到满足而产生的投诉，占了频次总数的15.23%，表现在对患者的提问不耐烦，主要是由于医务人员对一般的临床疾病诊断缺乏责任心和耐心，这反映了医务人员对医患沟通不足的状况未引起重视，未能将医患沟通不足控制在投诉阶段。由于"服务态度差、知情选择权、隐私权未得到尊重"等原因，患者的自尊需求得不到满足的出现了60频次，占总数的24.69%，仅次于安全需求。其自我实现需求得不到满足的比例占了16.87%，悲观失望情绪的存在非常不利于病情恢复，不良结果产生后，患者难以对医务人员产生好感。

关于医生的人文关怀，吴世超等基于"全国改善医疗服务行动计划第三方评估"（第三轮）对136所三级公立医院（93所地方医院，43所国家卫生健康委委属委管医院）开展医生心理健康自评问卷调查，对收回20 786份医生填写的有效问卷进行统计分析，结果显示：医生的心理健康自评不容乐观（医生选择"好"的比例为34.9%）。多因素分析显示，感知压力越大、值夜班频率越高、近一年曾经历过医患纠纷、近一年曾经历过来自患方的暴力是危险因素，认同"睡眠时间充足""同事间配合与信任度高""职业得到社会认同与尊重""本院收入分配制度起到激励作用"和"本院晋升制度合理"是医生心理健康自评的保护因素。提出合理减轻医生工作负荷、疏导医生感知压力，构建和谐医患关系，优化医院收入分配制度和晋升制度是改善医生心理健康的重要举措。

## 第三节　医学的人文关怀现状和问题

2015年以来国家实施了两轮各三年的"行动计划"，从2021年7月23日召开的"全国改善医疗服务经验总结大会"上获悉，2015—2020年由刘远立教授领

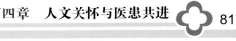

衔的北京协和医学院团队承担每年对行动计划进行第三方评估的任务，组织各省专家针对全国 200 多家样本医院从医院管理、患者就医体验、医护人员执业环境和满意度等方面开展调查研究、分析评估。2022 年 7 月初《国家卫生健康委办公厅关于 2020 年度全国三级公立医院绩效考核国家监测分析情况的通报》（国卫办医函〔2022〕210 号）（以下简称"2020 年三级医院国考"）和《国家卫生健康委办公厅关于 2020 年度全国二级公立医院绩效考核国家监测分析情况的通报》（国卫办医函〔2022〕211 号）（以下简称"2020 年二级医院国考"）发布，就参加考核的 1 923 家三级、2 400 家二级西医类医院数据，对 2020 年三级、二级公立医院绩效指标进行监测分析。据刘远立教授团队调查研究结果结合全国三级、二级公立医院绩效考核监测分析情况，就门诊患者满意度、住院患者满意度和医务人员满意度的现状、存在的问题总结如下。

## 一、门诊患者满意度的现状和问题

### （一）现状

基于 2016 年至 2021 年 5 次全国改善医疗服务第三方评估门诊患者调查结果分析，5 次评估门诊患者就诊总体满意度依次为 91.4%、87.3%、90.1%、91.1% 和 95.4%，门诊患者对各项诊疗服务的满意度持续提升。2020 年三级医院国考结果显示，门诊患者满意度为 86.51 分，较 2019 年提高 1.10 分，2020 年二级医院国考结果显示，门诊患者满意度为 85.23 分，较 2019 年有所提升。

### （二）存在的问题

5 次全国改善医疗服务第三方评估门诊患者调查结果显示，65 岁以上患者对互联网、自助机等信息化的门诊预约、门诊就诊服务的满意度明显低于其他低年龄段。2020 年二级医院国考结果显示门诊患者对环境与标识、挂号体验、隐私方面满意程度相对较低。5 次全国改善医疗服务第三方评估结果显示，西部地区的门诊患者就诊总体满意度都低于东、中部地区。2020 年三级医院国考结果显示，门诊患者满意度最高的 5 个省份依次为浙江、四川、福建、山东、湖南。门诊患者满意度存在明显的地区差别。

## 二、住院患者满意度的现状和问题

### （一）现状

基于 2016 年至 2021 年的 5 次全国改善医疗服务第三方评估住院患者调查，总体满意度指标始终保持较高水平。2020 年三级医院国考结果显示，住院患者满意度为 91.68 分，较 2019 年提高 0.67 分，2020 年二级医院国考结果显示，住院患者满意度为 89.87 分，较 2019 年亦有所提升。

### （二）存在的问题

住院患者满意度无论是 5 次全国改善医疗服务第三方评估住院患者调查，还是 2020 年三级医院国考均有地区差异，2020 年三级医院国考住院患者满意度最高的 5 个省份依次为浙江、江苏、山东、福建、上海。5 次全国改善医疗服务第三方评估住院患者调查，西部地区的住院患者就医总体满意度比中东部低，主要是非医疗服务类指标的满意度得分仍相对较低，问题最为突出的是住院患者的膳食服务，5 次评估的住院患者的膳食服务满意度均为最低。第 5 次评估中，住院医疗费用高仍是住院患者对本次就医最为不满意的原因，住院费用与住院总体满意度评分呈显著负相关，住院费用个人自付比例不断下降，但仍有 1/3 以上的住院患者感觉个人医疗经济负担重。2020 年二级医院国考住院患者对出入院手续及信息、饭菜质量、环境与标识方面满意程度相对较低。

## 三、公立医院医务人员满意度的现状和问题

全国改善医疗服务行动计划第三方评估项目组分别于 2018 年 1 月、2019 年 3 月和 2021 年 3 月在全国 136 家三级公立医院以一线临床医生为调查对象对医生的薪酬水平和满意情况进行问卷调查发现，医生自报 2017 年、2018 年和 2020 年实际税后年收入的中位值分别为 10.08 万元、12.00 万元和 15.00 万元，医生期望税后年收入中位值分别为 19.60 万元、25.00 万元和 25.00 万元，医生对目前收入感到满意的比例分别为 16.5%、17.8% 和 26.9%。医生的薪酬水平和对收入感到满意的比例有上升趋势，但整体水平低。2020 年三级公立医院国考结果显示，医务人员满意度为 79.71 分，较 2019 年提高 0.95 分，在同级同事关系、发展晋升方面的满意度相对较高，在工作内容与环境、薪酬福利维度方面分数提升较快，医务人

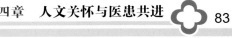
员满意度最高的 5 个省份依次为宁夏、湖南、浙江、福建、吉林。2020 年二级公立医院国考结果显示，医务人员满意度为 76.13 分，与 2019 年相比基本保持稳定，相比之下，医务人员在同级同事关系方面满意程度较高，在薪酬福利、工作内容与环境方面满意程度相对较低。

# 第四节　人文关怀之医患共进提升举措

医学与其他科学不同，其他科学虽然也是为人而存在、为人服务的，但只有医学不仅与一切人有关，而且与一切人的生命全过程有关。作为提供医学服务的主体医方和作为医学服务对象的客体患方是一个命运共同体，医患关系的和谐需要相关利益方的人文关怀，医学的人文关怀要求医患共进，不可偏废，对患者的医学关怀和对医务人员的人文关怀相互作用、相互影响、相辅相成。

## 一、加强医院管理文化建设

要确立医院文化建设是全院共同责任的理念，建立健全医院党委统一领导、党政共同负责，把医院文化建设纳入医院和各职能部门、科室的年度工作职责任务和目标要求，全院全员积极参与、齐抓共管的管理体制和工作机制。这样才能形成医院文化建设的强大合力，真正把医院文化建设纳入医院的日常工作，与其他业务工作"同规划、同布置、同开展、同落实"，将医院文化植入医院员工的内心，全方位地开展医院文化建设。

根据建立健全现代医院管理制度试点重点工作和医院高质量发展的要求，上海某医院在医院管理工作中始终高度重视医院文化建设，以党的建设为引领，注重医院文化建设的医学的人文关怀之医患共进，坚持探索创新，建立维护公益性、调动积极性、保障可持续的运行新机制，规范医务人员的诊疗行为，提高服务质量和服务水平，满足患者就医需求，优化服务流程，减轻患者负担，构建医患命运共同体与和谐医患关系，不断推进社会效益和经济效益同步发展。

（一）充分发挥党的建设在医院管理文化建设的引领作用

医院始终重视党的建设在医院管理文化建设的引领作用，不断加强党对公立医院的领导，加强党管干部、基层党的建设，新设组织干部处，党支部设置进行了调整，由党支部建在学科群上向党支部建在学科上迈进，以部门和科室为基础，缩小党支部规模，全院党支部由原来 51 个调整为 29 个，党支部工作更聚焦，多数党支部书记由中共党员的科主任或职能部门负责人兼任，使基层党的建设与学科管理有机结合，一名党员一面旗帜，以充分发挥党支部的战斗堡垒和党员的先锋模范作用。以新冠疫情防控为例，在 2019 年年底和 2020 年年初新冠病毒感染疫情暴发伊始，广大共产党员英勇无畏、逆行出征，积极参加援鄂、援市公共卫生中心和医院的新冠肺炎患者救治及防控工作。2022 年 3 月底上海新冠病毒感染者开始激增，大上海保卫战正式打响，第一时间成立了党员突击队，医院党政领导身先士卒，全体党员、入党积极分子、民主党派、团员、青年骨干积极报名，医院党政领导亲自出征，有担任方舱总指挥的、有率队分别到市公共卫生中心、方舱的，留守医院的又根据分工不同，各负其责；中层干部勇挑重担，积极投入市公共卫生中心、方舱、发热门诊、急诊、外派核酸采样等高风险岗位；共产党员冲锋在前，充分发挥了党员的表率和先锋模范作用，全院干部职工同舟共济，群策群力，全力抗疫，涌现出一大批先进人物和许多可歌可泣的先进事迹，为打赢上海保卫战贡献了医院的智慧和力量。全体干部员工用实际行动诠释了"敬佑生命、救死扶伤、甘于奉献、大爱无疆"的医者精神和"生命至上，举国同心，舍生忘死，尊重科学，命运与共"的伟大抗疫精神，并在日常工作中贯穿始终。

**（二）加强医院文化管理，创新管理体制、机制**

近年来，医院创新性推出了管理模式、诊疗模式、服务模式、运营模式的"四个模式"。

1. 管理模式

是"管理制度化、制度表单化、表单数据化、数据信息化、信息智能化"，根据医改新形势和医院发展需要，组织架构不断微调，行政 / 党务职能部门岗位、职责要求不断提高，医院内部管理制度也不断修订和完善，2019 年 8 月完成了新版制度和新版行政 / 党务职能部门岗位职责的修订；构建了现代医院管理信息平台，实现了制度的合章程性审查和制度的信息管理、年度行政目标、患者满意度测评的闭环管理；OA 办公系统根据新版制度制订流程，形成表单，再予开发，OA 办公系统进行了全面更新，在功能上进行了扩展，流程上进一步优化，同时实现手机微信企业号审批；开发和运用了医政管理 APP、后勤"一站式"服务 APP、手术室二级库管理等。基于"需求态 +"理念的医院智慧人力资源管理系统，建立并运行了包括通知公告、考勤排班、组织岗位、员工素质养成教育、专业知识培训与考试、员工个人中心、体检预约及报告查询、人事异动在内的若干模块，且已完成了人力资源管理系统 PC 端与企业微信移动端的对接，并与医院饭卡系统、门禁系统整合的一卡通员工卡，实现与 OA 系统、互联网医院、健康云、支部云、智慧纪检、经济运营、绩效系统、科研系统、教学系统、设备管理等子系统互联互通，实现了医院管理的科学化、规范化、智能化。

2. 诊疗模式

是"外科微创化、内科医技化、医技介入化、诊断分子化"，采取调整内科床位功能，逐步操作化和技术化，外科住院手术日间化，提高手术率和微创化率，增强病因学诊断能力，提升智慧技术经济含量，配置标志性仪器设备，体现新型诊断治疗价值，推出出入院服务中心、ERAS、眼科日间手术中心、病种临床路径等一系列举措，通过 ERAS、微创化手术、日间手术等效益分析，医生的诊疗行为发生明显改变，使费用控制、关键疗效指标、精准医疗、患者的就医体验等均有了明显改善。

3. 运营模式

是"病种路径化，诊疗规范化，成本合理化，效益最大化"，成立经济运营中心，实行专科经营助理。作为国家和上海的 DIP 试点单位，构建了全院医保预算模型，促进 DIP 支付下的预算指标精准落实、总量指数质量稳步提升以及收入结构持续改善。探索按月核算项目成本和病种成本以应对 DIP 支付，2021 年已完成 2 700 余个项目成本、4 410 组 DIP 病种成本核算及成本效益分析。开展病种绩效管理，围绕 DIP 核心指标，建立科室、医疗组及病种的能效、费用、成本效益和预算 4 项一级指标，10 项二级指标，27 项三级指标组成考评指标体系，着重评价高附加值病种、高难度手术与资源消耗、CMI 值的联动关系及手术操作等治疗方案的丰度和广度。开发基于 DIP 核心指标的院 - 科 - 组 - 病种的运营管理支持平台，设计可视化管理指挥舱，对总量指数、CMI、指数单价、指数成本等 DIP 核心指标进行智能分析和展示，进一步促进管理效率提升。将 ERAS、日间化的卫生经济学分析模型，从线下移至线上，实现各科、各病种的模型实施前后的自动对比分析。同时进一步完善"掌中宝"运管 APP，将 DIP 分析指标嵌入手机端，为临床科室提供实时在线数据反馈。

4. 服务模式

是"学科专科化、专科中心化、中心内部医技护管一体化"，2015 年开始尝试医技护管一体化的中心建设，打造 MDT 的升级版，整合内外科以及相关医技科室的力量，将甲状腺外科、内分泌科、核医学科、超声科、检验科、病理科与甲状腺疾病诊治相关的学科联合成立了甲状腺疾病诊治中心，并在门诊集中于一个诊区，多科诊治仅需一次挂号，改变了既往因学科分布于不同区域而使患者来回奔波、浪费就医时间和误挂号的不足。如需超声或穿刺病理检查，在专区即可完成，病理报告 1 小时内出具，根据诊断结果，确定个性化的最佳诊疗方案，予以合理收治，为甲状腺疾病患者开展集约式、"一站式"的诊疗服务，形成了专科专病诊疗链，方便了患者，就医时间明显缩短，诊治的流程得到优化，患者的就医体验得到明显改善，满意度得到明显提高，改变了医务人员的诊疗行为，甲状腺疾病得到了精准诊疗，避免了医疗资源的浪费，节约了甲状腺患者的就医成本，一定程度解决了"看病难""看病贵"的问题，在学科建制的层面打破壁垒，真正从根本上消除了"形聚而神散"的弊端。同时，中心下设有"四个分中心一个平台"，医院为甲状腺诊治中心配备生物样本库，聘用了专职科研人员若干，负责标本的收集、科研课题的申报与实施、患者随访管理等，为甲状腺疾病的诊治、基础研究、临床研究与转化医学提供了强有力的支撑。甲状腺疾病诊治中心成立以来，获国家自然基金资助项目 18 项，其中两名专家获国家杰出青年项目资助，获上海市领军人才 2 人，获上海市科技进步一等奖 1 项、华夏医学奖二等奖 1 项等多项成果奖，以第一作者或通讯作者发表 SCI 论文 100 余篇，成功成为"上海市甲状腺疾病研究中心"。此模式不断推开，现已有心脏重症、脑卒中、创伤、生殖医学、高尿酸痛风、国家标准化代谢疾病管理、眼科、肠道微生态中心、癌症中心、结直肠肿瘤中心、老年急危重症救治中心等。

5. 构建多元绩效分配体系

针对上述模式的创新，构建了在工资总额预算总控下，由分类分级的一揽子月度绩效分配方案、针对医院管理的重点工作或重要举措在某一学科推出的试点绩效分配方案和包括医务、科研专项、财务 DIP 试点专项和人事特贴等奖励的补充方案组成的多元绩效分配方案体系。对临床 / 医技科室导向体现三级医院水准的优质病种、高级别手术和危重症救治，对护理人员导向劳动强度大、风险高、技术性强的一线岗位，以彰显医护人员智慧和技术的价值，引导员工为患者提供"高""新""难"的诊疗服务。同时，加强病种成本控制，提高运行效率。多元绩效分配体系的实施后，在工资总额预算控制的前提下，确保医务人员收入合理增长，导向多劳多得，优绩优酬，临床：医技：护理：职能（人均奖）= 2.37∶1.64∶0.90∶1，有效调动了广大医务人员的积极性。因 2020 年受新冠影响，2021 年与 2019 年比较，医疗内涵质量明显提高，三、四级手术增多，尤以四级手术增加明显，四级手术增长超过 20%，四级手术微创增长 11% 以上，总量指数较 2019 年增长 18.1%。RW ≥ 3 的高难度病种工作量提升 28.7%，CMI 由 0.97 提升到 1.17，住院天数缩短 0.1 天。每指数单价下降 157 元，其中中、高难度病种的指数单价分别下降 1437 元和 179 元，患者自费比例下降 3.16%，其中高难度病种患者自费比例下降 4.52%，公益属性显著增强，患者的经济负担得以减轻，就医体验明显改善。

## 二、始终坚持以人为本

医学不仅仅要把患者当作一个生物体进行治疗，更重要的是要把患者当作一个社会的人进行治疗，要达到这一目标，医学必须具备关爱人的品格。树立医学人文精神，就是强调继承人类文明，以人为本、仁者爱人和人道主义的思想精髓，把人的尊严、价值、权利和发展作为首要关怀的当代人文精神，将人文关怀贯穿于管理、医疗、护理、服务和环境的全方位、全过程。

对医院管理者来讲，一是应以患者为本，需要医院管理者和医务人员尊重、理解、关怀患者，真正把他们当作生病的人，而不是利润的增长点，帮助他们与疾病作斗争；二是应以员工为本，医院应以所有员工利益为重，平等对待和尊重员工，有效地激发员工的潜能，帮助他们认识其行为的意义及获得成功的手段和方法。

上海某医院历届领导始终坚持以员工为本，把员工的需求作为医院的工作目标，始终坚持全心全意依靠职工，同舟共济，追求卓越，始终坚持以患者为中心，始终把患者的满意作为衡量医疗工作质量的尺度，不断改善就医环境、优化服务流程、改进服务态度、提高服务质量等，始终将对员工和患者的人文关怀付诸管理、医疗、护理和环境的全方位、全过程中。

### （一）社工服务，护医护患

2013 年该院成立社会工作部，由具有社会工作专业理念和技巧的人员开展专业医务社工人文服务，具体内容包括组织志愿者为门诊患者提供挂号 – 收费 – 检查就医全流程式便民服务，社工和志愿者联动为住院患者提供心理疏导、健康教育等服务，为出院后康复期患者成立患者俱乐部，搭建医患共进和同伴支持的平台，并连接慈善资源对贫困患者展开慈善救助，采用社工小组、音乐治疗、芳香治疗等"护医护患"方法，为医护人员提供减压喘息服务和为患者给予心理、精神方面支持等。

1.根据病种组建患者俱乐部，搭建医患共进和同伴支持平台

医务社工介入下的患者俱乐部模式，由医护人员、患者、家属、社工共同参与，将同病相怜的患者聚集在一起，通过健康教育、心理支持、音乐疗愈、游戏互动等形式，从专业的角度，给患者以支持、指导和帮助。患者俱乐部通过多样的活动方式，帮助患者做好自我的健康管理，形成系统、规范、可持续性的患者

教育模式。同时构建病友交流和同伴支持的平台，一些"抗癌圣斗士""康复明星"的老病友经验的分享，不仅可以帮助患者更全面地了解疾病知识，帮助患者树立康复信心，还能更好地融入社会，实现全人康复目标。医务社工从社会工作的专业角度介入医院内的患者活动，不仅能帮助患者与医护人员之间嫁接沟通的桥梁，传递健康资讯，而且能关注到患者的心理与社会需求，减轻患者精神压力的同时，通过与患者的互动，医患情感共振，增进医患友谊，一定程度上缓解了医务人员的工作压力，促进了医患和谐。目前全院已有 14 个临床科室、36 个病种建立了患者俱乐部，每年举办大型患者俱乐部活动 20 余场，参与的医护人员和志愿者 400 余人次，惠及患者 2 000 余人次。

2. "护医护患"为医护人员和患者两个群体提供贴心关怀

从 2015 年年初起，该院开展医患双向陪护的"爱心陪伴，阳光护医护患"项目。"护医护患"阳光守护服务队由心理学、社工专业人士和康复后的患者志愿者等组成，涉及医学、音乐、芳香疗法、社工、心理学等多个专业，形成跨学科合作团队，切实有效地帮助患者和医护人员。"护医"主要是针对高强度、高压力的医护人员，开展压力宣泄、肢体放松、音乐欣赏、芳香照护等服务，帮助医务人员调整身心，以更好的状态服务患者，如芳香疗法志愿者深入病房、手术休息室，为一线医护人员提供芳香照护服务，舒缓工作压力和肢体疲惫。"护患"主要是关注住院患者生理、心理状况，协助其调适因疾病住院带来的心理状态和情绪变化，包括入院指导、术前陪伴、心理减压、出院宣教、音乐演奏等服务。参与"护患"队伍中康复后的患者志愿者，由于有着"久病成医"的患病康复经验，能够深切体会患者就诊过程中的心态和需求，服务效果尤为明显；音乐志愿者带来的病房音乐表演，也给医患双方带来了艺术的享受。如受益于妇科病房医务人员和医务社工服务的钟老师，康复后穿上了医院"十米阳光"志愿者的红马甲成了一名病房志愿者，用自己亲身经历去同理和陪伴新的患者，为她们舒缓负面情绪，协助她们进行治疗，用自身的力量鼓励更多的患者走上康复的道路。如今，钟老师成为病区志愿者已经有两年的时间，志愿服务时间超过 500 小时，不仅是患者的好朋友，也成了科室医护人员的好帮手。对于这些康复后的患者志愿者来说，穿上志愿者服装换一种身份回到病房服务，自己在助人的过程中也体会到了给别人带来温暖的美好和快乐。该院现已从开始的 3 个试点科室拓展到多个科室，服务惠及数千名医护人员和住院患者。

3. 慈善救助贫困患者和医护人员，充分发挥公立医院的公益性

为了让贫困患者不放弃重获健康的机会，为了使公立医院的人文关怀遍布每一个角落，该院于 2020 年初和上海市慈善基金会共同发起"关爱医患专项基金"，

关爱对象包括医护人员和贫困患者，并且在"关爱医患专项基金"下设一系列慈善项目。目前已经成立6个慈善项目，包括关爱医护慈善项目、关爱脊柱畸形贫困患者慈善项目、关爱急诊贫困患者慈善项目和关爱肝癌贫困患者慈善项目等。两年来"关爱医患专项基金"累计救助28位困难医患，救助总金额达50.6万元，其中包括对来自西藏日喀则地区的10名先心病患儿的慈善医疗救助。此外，医院还先后与上海市残疾人福利基金会成立关爱关节疾病贫困患者慈善项目，资助总额超过50万元；与手牵手生命关爱中心成立关爱恶性肿瘤贫困患者慈善项目，资助总额40万元。通过这些慈善救助，帮助一个又一个贫困患者获得有效救治的机会，提高生活质量，重新回归社会，让贫困特殊人群感受到人间的温暖和关爱，从而体现公立医院的公益性。

### （二）以员工为本，提高员工获得感和幸福感

#### 1. 构建医院内部治理体系，保障员工合法权益

该院落实党委领导下的院长负责制，发挥党委把方向、管大局、作决策、促改革、保落实的领导作用，承担管党治党、治院兴院主体责任，对医院工作实行全面领导，对医院党的建设全面负责，支持院长依法依规独立负责地行使职权。院长是医院的法定代表人，全面负责医院医疗、教学、科研、行政管理工作。实行总会计师委任制，总会计师由上级主管部门委派，行使医院副院长职责，协助院长负责经济运营管理。按照集体领导、民主集中、个别酝酿、会议决定的原则，制订了决策机制，党委会党委书记负责，院长办公会院长负责，决定医院"三重一大"问题。建立书记、院长沟通协商机制，制订党委会和院长办公会的议事机制、议事规则和议事清单。对于专业性、技术性较强的重要事项，"两会"前须经过医院相关的专业委员会的专家论证、风险评估，以及技术、政策、法律咨询。医院研究经营管理和发展的重大问题应听取职工意见建议，其中讨论涉及职工重大切身利益事项的会议，须有职代会代表参加，医院运营重大决策、发展的重大问题和职工重大切身利益事项还须职代会讨论并表决通过。坚持和完善职工代表大会制度，保障职工代表的参与权、表决权、选举权和被选举权。保障员工知情权、监督权，坚持信息公开透明、依法办事、民主监督、注重实效。院务公开通过职代会、公告栏、医院官网等形式公开，党务公开通过党员干部大会予以公开，干部任命、发展党员、评优评先等均在公告栏、医院官网进行公示，接受党员、群众监督，"三重一大"项目纪检部门全程跟踪监督。保护员工的隐私权，有关员工的基本信息、人事信息实行严格保密制度，防止员工隐私、信息的泄露。

2. 坚持民主、公开、竞争、择优原则用人、选人

实行公开招聘制度，推行按需设岗、按岗聘用、合同管理，员工劳动合同签订率100%，在招用、薪酬、福利、晋升等方面实行同工同酬、男女平等、民族平等。为适应新时期医院发展的需要，医院制订了各系列的任职资格体系和职业生涯通道，对专业技术人员实行初级－中级－高级的职称晋升方案，不断优化各级的岗位职责要求和聘任条件，让员工有明确的努力方向，鼓励员工提升自我能力，促进医院发展。医院管理人员实行办事员－科员－助理级－二级科－中层副职－中层正职的发展梯队，同时鼓励优秀的专业技术人员和管理人员交流任职。专业技术职务采用评聘有机结合，在聘任时淡化资格、强化岗位，废除职称终身制，破格聘任了一批在本职岗位上工作业绩突出、技能突出的优秀医疗骨干，对紧缺专业如急诊、儿科、感染、麻醉、病理等有具体的倾斜和支持政策，确保医院发展均衡有序。坚持规范科学的干部和后备干部选拔任用机制，坚持民主推荐与竞争上岗相结合的形式进行干部的选拔任用。竞争上岗工作采取民主推荐、个人自荐、竞聘演讲、专家答辩、评审委员会打分、领导小组研究决定进行。医院高度重视人才引进工作，数次修订《人才引进工作暂行办法》，持续提高引才标准，构建了符合医院需求的人才引进规范化工作体系，对人才引进的考核评估、人才支撑体系建设等有了较好的尝试，用事业、感情和待遇留住人才，给人才提供合适的发展空间。租借上海市北高新云欣路36号四栋大楼成立科创园区，与企业合作企业化运营，搭建科学研究创新平台，为员工的科学研究和成果转化等提供强有力的支撑。

3. 分层递进，构建人才培养体系

设立了以员工培训学院、干部培训学院为代表的"六位一体"的立体网络培训架构，分不同人群、不同层次开展系列培训和学习。员工培训学院针对新进员工和在职员工开展线上与线下相结合的终身培训，内容涵盖应知应会、医疗业务、科研思维、教学技能、公益服务、精神文明、医院文化等多维度、多形式的培养。干部培训学院针对中层及以上干部和后备干部进行理想信念、思想道德、执行力和医院文化等方面的专题培训；医院党委负责对党员进行教育和培训，定期开展主题教育活动；医院工会、共青团、妇委等群团组织在党委的领导下，组织广大群众开展丰富多彩的培养和教育活动。鼓励员工通过在职攻读学历学位提升自我能力和素质，按一定比例承担学费。设立了攀登人才培养计划、医匠工程培养计划、新入职青年管理人员培养计划等，鼓励青年医务人员到国内外一流医疗机构和科研院所进修学习，选派优秀青年管理干部赴上级单位挂职锻炼和借调使用，多方面提升各类人员职业能力和水平，实施了集团医院管理（外派）岗位选拔制度，

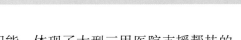

选拔优秀的管理干部赴集团医院履行管理职能，体现了大型三甲医院支援帮扶的社会责任感，同时也提升了员工履职能力，拓宽了职业发展空间。

4. 确保员工应有薪酬福利，制订全面激励机制

医院采用全面薪酬战略，统筹考虑编制内外人员薪酬待遇，坚持同岗同酬同待遇。薪酬和福利是员工的最基本的需要。薪酬包括固定工资（基本工资、岗位工资、职务津贴等）和绩效工资（奖金），固定工资确保生活有保障，绩效工资根据医院不同阶段发展目标，构建多元绩效分配体系，分配指标体系适时调整，持续改进。员工的福利包括职工的饭贴、值班费、节日奖、劳防用品、带薪休假、婚假、生育假、员工生日祝福等，严格按照上海市规定缴纳社保、公积金和职业年金，为劳务聘用人员缴纳雇主责任险，定期督促劳务派遣单位保障员工福利待遇（带薪年休假、放射假等）的兑现。激励措施还有对工作表现突出的个人、重大突发事件的有效应对者、危重患者抢救成功的参与者等在院周会、部门例会等相关场合予以口头表扬，对医院有突出贡献的个人或团队设立了单项奖，每月还有"最美员工"评选，每年有"两优一先"和优秀员工评选，特别优秀的个人、集体还推荐申报各级各类的奖项评选；还有对不同的员工群体（援外人员、劳模、高知、离退休干部、大病员工、困难员工、特殊工种员工、义务献血员工、妇女、儿童等）的慰问或节日慰问等。这些激励措施既有物质激励又有精神激励，既有财务激励又有非财务激励，多管齐下，形成了相应的制度和规定。

5. 促进员工健康与安全

针对放射工作人员与医务人员职业暴露的职业健康与安全情况，医院严格执行国家和地方安全生产的法律、法规和条例，对放射工作人员管理方面进行动态监管，定期组织放射工作人员参加职业性健康体检，接受由上海市预防医学会举办的放射工作人员卫生防护、上海市环境科学学会举办的辐射安全与防护知识培训，对放射工作人员实施个人剂量监测，为放射工作人员依法办理《放射工作人员证》，规定放射工作人员持证上岗。对职业暴露员工根据患者的感染情况进行对应的疫苗注射，并定期监测。对全院员工和离退休人员每年提供健康体检一次。同时重视员工的财产和人身安全，在门诊入口处安装了安检设备，所有进入门诊区域人员均须经过安检。在门诊诊区的布局上开辟了应急逃生通道，所有病房及重要场所均安装了门禁系统，还开发和运用智能人脸识别系统，在关键位置、重点区域、重要通道安装了摄像头，一旦发现问题，立即启动应急预案，安保人员以最快速度、最短时间到达现场，同时加强安保人员对院区的巡查频率和力度。充分发挥后勤智能化管理平台作用，平台涵盖医院配电系统、给排水系统、医用气体系统等9大系统，实施对重要设施设备进行远程监控管理，各建筑电力数据

实时采集，设备数据异常自动判断、分类、分级、实时报警，有效预警，提早处置安全隐患。安装智慧云梯系统，利用物联网技术，实现电梯困人或故障自动报警、远程音视频安抚、事件全过程自动记录、电梯维保监管、数据统计分析等功能。不定期开展消防、突发事件等的应急演练，以"技防＋人防"、制度＋科技创新驱动安全管理工作，确保平安医院建设。

6. 改善员工生活，满足员工需求

为使员工有更好的就餐环境和满足员工生活的不同需求，改善员工工作环境和生活设施质量，以缓解外科系统医务人员的工作压力为目的，医院对手术室进行了改造，开设了医务人员休息区和生活区，休息区配备了按摩沙发，手术医师和护士在接台间隙可以得到短暂休息和压力舒缓。还建设了职工食堂，有面点餐厅、普通餐厅、自助餐厅、1910 咖啡吧（西餐厅），同时，与医院周边区域的酒店、饭店等签订了合作协议，员工可以用医院饭卡就餐。丰富员工的文体活动，工会组织员工开展看电影、健步走、拔河、游泳等活动，组建了合唱团、乐队社、羽毛球队、乒乓球队、足球队、棋牌队、舞蹈队、摄影协会、瑜伽社、书画协会、巴林特小组、微电影社、健康管理社团等 18 个社团，每年组织两次员工的疗休养。

7. 了解员工期望，持续改进

定期或适时进行医院文化理念问卷、医院职工情况调查表、职工餐厅意见测评表等形式的调查；员工座谈会、院长接待日、党员领导干部接谈日、院长现场行政办公会、各种专题讨论会、专项推进会等各种会议；还有企业微信的员工内部社区和论坛、各部门 APP（医政 APP、人事 APP、财务 APP、纪检 APP、党建 APP 等）、微信、电话、信箱、邮件等多种形式鼓励员工积极参与医院的管理，发现医院管理存在的问题，为医院发展献计献策，使医院管理持续改进。

## （三）以患者为中心，提高患者就医体验和满意度

### 1. 保障患者合法权益

医务人员严格遵守医疗卫生管理法律、行政法规、部门规章和诊疗护理常规，恪守医疗服务职业道德，医务人员严格按规定在注册的执业范围内和手术权限内进行医学诊查、疾病调查、医学处置、出具相应的医学证明，选择合理的医疗、预防保健方案，当实施检查和治疗前，主动向患者或家属介绍患者的病情，检查或治疗方案选择的依据、目的、风险、可能的预后，尤其在有创诊疗前详细向患者或家属交代病情变化、治疗的目的、有可能发生的意外情况及应急对策，患者或家属在充分知情的前提下作出选择，并充分尊重患者或家属的选择权，得到患者或家属的同意并签字后才实施相应的诊疗，同时他们有权拒绝或终止诊疗。如

果患者本人不愿意参与其医疗决策，由患者出具有效委托书委托一位家属或代理人参与并签字。如果患者本人处于昏迷状态或无民事行为能力的诊疗，有直系亲属的由直系亲属参与医疗决策，无直系亲属的由其所属单位或居（村）委会出具委托相关人员的证明参与医疗决策。对于少数民族、聋哑人等患者，在医疗活动中发生交流障碍时，由医务处协调翻译人员协助完成医疗服务。

对患者个人隐私权的保护制订了严格的管理规定，医务人员未经患者本人同意，不得公开患者隐私；门诊和病房均设置有必要的保护或隔离设施，门诊一人一诊室，男性医务人员对接受需要暴露人体隐私部位检查治疗的女性患者，必须有女性医务人员或家属在场，或者两名以上医务人员在场，并提前征得患者及家属的同意；对需要抢救患者实施救治时，一定要遮盖患者，使非清醒患者的人格得到尊重；特殊情况下的医疗教学行为和参加观摩性治疗或检查，取得患者知情同意后方可进行，同时注意保护患者身份。

在医疗活动中，医务人员尊重患者的宗教信仰、文化习俗，如提供清真餐饮等，使患者得到温馨的服务。对婴儿、弱势儿童、残疾人、老年人，各临床科室必须由专人陪护进行医学检查及治疗，在突发事件发生时，首先予以援救。当患者对医疗过程提出异议时，医务人员应主动与之交流，同时告知医疗参与过程中患者的权利和医疗纠纷解决的程序。

2. 建立与患者及家属的伙伴关系和沟通机制

医院每周四是院长接待日，由医院高层领导接待患者和家属；定期召开医患沟通会和行风监督员例会，面对面地进行沟通，倾听患者、家属和行风监督员的需求与期望；对于有诉求、意见、建议等的患者或家属提供了如现场、来信、意见簿、意见箱、来电、微信、网络和到上级有关部门等渠道与院方沟通，院方将由相关部门、人员用适当方式予以接待和回复；同时也充分利用信息手段在门急诊自助机、医院微信公众号等满意度测评系统进行满意度测评，以了解群众的需求与期望，以患者为中心，持续改进，建立和谐的医患关系。

3. 基于特殊患者群体需求，勇于技术创新和新技术应用

针对多发病、高发病的心血管疾病的救治，心脏中心团队研发了胸痛中心建设及区域内联动的急性心肌梗死信息化救治平台，实现了院前院内无缝连接，大大缩短了 D2B 时间，切实提高区域内急性心肌梗死救治水平。针对心血管疾病高危人群的监测和提前干预、救治后的康复与随访，开发建设了北上海社区老年人心血管疾病管理平台，辐射老年人群近 20 万人，核心随访和监测人群 3 363 人。还建立了信息化随访网站，使之成为具有上海特色的慢性病专科化管理系统。积极推进心脏康复中心的建设，建立了两间康复治疗工作室，配备了世界上最先进

的体外震波康复仪以及体外反搏设备，配合心脏 PET 及 D-SPECT 精准检测设备，实现了心血管疾病的监测、诊断、治疗、康复、随访完整的全链式服务，区域内一、二级医疗机构对心血管疾病诊治有困难或须紧急处理的患者通过信息系统实现无缝衔接，经过康复治疗后的患者由区域内一、二级医疗机构负责随访和密切观察，确保北上海地区乃至整个上海公众的健康。还应用自主研发的可穿戴设备为签约服务患者和重点随访患者提供远程监测和远程指导，实现线上线下医疗服务有效衔接。与 120 建立联动协调制度，与医联体内的基层医疗机构建立急诊、急救转接服务制度，促进患者合理、有序、及时救治。

近期，该团队还为一名房颤且脑卒中风险高的患者成功实施了上海市首例 WATCHMAN FLX™ 上市后 WATCHMAN FLX™+ 冷冻消融 +ICE 一站式手术。

由脊柱微创中心团队联合相关企业共同研发的具有自主知识产权的 "V 形双通道脊柱内镜系统"（V-type bichannel endoscopy，VBE），助力脊柱微创精准医疗。

肠道微生态中心的团队自主研发了肠菌移植技术和肠菌胶囊制备技术，给顽固性便秘患者带来了福音，取得较好疗效，随着研究的不断深入，其适应证不断拓展，不仅为肠道感染性疾病、功能性疾病等开辟了新的治疗路径，还在小儿自闭症、帕金森病、焦虑抑郁障碍等治疗上取得了重大突破。

2020 年 7 月入驻上海某医院科创园区的一院士团队，经潜心研究 5 年研发出一种新型无毒纳米医学材料，通过其在肿瘤微酸环境下的可控释放，用于晚期消化道肿瘤的治疗。完成动物实验后，近期已进入临床研究阶段，一些失去手术机会同时化疗和免疫治疗效果不佳的晚期结直肠癌患者伴有肠梗阻、营养不良等并发症，经自愿参与临床试验的患者进行了新型纳米材料治疗。通过肠镜经肛门将药物注入肿瘤部位，从肠镜影像中可以看到乳白色的液态药物迅速包裹住肿瘤组织，几天后，对比该患者在治疗前后的肠镜检查情况，发现在同一视野下可见肿瘤缩小 30%，且肠梗阻状况有所缓解。

医院的医务人员敢于突破，勇于创新，不断开展新技术、新项目，以优质的技术、良好的疗效，不断满足急、危、难等患者群体的就医需求。

4. 强化过程管理，提高医疗质量

加强门急诊患者就诊过程与就诊后的跟踪，对门急诊患者就诊过程出现的不良事件要求医护人员主动上报，及时处理，对患者和家属的投诉，认真倾听，并作好记录，及时反馈。门诊设立慢病管理中心，积极探索慢病管理，依托慢性病患者的全量数据采集，持续对慢病患者进行跟踪、随访，开展慢性病防治，病情变化及时干预，降低慢性病并发症及突发猝死概率。对住院在院患者和出院患者的跟踪，通过医政 APP 对 18 项核心制度的落实情况、医疗业务的运行情况，尤其是重点关注患者如住院时间超过 30 天、二次手术、医疗费用高等均可实时跟踪，同时综合接待办公室会同床位带组医生对高风险患者实行行政谈话，避免医疗纠纷的发生，并对患者及家属投诉按规定流程实施、反馈。强化出院患者的随访，将医疗服务延伸至院后和家庭，使住院患者的院外康复和继续治疗得到科学、专业、便捷的技术服务和指导，建立了出院患者信息档案和随访制度，了解患者出院后的治疗效果、病情变化和恢复情况，指导患者用药、康复、复诊时间等专业技术性指导。

5. 改善就医环境，优化就医流程

院内有院史文化长廊、学科有文化走廊、中心有文化前廊，医院文化氛围十分亮眼。院区绿树成荫、四季花开，环境整洁、清新，窗明几净，室内清洁卫生，物品摆放整齐。全院导向标识系统醒目，道路交通、停车井然有序。院内有全家超市、实源器械商店，满足患者或家属解决生活和医疗护理、母婴用品、康复物品的需求。在门诊楼和急诊楼设立开放式的问询导医台，导医由有经验的护士担任，解答患者寻医问药，疏导患者就诊，护送行动不便患者就医，为患者免费提供轮椅、担架车。为确保"绿色通道"畅通，将挂号、分诊、各科就诊、缴费等都安置在急诊区，先救治后付费。门诊每个诊区安排一名导医，为患者提供咨询、检查预约登记、住院单打印、新冠疫情流调等服务，所有诊疗区域都设有患者等候区，安装了排队叫号系统、配有中央空调、壁式自助服务机、舒适的座椅、充电插座、自动售货机。门诊每个楼层、住院每个病区都提供开水服务，门诊每个楼层都有收费窗口、立式自助服务机以及男、女、残疾人卫生间等，住院病区均配有浴室，每个病房均有储物柜、床头柜、卫生间、台盆等，每个床位都配有紧急呼叫开关。医院临床营养科为住院患者提供物美价廉的饮食，并为特殊患者提供个性化服务。门诊诊疗区域的设置尽可能以疾病或器官的医技护管一体化的中心化服务模式安排在一个区域，以减少患者奔波和利于患者得到精准诊疗。

6. 成立"出入院服务中心"

重点推进门诊系统"预入院"患者开展"预处置医嘱"系统，通过流程再造、资源整合，为择期手术患者提供术前及出院一站式服务，并进行术后跟踪随访。日间化病房、ERAS 患者可在服务中心一站式完成快速入院办理，实验室标本采集和快速安排完成各项检查。及时解答和协调患者的各种疑问，对过分焦虑的患者有心理咨询师及时为其做心理疏导，做到全流程、无缝隙、一站式服务，缩短了术前待床时间，改善了患者的就医体验，提高了满意度。

7. 创新"智慧"服务模式，便民惠民

医院聚焦数字化转型，全面完成了精准预约、智能预问诊、互联互通互认、医疗付费"一件事"、电子病历卡和电子出院小结、线上申请核酸检测、智慧急救七大场景建设和互联网医院的建设。建立了门诊分时段预约系统，患者就诊时间精确到半小时。老年人、儿童与残障人士可在家人或护士的帮助引导下通过手机端 APP 完成预问诊，通过智能二维码智能对接门诊医生工作站，更加方便快捷。实现了门诊和住院患者的市级三级医院检查的互联互通互认，避免患者重复检查，减轻患者负担。门诊患者就诊电子病历卡、出院患者的出院小结，患者可在手机端查询。医疗付费"一件事"实现了医保电子凭证就医、明细实时上传等医保结算方式的重大变革；实现了医保线上脱卡结算、医生诊间基于信用的无感支付；通过随申办 APP 即可在线上完成在该院的医疗付费。通过该院微信公众号、互联网医院可直接申请核酸的检测。智慧急救实现院前院内数据交互和信息共享，实时展示急救车辆位置信息和急救任务信息，同时建设了数字化抢救室和数字化 EICU，为患者的抢救赢得了时间。互联网医院实现在线复诊预约、线上问诊、开药续方、线上付费、送药到家等功能。随着 2020 年 3 月该院开出本市第一张门诊电子票据后，相继完成住院电子票据和互联网医院电子票据的上线，率先构建了线上和线下的门诊住院全流程自助服务模式，实现支付在线、流程在线、服务在线、医疗在线，形成了全流程闭环的自助服务。打造 AI 智能服务场景和"亲情付"智能服务升级体验，满足老年患者服务需求。

挂号、费用、检验检查结果等可通过医生和护士在住院、门急诊医生工作站与护士工作站查询，患者或家属通过医院微信公众号查询，门诊一楼还专门设有服务台由客服提供检验检查报告查询及打印等。同时，针对老年患者或不会使用智能手机、电脑等患者提供了电话预约、现场预约等形式的门诊预约服务；自助机旁配有志愿者现场指导操作；为所有患者和家属提供便利，提高诊疗效率，缩短患者就诊等候时间，改善患者就诊体验。

8. "十米阳光"志愿者服务和科普基地健康教育服务

医院"十米阳光"志愿者服务团队是由高校师生、退休员工、留学生、海归人士等多种国籍、多种职业、多层次志愿者组成，注册人数达 6 000 余名，其中不乏拥有一技之长如音乐、绘画、芳香、手工艺和科普等的志愿者。志愿者作为第三方进入医院，为患者提供全程式服务和全人关怀，通过陪伴、流程指引等方式满足患者非医疗类需求。目前已形成了门急诊便民服务、检查窗口温馨指引、出入院直通车、贴心服务在病房等志愿服务项目和十大类二十多个常态化志愿者服务岗位，基本实现了志愿者空间上服务点遍布全院，时间上患者就诊全程服务覆盖。作为全国科普基地，积极开展各类健康教育与健康促进活动，开展"世界哮喘日""六一儿童节""敬老节"等主题活动，制作宣传折页、健康速递，在该院微信平台、人民日报健康号上推出科普视频、科普文章，举办线下院内大讲堂，开展社区义诊与讲座，创新推出医院科普官项目，评选出首席科普官 10 名，线上直播、录制《健康大讲堂》《某院科普官》《科普官说》等视频，惠及广大社会大众。

　　通过上述以员工为本、以患者为中心、医患共进的提升措施，近 5 年，成就了医院人文关怀的温度，上海市第三方满意度测评每年均名列前茅，医院自测员工满意度连续维持高位，均超过 95%；提高了医院救治的速度，医疗服务量的增速和医疗质量的快速提升，2017 年至 2021 年医疗业务收入从 26.11 亿元增加到 39.37 亿元，门急诊人次从 295.49 万增加到 305.6 万，出院人次由 8.80 万增至 11.03 万，手术例数从 5.6 万增至 8.30 万，三、四级手术 3.97 万例增至 6.26 万例，住院天数从 6.95 天降至 5.75 天，费用控制在全市较低水平，D2B 时间由 92 分钟降至 81 分钟，机械取栓时间控制在质控的 2 小时内，最快 17 分钟脑血管再通，病房日间化手术术前待床时间减少 2 天，住院时间减少 2.1 天；提升了医院学科和科研成果的高度，新增 5 个上海市重点学科、4 个上海市重点薄弱学科，上海市甲状腺疾病研究中心、上海市临床营养质控中心、上海市超声工程技术研究中心落户该院，新增病理科为上海市专科医师培训基地，获国家科技进步奖二等奖 1 项，省部级一等奖 5 项；增加了医院人才的厚度，获新世纪百千万人才工程 2 名、国家基金委"杰出青年"基金项目 3 名，国家基金委"优秀青年"基金项目 3 名，中青年科技创新领军人才 1 名，上海市领军人才 2 名及上海市各类人才项目近 150 项，多名临床医学院学生荣获全国各类大赛奖项。5 年来，获省部级以上各类先进表彰 20 余名，自 1996 年以来，医院连续十二届获"上海市文明单位"称号，2017 年荣获中国最佳医院管理团队奖，2019 年荣获"星耀中华"最具成长力中国医院"改革之星"，中国"人文建设品牌医院"称号，国家机关事务管理局、国家发展改革委、财政部授予医院"节约型公共机构示范单位"。2020 年成功获批全国文明单位。2021 年医院获上海市扶贫攻坚集体记大功。中国医学科学院科技量值 STEM2021 年医院排名 65 位，5 年综合 ASTEM 排名 61 位；2022 年 6 月 16 日，*Nature* 杂志发布的 2022 年度自然指数排行榜，基于 2021 年 3 月 1 日至 2022 年 2 月 28 日期间的自然指数数据，中国有 22 家医院进入全球医疗机构前 100 名，医院在全国医疗机构中排名第 7，较上年度上升 12 名；全球排名第 50，较上年度进步 8 位。

### 三、创造良好医院工作氛围

构建和谐的医患关系是社会主义和谐社会的重要组成部分，是医院人文建设的主要组成部分。与医务人员的服务意识、服务态度、服务内容密切相关。良好的医院文化氛围有助于发挥道德约束和机制监督作用。

伍西明等介绍了某医院改善医患关系的成功实践，具体做法是：

#### （一）努力提高医疗质量水平，坚持依法依规行医

医疗纠纷是医患关系最不和谐的主要表现形式。从其产生原因看，它分为2类，即医疗过失纠纷和非医疗过失纠纷。医疗过失包括医务人员在诊疗、护理等医疗活动中的医疗事故和医疗差错。这些过失往往导致患者的不满意或对患者造成伤害，从而引起医疗纠纷。减少或杜绝医疗事故和医疗差错的关键，就是要坚持依法依规行医，严守医疗操作规程，狠抓医疗质量监控。

某医院以医疗安全、质量管理为重要突破口，提高医疗服务质量和水平的"硬实力"。医院通过落实医疗核心制度，健全医疗质量管理与控制体系，实现医疗质量持续性改进，构建独具特色的全程质量管理体系。①狠抓医疗核心制度落实。重点落实首诊负责制度、三级医师查房制度、疑难病例讨论制度、危重患者抢救制度、会诊制度、术前讨论制度、死亡病例讨论制度、交接班制度等医疗核心制度。②建立健全医疗质量管理与控制体系，形成了一个全院纵横交错的质量管理网络。患者由入院到出院的每一个环节，医师由诊断到治疗的每一次医疗行为都在质控范围中。严格按照标准和制度进行质量考核，将经济收入、晋升晋级与质量考核业绩紧密挂钩。③强化"三基三严"。医院每年都对45岁以下的年轻医师以及研究生、进修生进行"三基三严"培训和考核，并由"三级医师查房"督导团在查房时现场普遍进行临床操作考核，有效提升医师的专业技术水平。④加强临床医疗技术准入管理。特别是对于移植、介入等医疗技术的准入和管理，对于心血管介入支架的应用进行严格规范，其应用比例未超过20%；同时积极完善各项管理制度，切实保障医疗安全，二级以上医疗技术准入率达到100%。⑤发挥医院感染监控优势，有效降低医院感染率。⑥实施精细化护理管理。推行责任护士包干患者的工作模式，使患者得到全面全程护理；制订完整的护理岗位管理方案，率先在全国探讨护士身份管理转变为岗位管理。建立"护理部－科护士长－护士长－安全监控护士"四级监控网，逐级监控影响护理安全的危险因素并及时干预。

### （二）提高医患沟通能力，加强医务人员教育

在医患的互动关系中，医护人员是其中的重要主体之一，医护人员是有效解决医患关系问题的一个关键。通过医护人员的医患关系继续教育，能提升医护人员的业务水平、心理素质和职业素养，他们处理、应对和协调医患关系的能力和技巧会有明显提高，这有助于改善医患沟通并建立良好的医患关系。医院定期开展多种形式的教育培训活动，要求医护人员对待患者要坚持"以人为本"，贯彻"以患者为中心"。

### （三）建立律师约谈制度，从源头杜绝医疗纠纷

健全了"医院 – 医师 – 律师 – 心理咨询师 – 患者"五位一体的谈话告知体系/医疗风险防范体系，全面推行医疗的知情告知、心理的咨询疏导、法律的风险评估，以"关口前移，提前干预，降低风险"为指导，创新医疗安全管理模式，真正做到了从源头杜绝医疗纠纷。

对高风险重大手术患者、采用新技术和新方法诊疗的患者、特殊药物治疗患者等高风险病例必须进行特约谈话告知。高风险病例特约谈话告知由医务部和律师主持，由熟悉患者病情、主治医师级别以上的医生参与谈话告知，邀请所有能到的患者家属参与，谈话过程全程录音录像。

该院有完整记录的高风险病例谈话，截至发文时，所有参与谈话的病例沟通良好，未发生一起医疗纠纷。

### （四）加强安全保卫工作，创建和谐就医环境

在医患协商过程中，由于医患双方之间意见的不统一，很容易引发矛盾，发生冲突，甚至形成治安纠纷或刑事案件。医院治安问题由过去常见的偷盗、号贩子等一般问题，转变为职业"医闹"聚众滋事、恶性伤医等群体性事件和严重刑事案件。这都严重干扰了医院的正常的医疗秩序，也威胁了其他住院患者的安全。该院目前有编制床位 3 500 张，共配备保安 380 人，超过国家标准。全院共有 2 000 多个摄像头，实时观察医院各区域的情况。当地派出所在该院专门设立警务室。警务室民警、辅警与医院的值班人员进行 24 小时巡逻，对排队挂号、门急诊等进行重点防范，并及时解决群众求助、询问，对医院的发案率起到良好的控制作用。"警民共建"出成效，自医院警务室成立以来，刑事案减少了 32%。近年成功侦破了特大"医托"诈骗犯罪团伙案。共抓获涉案团伙成员 33 名，其中刑事拘留 18 人，收缴药品 1 447 盒、扣押涉案嫌疑车辆 7 台，为人民群众挽回经济损

失多达百万元。

### （五）丰富非医疗服务内涵，提高患者就医感受

当医学模式进入"生物－心理－社会"的层面以后，医疗服务更多地关注与患者相关的心理因素和社会因素，如何尊重、理解、关怀患者，如何为患者提供适应生活轨迹的非医疗技术服务，就成为构建和谐医患关系的重要内容。某医院专门成立"病友服务中心"，加强对门诊患者就医及对住院患者全方位服务的临床支持服务系统管理，着力提升服务水平，提高患者就医满意度。医院临床支持服务系统，提供外勤、陪检、陪护、陪床和楼层管理等全方位支持服务。该举措让护士从日常烦琐的劳动中解脱出来，服务过程中与患者的沟通减轻了患者紧张情绪。实施 1 年后统计，医护人员对临床支持服务满意度从 79.3% 提升至 94.4%。

该院聘请了专业的第三方评价机构，每月对出院患者和门诊患者进行 1 次电话满意度调查，对医院的医疗服务、护理服务及医技科室的满意状况进行客观评价，希望发现并改进自身不足。在某省卫生厅 2013 年对省内 46 家医院进行的住院患者满意度调查中，该院以 99.2% 的满意率排名第一；全国 112 家优质护理重点联系医院患者满意度、护士满意度调查中，该院综合排名居第 5 位；第三方调查出院患者满意度由 88.62% 上升至 95.39%。

### （六）搭建医患沟通立体化平台，随时随地服务患者

该院开通了 QQ 在线、微信客服及公益服务电话等平台，均实现 24 小时全天候服务，为病友提供多渠道、零距离、零间隔的公益服务。病友可随时随地预约挂号，或获取最新医生出诊信息、健康教育讲座信息及就医流程等医疗动态，有效减少因信息不对称等原因造成反复就医的麻烦，大大提高就诊的准确率及就诊效率。

### （七）积极应对舆论新格局，主动化解医患矛盾

维护医患关系的和谐，不仅需要医务人员从自身做起，还需要患者、家属、普通大众及社会其他方面的共同努力。医院要注重媒体正面引导，勇于主动面对媒体、及时回应社会关切。以微博、微信为代表的自媒体的迅速普及，在这种情况下，医院要善于运用各种负面舆情的应对策略，发挥主场优势，主动发声，通过媒体把专业的、正确的理念传播给大众，变被动的危机公关为主动的积极应对，主动化解医患矛盾。近年来，医院大力推进官方微博、官方微信及手机 APP 等新媒体建设，以打造新媒体矩阵为着力点，积极构建多元化的立体宣传平台，传统

媒体与新媒体交叉融合、互联互通，全媒体、全覆盖，并引入第三方网络公司，注重舆情监测，筑牢负面舆情"防火墙"，也为医患沟通构筑了良好平台。

# 第五节　医患共进的人文关怀展望

未来，全社会如何以更好的方式为他们提供有力的保护、实际的关怀、真切的理解，畅通他们的职业发展路径，尊重并实现他们的专业价值，提高整个职业的稳定性、获得感和尊崇感，形成尊医重卫的氛围；同时，如何优化医师执业环境、建立更加合理的医护薪酬体系和进一步打造公开透明的医疗环境、构建和谐医患关系等，都需要继续推进和深化医药卫生体制改革。

如今，国家已开启第二个百年奋斗目标之旅，"健康中国2030"已步入关键阶段，促进卫生健康事业高质量发展，推动健康中国建设，人才是关键。2022年8月15日发布的《国家卫生健康委关于印发"十四五"卫生健康人才发展规划的通知》（国卫人发〔2022〕27号）从加强卫生健康人才队伍建设、深化人才发展体制机制改革等6个方面分析了我国卫生健康人才队伍建设面临的新形势、新任务，明确了"十四五"期间我国卫生健康人才发展的总体目标是：促进人才服务能力提高与结构优化，完善人才管理制度机制，营造人才发展的良好环境。在加强卫生技术人才队伍建设方面，规划提出要进一步扩大医师规模，优化专业、城乡和区域布局，制定了到2025年卫生健康人员的明确目标；在人才发展体制机制方面，提出合理制定公立医疗卫生机构人员编制标准并建立动态核增机制。研究制定公立医院人员编制标准，妥善解决公立医院编外用人问题。根据服务人口、服务半径等因素变化情况，动态调整基层医疗卫生机构编制，对基层医疗卫生机构实行"有编即补"的政策，足额保障到位。在职称改革方面，创新评价机制，完善职称评价方式，畅通职称评价渠道，促进评价与使用相结合。改进职称管理服务方式，推动完善行业管理。落实"两个允许"要求，建立健全适应医疗卫生行业特点的薪酬制度。全面开展公立医院薪酬制度改革，着力体现医务人员技术劳务价值。改善公立医院收支结构，提高人员经费支出占比。优化医务人员薪酬结构，提高保障性工资水平。统筹协调各类医疗卫生机构之间的收入分配关系，完善医疗卫生人员激励保障机制。给予医疗卫生机构薪酬分配自主权，对于主要负责人或高层次人才等，实行年薪制、协议工资或项目工资制等；对于医疗卫生机构承担的科研项目、重要专项委托任务等额外工作，应明确人员经费预算，不受单位绩效工资总量限制。在薪酬总量范围内，医疗卫生机构可自主设立体现行业特点和岗位价值的薪酬项目，采取多种分配方式，合理体现岗位差异。优化卫生健康人才表彰奖励制度，继续开展"人民好医生"评选宣传，巩固完善关爱医务人员暖心政策。

《国务院办公厅关于推动公立医院高质量发展的意见》（国办发〔2021〕18号）中在强化患者需求导向要求：坚守纯粹医者信念，尊重医学科学规律，遵守医学伦理道德，遵循临床诊疗技术规范，为人民群众提供安全、适宜、优质、高效的医疗卫生服务。持续改善医疗服务，推行分时段预约诊疗和检查检验集中预约服务，开展诊间（床旁）结算、检查检验结果互认等服务。加强患者隐私保护，开展公益慈善和社工、志愿者服务，建设老年友善医院。加大健康教育和宣传力度，做好医患沟通交流，增进理解与信任，为构建和谐医患关系营造良好社会氛围。

"新的发展阶段对改善医疗服务、推动公立医院高质量发展提出了新的更高的要求，我们应在总结经验的基础上不断开拓，围绕'以患者为中心'的理念持续改善服务，更好地满足人民日益增长的医疗卫生服务需求。"谈到未来的重点工作，刘远立教授在 2021 年 7 月 24 日接受央广网记者申珅采访时提到，北京协和医学院卫生健康管理政策学院将启动探索建立我国公立医院出院患者规范化随访体系的研究：一是建立一套出院患者随访体系，更科学、客观地反映患者就医过程中的获得感、幸福感、安全感情况，探索构建我国公立医院患者就医体验与满意度的有效测量工具；二是通过患者随访体系，客观了解公立医院高质量发展目标的落实情况，作为医院安全质量测量和患者疗效评价的补充性手段；三是建立全国公立医院统一、规范的患者随访体系，增加院间患者就医体验和医疗质量评价的可比性，进一步完善科学评估评价与医疗服务质量提升工作。

郎景和院士撰文指出，风靡于世的数字医疗、云计算和人工智能，尽管为疾病诊治提供了新方法、新技术、新策略，但是，如果医学缺乏了人文观念和人文关怀，这一切"学问"都是没有温度的，医院将变成工厂或作坊，患者只是"冰冷流水线"上的一个部件。未来医学、基因技术、人工智能将改变人与人之间的关系，改变人与世界之间的关系，改变人与其他物种之间的关系。每个人都在问，机器人能操纵一切吗？谁来操纵这些冰冷的机器呢？可这些，并不是最可怕的，最可怕的莫过于人的思想机器化！这是医生和患者都不愿意接受的未来。协和泰斗林巧稚大夫告诫我们：医生要永远走到患者床边去，做面对面的工作，单纯依赖检验报告进行诊断治疗是危险的；临床医生要"临床"，不要"离床"，"离床"医生不是好医生。

随着国家经济的发展、社会与科技的进步，医学的新方法、新技术、新策略的应用，实施的主体还是医务人员，服务的对象仍是患者，无论是医务人员还是患者，总是有需求的，人民的物质生活水平越高，其精神、心理的需求和期望越高，未来医学的人文关怀要求更高，医学的人文关怀与医患共进将是永恒的主题。

以杭州市"最多跑一次"的改革为例。2018 年以来，杭州市公立医院全面推进以患者及医务人员为中心的"最多跑一次"改革及行动，依托智慧医疗信息化建设，构建覆盖诊前、诊中、诊后的线上、线下一体化医疗服务模式，患者通过预约挂号／转诊／急救等渠道，经一站式门诊综合服务中心／双向转诊办公室／一体化综合救治进入门急诊；诊后利用诊间／自助／信用结算完成付费，即可直接取药离院，如遇中药熬制不便等情况，可选择中药配送服务；需辅助诊断的患者可经诊间或集中预约后接受检查检验服务；需手术的患者可根据医生诊断选择日间手术，或经一站式入院准备中心住院接受治疗；病愈后利用病区服务完成费用结算、发票打印等手续直接出院；疾病未愈则可下转至基层医疗卫生机构接受康复治疗，如病情有变则可通过转诊渠道再次进入医院接受治疗。医务人员利用智慧信息化办公及公共服务平台实现行政事务线上办理和后勤物资业务等智慧服务。将创新服务流程、改进服务模式、革新医院内部管理机制相结合，让患者"少跑路""不跑路""就近跑"，接受舒心就医新体验；创新对医务人员院内行政服务以及助力业务服务工作形式，增强医务人员办事和服务效率以及改善减负新体验；在持续撬动公共医疗服务提质增效、推动公立医院治理能力等方面取得了典型经验及成效，并就未来医学的人文关怀与医患共进在医院信息化建设方面作了展望：

（一）完善医护人员院内业务系统功能，更好地为医护人员诊疗服务提供方便

医护人员作为医疗服务的直接提供者，其工作积极性对医疗服务质量及患者就医体验有重要影响，杭州市公立医院关于医务人员办事"最多跑一次"的探索尚局限在院内行政事务和后勤运送业务服务层面，在方便医护人员诊疗服务提供方面仍应持续改善。未来医院可结合医生、护士等工作量大、移动性强的工作特点，将医院业务数据库与医护人员手机移动终端相结合，建立覆盖电子病历、临床路径管理、危急值管理、随访管理等业务服务的移动信息系统，方便医护人员通过该系统灵活调取和及时填写患者病历、实时查看辅助诊断结果和会诊结果等信息，并通过信息系统实现对患者健康状况的移动实时监测。

（二）强化医院信息安全建设，切实保护医患个人与医院信息

该市公立医院"最多跑一次"改革高度依赖互联网技术简化患者就医和医务人员院内事务办理流程，涉及个人信息登录、授权、记录、传送、存档等多个环节，对医院信息管理水平带来更高挑战。医院可从信息技术、人员管理、制度规范等

方面加强防范。夯实医院信息网络的安全维护，通过安装或升级防火墙阻断外来网络蓄意攻击和病毒入侵；加密机要信息、定期备份重要数据；从登录位置范围、时长限制等方面设置系统登录访问权限；加强信息管理人员及队伍建设，强化信息安全意识，减少人为操作失误；完善个人信息保护制度，建立健全医院信息管理标准规范，加强对信息管理工作的监督管理。

### （三）以患者和医务人员为中心，助推公立医院综合改革

杭州市公立医院内部"最多跑一次"改革除了倒逼医院内部自省自新从诊疗服务及管理流程上优化医疗资源供给外，还应将其衔接延深至公共医疗服务、医疗保障和药品服务与管理等系统，实现无缝整合，以助推公立医院的综合改革。以院内 HIS 为依托开发引入医保智能审核系统，在便捷医生服务的同时，实时监控医疗费用、服务项目及医嘱信息，发挥医保对医疗服务行为和费用的调控引导与监督制约作用；与医保部门建立双向信息反馈机制，对医保经办机构反馈至医疗机构的违规或不合理案例及时自查与解释，推动医保基金管理模式由粗放式向精细化转变。利用 HIS 对处方、医嘱信息进行审核与分析，以个人、科室、医院为单位及时反馈不合理药物使用情况，规范药品合理使用与管控。以"最多跑一次"改革深入撬动区域不同层级医疗机构之间的分工协作机制，畅通优质医疗资源下沉与双向转诊渠道，实现不同层级医疗机构间信息及资源的互联互通和共建共享，引导患者有序舒心就医，推动形成分级诊疗就医格局。

（撰稿：熊肇明、何　平　　审核：秦环龙）

# 第五章 医院文化元素与环境建设

## 第一节 文化元素与医院环境的关系

### 一、医院环境的构成

医院环境又称医疗环境,即医疗卫生机构开展健康照顾时的周围环境。医疗卫生机构在为患者进行医疗服务时提供的场所、营造的氛围以及医务工作者所展现的精神风貌等诸多因素,共同构成了医院的环境。现代医院管理已经把医院环境建设纳入直接影响医院社会竞争力的重要指标,公众进入医院后的印象可以决定日后对该医院的信任程度,而信任程度的高低直接影响医院在社会中的竞争力。患者对医院的印象从进入医院开始,并贯穿于整个医疗机构的全部流程。

医院环境可分为物理环境和社会环境两个层面:①物理环境是影响患者身心舒适的重要因素,包括医院的空间、温度、湿度、通风、噪声、光线、装饰等元素。②社会环境包括医院内人与人之间的关系(医患关系、病友关系、职工关系、群体关系等)、精神风貌、服务态度等元素。创造及维护最佳的医院物理环境和社会环境,对患者的康复是十分重要的。

### 二、医院文化环境的功能

医院是树,文化是根。加强医院环境的文化元素建设,其目的在于营造出团结创新、奋发进取的文化氛围,使医院职工在工作中受到润物无声的熏陶,成长为高素质人才,增强医院的凝聚力;使就诊患者获得温馨、细致、典雅的就医体验;

让医院展现出蓬勃旺盛的生机与活力，并获得长足的发展。医院文化环境主要包含如下功能。

## （一）医院文化的社会功能

### 1. 认知相应功能

医院文化的认知相应功能，是指医院文化主体与其存身的社会环境、文化体系和群际关系的交互作用过程中，获得相协调、相适应、相融汇的认知与认同的能力。它主要体现在 3 个方面：①认知能力。所谓医院文化的认知能力，是指医院文化对其所处社会环境的历史传统、文化氛围和价值取向的了解和认识。医院及其文化系统对社会文化环境的认知力越强，其整合程度就越高，便越能适应环境和获得认同。②相应能力。医院文化从根本上受制于其所置身的社会环境的作用并永远依附于整个社会及其环境之中，能动地随着外部环境的变化而使自己处于不断适应社会环境的变化，随时融入社会结构和社会关系之中并被社会文化所涵化，以获得社会文化的认同和谋求生机勃勃的生存场景与发展空间。③反映能力。医院文化的认知相应的功能目的，是要为自己提供一个进行文化选择、更新文化元素的背景，通过改变、转化、再生的反映过程推动医院文化从简单到复杂、从单体到整体、从低品位到高品位的递渐转化。

### 2. 辐射拓展功能

医院文化产生之后，不仅在行业系统内和医院群体中发挥特定的功能作用，而且还具有向特定人群、社会群体乃至整个社会广泛扩散辐射和传播拓展的功用效能。其主要通过以下几个途径实现：发散医院文化信息；传播医院文化成果；展示医院文化风貌。

### 3. 耦合协同功能

医院群体文化作为人类社会文化体系中的一个文化类群，起着十分重要的协同耦合作用。主要包括三个方面：①耦合作用。有史以来，任何社会文化都不可能缺失医院文化形态而存在，否则社会文化将是一个不完整的体系。同时，医院在客观化劳动和能动化创造的过程中，源源不断地产生并向社会输出新的文化元素和文化成果，并互化同一、耦合熔铸为社会文化的有效成分，以自己特有的文化形态补充和丰富着社会主导文化。②标志作用。医院不仅以其职业特有的语言、服饰、院名、环境等文化符号系统来区别于其他社会群体，而且主要通过特定的价值取向、行为标向、职业趋向、思维走向等文化范式区别于其他社会群体。同时，还可以根据医院文化的结构形态和本质属性的差异，把不同历史时期和不同国家、民族与地区的医院群体乃至不同层级的医院区别开来。③协同作用。随着社会分工的不断发展和医院组织社会化程度的提高，医院文化为医院群体及其成员营造了规范的群体生活环境，在更高层次上培养和塑造医院主体社会意识，使其发现自己所属组织的社会目的和社会意义，出色地完成自身的职业职能，达到自我价值与社会价值的统一。

### （二）医院文化的组织功能

#### 1. 导向指南功能

医院文化的导向指南功能，具体展现在价值指导、决策触媒和行为指南三个方面。①价值指导作用。它通过精神价值的引导和物质价值的制约，对医院群体及其成员从宏观群体和微观个体两个方面产生指导作用。一方面它决定着医院群体文化的目标性质、结构模式、历史定向和发展走势，为医院群体成员提供一种走向共同方面的群体意识和日常行为规范的指导方针；另一方面它指导着医院群体成员的角色心理、角色行为和角色互动，引导医院每个职位角色始终不渝地为实现医院目标、实践医院文化功能而奋斗。②决策触媒作用。医院文化作为医院管理的一种高级形态，对医院领导者和管理者的决策水平、决断能力、经营谋略、管理模式和指挥方式，及其个人在管理活动中的技巧、技能、才能和方法，有着举足轻重的影响。③行为指南作用。医院文化直接或间接地为医院职位角色不仅提供了行为模式、规矩章法，而且还为这些行为模式、规矩章法的实施提供了设施和手段，使医院每个职位角色在医院群体文化的氛围内自觉地以医院组织的宗旨、目标、信念来规整自己的行为。

#### 2. 濡化熏染功能

医院文化的濡化熏染功能，对医院主体的个性、气质、智力的形成及其社会化的增进，对医院群体的作风、形象、风尚、精神的获得及其人格化的确立，起着相濡以沫、熏染陶冶的关键作用。具体表现为两个方面：①教化陶冶作用。使每个的医院角色逐渐成长为"社会人""文化人"，成为热爱和弘扬医院文化的合格的社会成员。②医院群体的各种文化因素，内化为医院行为主体的意识和潜意识而统一外显为医院群体的精神风貌、信誉形象和行为作风，使医院群体行为表达为一种人格化的整体行为。

#### 3. 凝聚统合功能

医院文化的凝聚统合功能，通过文化力——医院文化能量的释放，构成医院组织赖以生存发展、独立自强和团结统一的内在力量，主要通过三个方面来实现：①向心力。医院文化以群体的要求、目标、利益、情感和意识等向医院组织成员和社会人群表明医院群体行为目的和意义，使之成为医院全体成员的心理向往和文化倾向，产生认同感和归属感。②调适力。它通过心理、人际关系、环境和思想文化层面的调适，促使医院内部的个体之间和个体与群体之间的关系和谐化，形成角色有序、关系协调的利益集体和文化整体。③凝聚力。医院文化的凝聚力主要通过健康向上的群体意识、文化传统、医院精神、价值取向、利益共识等方面进行直接的或间接的灌输传播，在组织成员的思想理念、心理情感、文化意识等层面发挥认知、趋同、感召和融合作用，转变为医院群体及其成员的精神支柱，使其凝为一体，为医院群体的生存发展而不懈地奋斗。

### 4. 规范自律功能

医院文化的规范自律功能是指医院群体成员共有的道德准则、行为规范和价值标准，内化为个人自律意识和自律行为，使医院群体及其成员在同一的规范内活动。主要表现在两个方面：①它把医学科学工作和医院管理活动中的共同性抽象出来，制订规则和规范标准，最终建构起医学实践的规范性和医院管理的标准化，有效地提高医疗服务质量和社会效益。②为建立和塑造医院角色的人格提供了标准。医院每个成员的个性尽管有差异，有着不同的选择和适应能力，但是在其作为具有医院角色特征的人格上，医院的每个职位角色不可能超越医院文化氛围所提供的标准和模式。

### 5. 激励催化功能

在医院文化系统中，人始终处于中心和主导地位，医院文化的激励催化功能特别强调最大限度地激发医院组织成员的积极性和首创精神，并把它作为医院文化构建的崇高宗旨和医院文化运行的重要动力之一。医院文化的这种激励催化作用具体体现在三种形式上：①它能够哺育医院组织成员强烈的自信、自尊、自豪的文化心态，以此来激发医院组织成员的行为动机，引导追求理想、培育忠诚品格和事业精神，并确立为之奋斗的坚定信念和主人翁意识。②为医院营造了和谐融洽的群际关系、人际关系和角色关系，使医院组织成员在这种文化氛围中产生舒畅感、信任感和依赖感，从而激发出精神饱满、士气高昂的工作热情。③以人为本的医院文化，把实现自己功能的出发点和立足点放在医院文化主体上，而不是把人当作医院文化的对立物或把医院文化的发展建立在对人的限制和约束机制上。它强调医院文化的构建和发展应建立在充分释放人的潜能上，着力培育医院角色一体意识和共识精神，唤起职工的高度责任感和事业心，激发职工对工作的主动性和创造性，使每个医院角色始终保持一种积极高昂的精神状态。

## （三）医院文化的本体功能

医院文化的发轫之初，归根结底依附于医学实践中处理人与自然、社会关系的生产方式，但当医院群体一旦获得自己比较完整的文化结构模式，便成为相对独立的社会存在，从纵向流传和横向交融两个基本方面形成"自己构造自己"的功能。

1. 承续传递功能

医院文化承续传递功能，是指把医院群体的文化形态保存下来并延续下去世代相传的社会过程。医院文化承续传递的基本方式有 3 种：①文化积淀。医院文化不仅充当了人类医学实践历史经验的记事簿和信息库，起到收集和固定、储存和表达医院文化信息的作用，并经过累积提炼、加工积淀为医院文化特有的文化形态，成为医院文化世代相传的遗传密码，使医院文化信息可以超越历史的时空、跨越时代的鸿沟永不间断地传递和衔接。②文化承接。医院文化承接是一种人的非遗传因子传递，即由一代传一代的教育和学习过程而获得的医院文化继承方式。一代一代地承接传递，使医院文化成为一个不间断的连续存在，这种承接的行为和过程及其功能与作用，永远与医院文化的生命状态同始终。③文化更新。医院文化的积淀和承接必定要以文化更新作为自己的归结。医院文化更新不是医院文化积淀和承接的结果，它把新的文化元素纳入现存医院文化的功能体系之中，是原有文化内容的进一步发展过程，也是新的一种医院文化元素的累积积淀的开始。由积淀 – 承接 – 更新到再积淀 – 再承接 – 再更新这个互相交替作用过程，构成了医院文化的传递承续、创新发展的动态效应，它是医院文化代代相传、生生不息的内在动力。

2. 整合同一功能

作为整体观念的医院文化，是通过对各文化要素、文化内容不断整合的过程，促使医院文化各部分间的功能协调与关系和谐，才形成较完整的文化体系。医院文化的整合同一功能主要包括 3 个方面：①结构的整合。同一于医院文化系统中的各种文化要素及其功能组合，并不是各文化因子的简单相加和内容罗列，而是通过有效的文化整合使医院文化的各文化元素之间彼此交错联系而形成多元互补、组合有序的结构模式，组构为超越并统摄任何单体文化元素的个性描述或内容罗列的功能结构和理论体系。②目标的整合。医院文化的目标整合作用，是通过科学地确定群体总目标和分层次、分等级地确立各科室、各专业、各职位的分项目标，并以医院群体文化的功能目标统领和协调分目标之间的功能关系，构成一个彼此协调、相互支持的目标网络矩阵和目标动态系统。③功能的整合。医院文化的功能整合作用，就是以其整体功能的统摄力和群体目标的指向性，统合调适个别文化元素之间功能个性的差异，消除功能关系的迟滞、阻抗的现象，遏制其损害、悖逆医院文化整体功能的越轨行为，形成互相依赖、交融、协同的功能整体。

### 3. 优胜劣汰功能

优胜劣汰是文化运行的重要功能，也是文化进化的重要机能，它能鞭策文化结构的改善和文化品位的提高。医院文化优胜劣汰功能的首要意义在于对传统医院文化的筛选扬弃。在传统医院文化之中，有生命力的和真善美的文化元素与丧失生命力的和假丑恶的文化元素常常搅拌在一起，而且有些已经落后于现实生活的医院文化因素，往往成为医院文化继续发展的羁绊。因此，不同的历史时期必定要对传统医院文化的元素、结构、形态，作出是与非的评估抉择、善与恶的筛选扬弃和好与坏的甄别取舍，使符合时代精神的优秀文化元素得以存续，丧失时代特征的文化元素得以弱化或沉淀。医院文化优胜劣汰功能的另一个重要意义在于促进医院文化的演化发展。它一方面依靠医学实践的创造活动和借助人类的改造手段，促使原有文化元素的品位优化而成为能够延续生存下去的文化元素；另一方面在医院文化不断创造的过程中，把新的文化因子植入现实的医院文化结构功能之中，促使医院文化中不同品位文化元素的交融相伴和共存相生，最终产生质的飞跃，完成向新质文化的再造重塑过程。

### 4. 兼纳融汇功能

所谓兼纳融汇，是指医院文化具有吸纳、融化、调和与耦合各种异体文化中营养成分的机制和品质。医院文化的兼纳功能，首先，表现为渊源于中华文化体系的医院群体文化，有史以来就不是顽固保守、自我封闭的僵死体系，而是具有兼善吸纳的开放精神和兼容并蓄的博大胸怀。这种兼容并蓄的优良品格至少可追溯到 2000 多年前的岐黄医学文化及其以后的由各家学说的文化溪流汇聚融合而为博大精深的中国医学文化体系。其次，医院文化的兼容精神和融汇功能，不只是简单同化和平面叠加，它是创生新的医院文化元素和文化形态，并调整融合为足以维持自身存在和不断演化发展的架构。总之，兼纳融汇功能蔚为医院文化的优秀品格，医院文化正缘此而保持自我群体的繁荣和发展，并形成一种自成体系、独具特色的文化形态和模式，在人类社会的历史长河中生生不息，永葆生命活力和勃勃生机，使世世代代的人民受惠无穷。

## 三、医院文化元素与环境建设的融合和统一

医院的文化元素与环境建设之间是和谐统一、相辅相成、互相促进的关系。一方面，通过合理规划、规范施工、精心点缀的美好医院环境，可以营造出温馨、静谧、富有感情的医院文化氛围。反过来，互助互爱、理解宽容、尊老爱幼、救死扶伤的精神文化食粮，会进一步影响和干预医院物理环境和社会环境的改善、

提升、装饰和升华。因此，在医院的建设和管理过程中，应该将两者紧密联系、同步设计、充分融汇。

# 第二节　把文化元素寓于医院环境建设细节中

## 一、人文文化元素在医院环境建设中的应用

随着现代医学模式的发展，医院对于患者诊疗效果的影响，不仅仅取决于医学技术手段，而且贯穿于医疗行为的全过程以及医院环境的细节中。医院环境的人文元素，是人与人、人与社会之间的和谐，包括医院人际环境、医院与社会公共关系的环境状况及心理状况。它具有引导、凝聚、激励、协调、辐射等功能。医院人文环境建设是构建和谐医院和医院环境建设的重要组成部分，能塑造医院的形象、传播医院的文化、提高员工的素质、铸就医院的精神，对促进医院的全面发展具有十分重要的意义。

### （一）以人为本的人性化医院环境建设理念

在科技高度发达的当代，环境的建设需更加注重满足人的情感需求，正如美国设计师普罗斯所说："人们总认为设计有三维——美学、技术和经济，然而更重要的是第四维——人性。"科技的发展和人的情感需求促进了医院的功能发展，因此，我们"从理解人的动机入手进而塑造形式"。

医院的环境建设应将人文文化元素贯穿始终，坚持以人为本、以患者为中心。"以人为本"体现三个方面：①以患者为中心，如患者公共空间宽敞明亮，方便快捷，导向标识清晰，流程顺畅；②以医务人员为中心，为高强度工作的医务人员提供完善便捷的工作、学习、研究、休息环境，提高整体的工作品质和效率；③以医院管理者为中心，本着节省人力、节省建筑空间、便于管理的原则。

要营造以人为本的优良医院文化环境，首先要树立社会主义市场经济下的新理念，把医疗环境和医疗技术看作有机联系的整体，从全局出发，努力营造以人为本的医院环境。医务人员应树立人本服务与权利义务相统一的观念，把对待患者的恩赐思想转变为服务思想，把"以看病为中心"转变为"以患者为中心"，切实改善医患关系。人性化服务是医院人文环境的集中体现，渗透到医院管理与服务的各个环节，在医务人员之间和医患之间营造出一种尊重人、关心人、爱护

人的文化氛围。我们要始终把医院服务和管理工作的重点放在人性化的服务上，从而精心策划并营造整洁、美观、安全、宁静、舒适、富有人情味和文化气息的医院环境。

以人为本的医院建设宗旨，应个性化地予以体现。例如，针对就诊时间长、利用仪器多、治疗过程复杂的疾病，且不同治疗方法和材料所取得的效果不同，这些就医者关心的问题，应提前在候诊区对患者进行答疑解惑。通过环境造型和色彩的配合，突出简洁、高雅、严谨、健康、安定感、生活化的医院环境格调等。再比如，在医院内开展"净化、亮化、绿化、美化"建设工程，为患者和医务人员提供优美舒适的就医、工作和生活环境。同时，通过问卷调查，深入了解并收集患者及其家属在日常生活中提出的需求和建议，开展便民服务，把需要送到患者的身边，以个性化的人文服务为患者增添精神食粮，彻底改善医患关系，使患者感受到人性化的服务和家一样的温馨。

为了把"以患者为中心"的人性化医院环境建设落到实处，可采取一系列行之有效的措施来提高医护人员的服务标准。如：聘请礼仪学校的老师来院进行礼仪知识讲座、定期举行医患座谈会，将文明用语做成标语等。医院领导班子可定期进行行政查房和医德医风查房，当面听取患者对医院和医护人员的评价，促进医护人员不断改进服务质量。通过推行规范化服务，增强患者对医院的信任感，提高医院信誉。

### （二）医院无障碍设施建设理念

习近平总书记强调："实现无障碍设施建设，是一个国家和社会文明的标志。"我国无障碍环境建设开展 30 年来，不断出台无障碍环境建设方案和管理条例。2004 年北京颁布了《北京市无障碍实施建设和管理条例》，2019 年底北京市卫生健康委编制了《北京市医疗机构无障碍环境建设专项行动工作标准》，以指导医疗机构进行无障碍设施整改，不断提升无障碍设施的规范化、精细化、常态化管理水平。

伴随着医院无障碍环境建设整改工作的推进，医疗机构的无障碍设施建设、管理及改造方面的共性问题也逐一显现。多数医院建筑建设年代久远，在设计之初缺少无障碍元素；部分医疗机构使用改造过的非专用医疗建筑或租用的非专用医疗建筑作为病房，未设置或不具备健全的无障碍环境设施；老旧医疗建筑受建筑结构安全或其他外部环境因素影响，无法进行无障碍设施的完善和改造；新建医疗建筑的无障碍设施维护使用不当等。因此，医院无障碍环境建设所面临的难题还需要逐一击破。常用的医院无障碍环境设施包括：残疾人无障碍通道、盲道、无障碍停车位、无障碍电梯、无障碍卫生间、无障碍洗手池、无障碍扶手、无障碍环境标识等。

## 二、空间建筑文化元素在医院环境建设中的应用

医院建设者通过综合考虑经济、技术和美学元素而最终塑造了建筑，而建筑反过来又会影响使用者的行为模式。医院建筑环境是医院在人们心目中留下的直观形象，是一个"凝固的雕塑"，是医院文化的代表和延伸。近年来，随着医院建设和管理模式的转变，我国医院设计的观念也在更新，逐渐提出了医疗建筑环境需满足患者生理、心理和社会需求的主张和理念。患者的身体疾病与心理状态有着密不可分的关系，良好的空间建筑环境有助于消除患者的心理压力，改善患者心境，增强机体的免疫力，使患者获得更早的康复。同时，医院空间建筑环境的优劣，也可直接影响医院的社会效益。

医院的空间建筑文化是一种新型的管理观念，已逐渐被大多数人所接受和理解。空间建筑环境不仅是思想政治工作的有效载体，同时还具有较鲜明的时代色彩。随着社会的发展和医院改革的不断深入，医院建筑文化建设已经成为医院现代化建设的重要组成部分，并在医院的持续发展和进步中提供永恒而稳定的竞争力。

### （一）医院空间建筑文化的基本需求

一般来讲，患者的首要需求是尽快到一家"高质量"的医院接受治疗，患者这种向往、期待、迫切的心理意向，除了要求医院满足患者就医的基本需求，还要具有良好的就医空间和建筑环境。

#### 1. 医院外围空间建筑环境

人对事物产生的第一印象往往十分重要，尤其是患了病的人，由于疾病的压力，往往怀着忧虑、急迫、沮丧的心情前往医院就医。患者对医院的初始印象与感受，直接影响患者对战胜疾病的意志高低和对医生的信赖程度。医院门诊大楼前的广场，常常是患者感受医院的第一个空间位置，也是非常重要的一步。一般可在门诊楼前规划较大的开阔空间，另设置绿化带或园林区域，从而从直观上缓解患者的心理压力。其次，应规划并设置能够满足患者和医务人员常规需求的大型停车场，从而帮助患者节省就医时间，提高就诊效率。此外，医院周围街道常面临着人多、车多、交通拥挤等复杂状况，因此加强医院附近街道的交通疏导和治安管理也显得愈发重要；若缺乏合理的交通管制，势必造成人车混杂和交通混乱，从而影响医院的外部环境，破坏医院形象。

2. 急诊空间建筑环境

急诊科的患者大多数病情都比较急，就医通道的便捷程度直接影响着患者的生命安全，抢救患者需要分秒必争，才能使患者多一份生存的希望。因此，急诊科入口通道应尽可能符合方便、通畅、快捷、直接的原则，以大大缩短抢救前的等待时间。同时，急诊科需设计专门的家属等候和休息区域，这样既能保障医生在治疗过程中不受到患者家属的干扰，又能使家属得到休息。

3. 门诊空间建筑环境

我国人口众多，医疗资源与西方发达国家相比显得更加紧缺，患者的门诊就医过程常常需要有一定的排队等候时间。因此，精心设计和规划患者候诊区的空间建筑和景观环境，可使人获得良好的心理感受，最大限度地避免患者和家属产生负面情绪。同样，门诊的挂号处、收费处、咨询处等职能部门应设计足够的建筑空间，并设置供患者或陪护人员休息的区域。门诊就医环境的好坏，对患者的心理状态及医患沟通效果有着极大的影响。患者由于病情带来的痛苦，会对候诊和诊室空间布局的不合理性更加敏感，也就更容易导致医患矛盾。此外，门诊还应进行功能区域的划分，避免患者跑冤枉路，尽可能保证在一个区域内就能完成大部分的诊疗过程，把关系密切的功能检查区域或科室放在一起，如体检中心、专家门诊、影像科等。

（二）医院空间建筑环境的人性化设计

向往自然是人类的本性，无论是从生理还是从心理上分析，优美的绿化环境对人，尤其是对患者的康复有极大的好处。室内外环境的绿化建设，是提高医院文化环境的重要手段，如采用室内盆栽、适地种植、中庭绿化、墙面绿化、阳台绿化等措施给患者提供赏心悦目、充满生命活力的景观，表现对生命的关怀，从而增强患者战胜疾病的信念。布局和设计具有艺术创意的室内与室外座椅、凉亭等，可让患者感受到愉悦与温馨，并提供舒适、具有生命气息的环境。除了自然景观之外，病房内可配置电视、电话、呼叫对讲系统、集中供氧系统、负压吸引系统、独立卫生间、24 小时供应热水、专职保洁人员等现代化科技设施和相应维护人员。

为了保障患者在恶劣天气的诊疗不受影响，应考虑建设连廊和无障碍通道，把门诊楼、急诊楼、病房楼、手术室、产房等连成一体，实现患者冬天冻不着、夏天晒不着。环境作为一种特殊的心理治疗手段，逐渐成为人们所关注的焦点，创造优美、舒适宜人的就医环境必将成为医院今后的发展方向。医院的家庭化、园林化、人情化空间建筑风格，将逐渐成为现代医院设计的热点。

## 三、美学文化元素在医院环境建设中的应用

美感能力为人类所专有，属于人的社会意识，它不仅仅是官能感受，而且是感官、想象、情感、思绪、意志等全身心共同活动的结果。因此，不能单纯地把美感看作感性认识。美感与感性认识的区别，就在于它蕴藏着人们的理想和追求，其中还包含着人们对健康长寿和生活幸福的追求。

### （一）美感与人类健康的联系

美感与人类健康的联系是由审美特性所决定的，愉悦性是美感的基本属性。愉悦能增进机体活力，益于健康。当客观事物美的属性，通过人的感官被感知后，会打动情感，使人心情舒畅。研究结果表明，随着美感的产生，人体的神经、呼吸、循环、消化、内分泌、肌肉、皮肤等系统都会发生一系列有助于健康的变化。客观世界的美是多种多样、缤纷斑斓的，对人类健康和疾病康复均会产生有益的影响。

### （二）医院的审美环境

#### 1. 生理性审美环境

它着重满足人的"躯体感觉"方面的审美需要。要求周围环境具有适合治病的优美景观、悦耳的声音、舒适的色彩、适度的光照、清新的空气、洁净而富有营养的食物等客观条件。这些客观物质条件，一方面可以通过感知来改善人的生理机能；另一方面通过良好的食物、空气、水源的供应来保障人体的基本需求，从而有利于身体的康复。

#### 2. 心理性审美环境

它着重满足人心理方面的审美需求，即情感和伦理方面对于美好的追求。它主要表现为医务人员对工作的热忱和周到，仪容得体、表情亲切、态度和蔼、语言温和、举止优雅、技术精湛等；也表现为医院工作秩序良好，人际关系融洽，各岗位配合默契等。这些条件能从心理上、精神上给人以美的体验，促进心境的安宁，从而在客观上起到益于治病和疗养的目的。

#### 3. 社会性审美环境

它着重满足人的高层次的审美需要，即人格受到尊重、受到重视的精神感受。社会上每一个人都有其自身的社会价值，即使生病的人也不例外。由于伤病，他们暂时不能或永远不能像自己以前那样，参加社会活动、扮演功能角色、创造社会价值，但是他们对于人格受到尊重和重视的期待仍然存在，而且在生病时这种

感觉会更加强烈。因此，患者在这方面的审美需求，需要医院的职工礼貌待人，尊重患者的人格，虚心接受患者的合理建议和意见，而且要尽量做到对待患者一视同仁，不厚此薄彼。

### （三）医院环境的美学建设

#### 1. 医院环境的整体规划要体现美学

医院的建设应从业务特点出发，从整体观念出发，在实用的前提条件下求美观。首先要抓好医院主体建筑一期工程的规划和设计方案。医院的一切建筑都应立足于满足实际需要而进行设计和实施，并通盘考虑庭院、楼宇、房屋的结构设计和布局，不能脱离治病或疗养的需求。此外，还要考虑整体建筑及房屋的良好通风和采光。同时，医院的环境设计、规划应使人感到赏心悦目，达到精神上的满足。

#### 2. 医院环境的具体布局要体现美学

布局美是美的形式表现，实际上是一种协调和节奏的美，包括空间序列的安排和色调的选择，都应从有利于治病出发。一般情况下，医生和护士的值班室应该设置在病房的中心位置，这样既方便患者有事及时找到医务人员，也便于医务人员随时掌握患者病情的变化并作出相应决策。病房的墙壁应选择比较柔和的色调，以利于患者保持相对平和的心情，一般不宜采用过度光鲜、刺激的热色。病床应及时更换床单和枕套，以保持清洁，使人感到舒心。病房内要留有活动空间，避免床位过度拥挤或空气流通不畅。医疗仪器、设备的放置，不仅要排列整齐，勤加擦拭，避免尘染，还应保证取放方便。

#### 3. 医务人员的医疗服务要体现美学

对医务人员来说，热忱周到的医疗服务实际上就是医疗卫生领域的职业道德美。医务人员和管理人员在工作中应急患者所急、想患者所想，尽职尽责地做好医疗服务工作，想方设法减轻患者的痛苦。医疗卫生事业之所以被视为高尚的职业，原因在于医疗卫生服务是一种利他行为，必要时医务人员需牺牲个人利益，用于服务他人。如果没有这种奉献和牺牲精神，就难以成为一名合格的医务工作者。医院对患者的服务水平高低，与医疗质量的高低往往是密切相关的。

## 四、色彩文化元素在医院环境建设中的应用

随着生活水平的提高，人们对生活质量的要求越来越高，特别是精神层面的需求。美好的环境使人感到愉悦、欣喜、舒适、轻松。同样，美好的医疗环境可

为患者提供舒适、平静、安全、宽松的环境，使患者消除紧张、恐惧心理，其中色彩的恰当运用显得尤为重要。大方庄重、明快的色调可在无形中体现医院的服务宗旨，室内色调还可直接影响患者的情绪、战胜疾病的信心，选择合理的色调有利于患者心态的调整。在医院原有建筑环境的基础上，恰当的色彩搭配，可体现科学与艺术的完美结合。

（一）医院室外环境色彩

医院外墙的颜色设计应与建筑物窗框的色调协调，可使用镂空围栏代替传统的围墙，从而给人带来安全、平静、祥和的心理感受。医院内应规划立体绿化带，绿化带内每隔一定距离设置暖色地灯，保证夜晚环境的温馨；在园林间的小路旁可放置休闲座椅，供患者歇脚使用；设置患者专用的康复锻炼区，锻炼区地面可设计为软胶地平以防止摔伤。优美的院内绿化环境，可为患者提供休闲、散步和锻炼场所，并帮助患者调整心态，增强战胜病魔的信心；和谐的色调搭配，可使医院环境充满生机、活力、喜悦之感。

（二）医院室内环境色彩

1. 门诊诊室和普通科室病房的色彩装饰

门诊诊室的窗帘宜选择浅色系，诊察床单可选择浅蓝色；诊室办公桌与诊室门色系均为木质本色；诊室设施摆放布局应简单、明亮、宽敞，使患者感到舒适放松。普通病房的墙壁可设置为乳白色，床单元为白色，使患者感到温馨宁静。

2. 特殊科室的色彩装饰

医院的特殊科室，如手术室、麻醉科、急诊科、ICU 等部门，由于其严肃、紧急等固有属性，色调搭配宜选择偏肃静、纯洁的色系，包括墙壁、门窗、床单元、窗帘等颜色。此外，妇产科和儿科病区的色彩搭配应以暖色系（如粉色）为主，以凸显温馨和关爱的氛围。暖色调能改变产妇及儿童对医院的恐惧，消除紧张心理；肿瘤科病区走廊摆设绿色盆景植物，可以调节患者的心情。

（三）医院楼宇大厅环境色彩

医院门诊和住院部的入门大厅，墙壁、地面和候诊椅的色彩宜明亮、整洁、宽敞。大厅内可适当摆放绿植、便民服务架、鲜花等，给人以清新明快的感觉，使患者及家属消除陌生和恐惧感。

### （四）护理人员服饰色彩

普通科室病房护理人员的服饰应以白色为主，给人以纯洁、安静的感受。妇产科和儿科护理人员以暖色调（如粉色）为宜，可以调节孕妇情绪，缓解儿童对医院的恐惧感。手术室护理人员的服饰可设置为绿色或蓝色，给人冷静、理智的感觉。急救中心的服饰可设置为绿色，象征着生命的绿色通道。医院办公窗口、收费窗口、导诊、药房人员可根据需要选择恰当颜色的服饰，给人热情柔和、平易近人的感觉，更加促进医患关系的和谐。

## 五、人才文化元素在医院环境建设中的应用

现代医院之间的竞争，实际上是医院之间人才的竞争。一个医院发展兴旺与否、人气聚集与否，引进人才、培养人才和使用人才起着关键的作用，这也是人才文化环境建设的必要性所在。从医院长远发展的角度来看，其发展前景很大程度上取决于人才的合理引进、培养和使用，这就需要转变观念，建立一个健全的激励机制，创造一种有利于人才成长的良好文化氛围。实施"引进来、走出去，以人带科、以科兴院"的战略举措，即通过人才的引进培养，创建特色科室，以特色科室实现科技兴院。为广纳人才、留住人才，医院可出台一系列相关措施，包括进修员工的优待政策，引进人才的安家费、住房补贴、配偶工作、子女入学等优待政策等。在引进吸纳各种高水平技术人才的同时，还应注重本院医务人员的继续教育和业务培训工作。

为强化职工的竞争意识、危机意识，激发进取精神，医院可制订相应的奖励政策，鼓励广大医务人员结合临床实践开展科研和技术创新。针对医生、护士和管理岗位等不同类别的职工，成立监督检查小组，严格进行有效测评和考核。同时，医院管理应实行人员优化组合，做到"能者上、平者让、庸者下、劣者汰"，真正实现人尽其才、才尽其用的用人格局。

一个患者走进医院，最重要的目的就是找一个技术好的医生为自己治病，尽快恢复健康；一所医院面对激烈的市场竞争，追求的最大目标就是迅速提高医务人员的技术水平和综合素质，增强医院的核心竞争力。因此，一个医院长足发展的关键，是要有一大批高水平的医技人员。

## 六、沟通文化元素在医院环境建设中的应用

如何预防和化解医患纠纷冲突，是上至医疗卫生行政部门，下至普通老百姓关心的重要话题之一。作为医务人员，如何从自身寻找原因并解决问题，为缓解医患矛盾尽一份力，是不容回避的责任。

### （一）导致医患关系紧张的主要因素

#### 1. 医患之间沟通不畅

绝大部分的医患矛盾，是由医患沟通不到位、不恰当或不充分导致的。可见，医患沟通不畅是导致医患双方关系紧张的关键因素。一旦医患关系紧张，患者将对医护人员缺乏信任，无法建立信心、配合治疗，继而难以获得良好的疗效；医生为了防止误诊或诊断不清，则更加强调全面的医疗检查，继而可能加重患者的经济负担，特别是经济困难人群。

#### 2. 医患双方信息不对称

医疗之间信息的不对称性，是造成医疗矛盾的另一个重要因素。在医患之间有限的沟通时间内，患者想了解的关于疾病的信息，医生往往很难全部表达清楚；而医生所讲的，患者又不一定能完全理解，因此导致医患之间对于疾病的认知差异。

#### 3. 潜在的医疗腐败现象

很多患者对医院的不信任感可能源于听说或经历过医生收红包、拿回扣等医疗腐败现象。因此，患者在自己就诊的过程中，可能会怀疑医生存在主观误导患者花费、买药、手术等现象，继而可能产生医患隔阂、矛盾和纠纷，甚至导致有些经济困难的患者对医院望而却步。

### （二）加强沟通是改善医患关系的重要一环

和谐医患关系的前提是医患双方的充分沟通、相互信任、相互理解。良好的医患沟通，既是患者的需要，也是医务人员和医学发展的需要，是医院现代化管理的具体体现。

#### 1. 医务人员应转变错误的行医观念

随着社会的发展和进步，各行各业的服务理念都在改进，服务方式也在改善。然而，传统的"求医"观念在不少医务人员的潜意识中仍未消除，认为医生的地位高于患者，错误的认知导致医务人员态度高傲、说话语气生硬、服务不到位，继而严重影响医患关系。因此，医务人员应转变错误的行医观念，放下"架子"，

变垂直的医患关系为平等的医患关系。医务人员应充分认识到，是大量患者提高了医生的临床水平，成就了医生的美好事业。

2. 建立"一对一"持续的医患关系

入院接诊、诊疗全程、长期随访复查，提倡医患之间形成一对一的固定关系，建议实行首诊医生负责制。这样不仅可以使治疗更有连续性，还可加强医患沟通，促进相互间的情感交流和相互信任，利于疾病的诊疗。

3. 医患沟通过程应避免的问题

语言作为人们表达思想、交流感情、传递信息的工具，在医患沟通中有着非常重要的作用。在医疗实践中，医务人员在工作过程中容易发生如下问题，应注意规避：说话生、冷、硬、顶；对自己不熟悉、不确定、不专业的病情主观臆断；不顾及患者的感受和情绪，不分时间、地点，有意无意间说出带有刺激性的话，使患者感受到心理上的伤害；或在患者不理智、不冷静时出言不逊，厉言回击，以泄气愤；随意评议其他医务人员的医疗行为，对其他科室或医院进行有意贬低；缺少辩证思维和严谨作风，说话不留余地，亦可造成不良影响。医疗活动中有不当的地方，未及时道歉，使小的不满意不能化解；不能及时向患者进行解释说明和疏导，造成误解等。

4. 杜绝医疗腐败

拿回扣、收红包等医疗腐败现象是导致医患关系紧张的原因之一，也使一部分患者对医院和医生望而却步。一个饱受病痛折磨的人，千里迢迢前来就医，身体痛苦、家庭贫困，再考虑到给医生送红包，就愈发体会到精神上的脆弱和无助。试想，患者如果有这样的心情，医患关系怎么会和谐，病情恢复怎么会顺利？

作为医务工作者，应该携手努力，牢固树立为患者服务的宗旨和理念，重视医患关系的改善和维持。加强医患沟通，倡导人文关怀，重视心理疏导，维护医患关系，增进信任理解，化解医患矛盾。

## 七、品牌文化元素在医院环境建设中的应用

随着我国医疗服务市场、社会医疗保险业等的变化，国有医疗机构将面临医疗服务市场新的发展机遇与挑战。国际独资、合资医院以其管理和资金的优势，将逐步侵入国内医疗服务市场，对国内各大医院造成较大的冲击；加之医保的全面推行，患者流向的改变，使医院之间的竞争日益加剧，市场运行机制的规律也同样适合于医疗服务市场。面对竞争，必须按社会主义市场经济规律的要求转变观念和思维方式，调整医院管理结构，树立医院品牌形象，注重医院环境建设，

主动适应并开拓医疗服务市场，制订并实施面向新世纪的医院品牌发展战略，从而在汰弱留强的激烈竞争中取胜，寻求更大的发展空间。

（一）明确医院品牌建设的重要性

各行业都在树立自己的品牌，企业把品牌作为其发展的生命线，将品牌策略贯穿于经营活动的始终。医院同样也处在市场运行机制和规律的调控之下。患者作为特殊的消费群体，已经成为医院命运的重要影响因素之一。哪家医院或哪个医生医疗水平高、质量可靠、服务优良，就更容易获得患者的认可和选择。而信息技术的高速发展，使医院的品牌效应产生了巨大的影响，而交通的便捷又扩大了患者择医的选择范围，因此医院要想立于不败之地，就必须在患者心中树立良好、持久的品牌形象。

国务院办公厅于 2000 年 2 月 21 日颁布了《关于城镇医药卫生体制改革的指导意见》，它所提出的十四条改革措施内容丰富，涉及医疗卫生领域的诸多方面。具体来讲，它明确了卫生工作全行业管理，医疗机构分类管理，卫生资源配置的宏观管理，医疗服务体系和预防保健体系改革，公立医疗机构内部运行机制改革，医药分开核算、分别管理，以及财政补助范围和方式，医疗服务价格和药品价格等方面的改革政策和措施。这些改革措施不但关系到人民群众的切身利益和建立健全社会保障制度的全局，而且直接影响我国卫生事业的发展格局，影响各级医疗机构的发展战略。另外，自我国加入 WTO 以来，市场医疗进一步开放，国外资金逐步进入我国医疗服务市场，这必然在成本、技术、医疗服务市场等方面与国内公立医院展开竞争。国外保险机构的涌入对我国医疗机构也形成了更加严格的监督和约束，甚至扩展到了更广泛的法律层面。

为了更好地适应医疗市场竞争的冲击和影响，医院内部的品牌文化建设和改革必须是彻底的、有效的。归根结底，所有的医疗改革措施其目的都是更好地服务于患者的需要。这就要求医院管理者以发展的眼光看待医疗市场，进行充分的市场调研，综合辨别各方面信息，制订科学合理的医院品牌发展战略，树立良好的医院品牌形象，从而在激烈的市场竞争中取得主动地位和领先优势。

（二）新形势下医院品牌文化环境的建设要点

公立医院的品牌传播是沟通医院和人民群众的桥梁，大众通过品牌传播可以更好地认知和感受医院的技术、服务、文化、价值观等。医院通过品牌传播则可以更好地了解受众的感受和评价，并将医院的核心价值传递给受众，从而建立品牌忠诚度和美誉度。品牌的传播过程最终将医院和大众有机地联系起来。那么，在现今新旧媒体相互交融竞争的复杂媒体环境下，如何进行品牌传播，成为公立医院应变策略中的关键一步。新媒体环境下，公立医院品牌传播的实质是利用各种传播手段与大众进行全面交流、精准交流、个性化交流及危机预警，进而持续优化品牌形象的过程。

品牌文化环境的创建，不是单纯的关注口碑或者吸引大众的注意力，还涉及医院管理的方方面面。良好的品牌文化环境是医院持久发展的不竭动力，需从医院的内涵建设着手，制订切实可行的策略和措施，常抓不懈，使医院品牌形象长久屹立。主要包括以下品牌传播策略：

1. 整合传播策略

品牌传播已进入整合传播时代，即采用多种传播手段，如广告、公众号、服务号、公关等，以集体整合的方式完成传播，达到品牌信息传播的目的，这就要求医院有针对性地进行品牌传播的策划。

（1）医院需要对自身的整体品牌和内涵进行明确定位，确定自身品牌的核心价值观，从而建立清晰的品牌定位。使用精简的方式传播品牌的核心主张和核心文化理念，并持续、定期予以宣导，使民众从言简意赅的概念中理解品牌的属性、价值和特性。

（2）医院要进行资源优化整合，包括对医疗技术、人才、服务、设备、资金等各方面资源的整合。其中，人才起到决定性作用，应围绕口碑好、技术高的专家，对其所在的团队、科室进行重点传播，以期形成代表性的品牌优势。

（3）选择多种不同类型的品牌传播载体，进行全方位的品牌传播，要选择与目标受众群体具有高度关联度和亲和力的品牌形象载体。对于如何选择品牌传播载体，许多医院都进行了相关的尝试，例如推出品牌科室的"形象代言人"，以方便群众铭记并增强品牌形象。这样不仅可增强医院医护人员的组织归属感，同时也可提升医院品牌的亲切感，使群众便于联想、易于铭记，拉近医患距离，展现医院代表性的医护形象。

（4）互动参与是保障医院品牌文化有效传播的有效方式。医院在选择新媒体作为品牌传播媒介的同时，还要重视受众群体的固有认知习惯，不能放弃院报、宣传册、平面媒体和电视等传统媒介的辐射效应。利用新媒体作为辅助，可进一步扩大传统媒体的覆盖面，从而达到提升传播效果的目的。医院纸质类品牌文化资源，如院报、院刊或宣传册等，可在网络和自媒体平台上提供电子版本；在报纸、电视上所刊登的新闻内容，可编辑成网络版用于广泛传播阅读。通过多种传播方式的整合，使更多的受众群体能够及时接收品牌信息，获取品牌忠诚度。

2.精准化传播策略

信息高度发达的当代，通过大数据的精准分析，可使品牌传播避开传统媒体的大海捞针式、广撒网的宣传模式，逐渐转向精准化的传播策略。将医院新媒体平台，如服务号、订阅号等打造成传播品牌文化的核心平台。同时结合其他类型的传播媒介，打造多样化、有针对性的品牌传播体系，让受众群体能够根据自身需要，有针对性地选择所需要的信息，实现精准、深入的品牌文化传播。

首先，需要将受众的患者群体分为不同类型，充分了解不同人群对不同传播媒介的接受程度。例如，利用大数据分析技术，可了解患者在就医或体检过程中的疾病类型、健康状况、生活习惯等基础信息，然后有针对性地为其推送健康咨询和医院专家团队等相关信息。通过公众号定期发布医疗信息，向不同人群推送不同科室医生的坐诊时间；在流感易发期给患者推送正确的预防措施及常备药品；利用公众号平台，为患者提供门诊服务、住院服务、个人中心等服务模块。其中，门诊服务模块包含预约挂号、充值缴费、报销结算、检查预约、自助查询等内容；住院服务模块包含自助入院、充值缴费、自助出院、一日清单、自助查询等内容；个人中心模块包含实名绑定、医护联络、就医指南、微官网、历史查询等内容。不同模块的内容还应根据需求进行更新和调整，帮助患者解决使用过程中遇到的问题。此外，还可通过公众号定期发布健康科普知识，达到让群众全面认知和接受医院品牌的效果。利用新媒体平台传播信息的即时性、便捷性等优势，可以不断激发群众的参与感，从而实现精准化打造品牌效应的目的。

3.互动传播策略

品牌的互动传播策略，是新媒体所具备的明显优势。在公立医院品牌文化传播的过程中，大众与医院是处于平等地位的。与传统的信息传播媒介相比，互动传播使患者在接受品牌信息的同时能够主动表达自身诉求，从而更准确地获取所需要的信息或服务。

互动传播策略，使品牌传播成为一种双向的互动交流，在医院准确了解患者需求的基础上，使患者能够直观地获取品牌文化所包含的信息内容，从而使医患关系更加和谐。目前很多大型公立医院在品牌文化传播时，都用到了互动传播策略。比如，印刷疾病预防手册、举办义诊等公益活动、健康科普宣教等方式。此外，在新媒体环境下，可将医院的重要科研成果、感人事迹、典型案例等进行快速传播和宣传，进一步拉近患者与医院品牌文化之间的距离。

目前，我国许多公立医院已开始应用医院官网、院内触摸屏、服务号等新媒体手段对患者的反馈意见进行收集。就诊患者可依据自己的就诊体验，对医务人员的医疗服务进行评价，医院相关部门可根据后台反馈信息，及时与科室或医生进行沟通并制订改进方案。这种方式有助于建立起患者与医院沟通的桥梁，从根源上了解医疗服务存在的不足之处，从而帮助持续改进医疗服务质量，提升医院品牌影响力。

4. 个性化传播策略

医院的品牌文化具体可包括标识品牌、技术品牌、服务品牌、文化品牌等内容。国内同级别的公立医院多数具有一定的相似性，如果不能在品牌的定位和表现形式上突出个性化的特点，那么品牌文化的传播就难免千篇一律、缺乏创新。医院品牌个性化传播的关键在于，充分利用各种新媒体平台，借助热点事件，进行新闻策划，推动个性化的品牌文化传播。比如医院将监控录像中一段关于医务人员通过心肺复苏，抢救一位电梯口突发心梗患者的视频，通过网络、微信、微博等新媒体进行快速传播，可能会获得广泛的网络好评。

5. 医院品牌自律和危机应急处理

由于新媒体所具有的多元化、交互性等特征，医院在品牌传播中也面临着新的挑战，比如信息传播者对于新媒体的可控性较差。由于新媒体的门槛低、传播快、变数多，所以更容易出现网络不良舆情，需及时、有效地处理。这就需要医院统一管理品牌传播信息的发布，并建立一套成熟的处理网络突发事件的应急预案和相关制度，随时随地做好行业动态及品牌信息的监测。此外，医院应重视员工的强化培训，使每位员工都具有品牌公关的高敏感度。新媒体时代尤其要强调的是，医院的品牌文化只有在医疗质量过硬、服务品质优良的前提下，才能将品牌危机控制到最小。

## 八、制度文化元素在医院环境建设中的应用

没有规矩，不成方圆。好的管理制度可以促进医院的良性发展，制度文化作为医院文化环境建设的一个重要方面，对医院的可持续发展起到重要作用。同时也可以把看不见的价值观和行为方式变成看得见、摸得着、可操作的制度形态。这些规章制度体现着医院管理的整体素质，是医院全体职工的行为准则。用制度规范广大职工行为，并紧密结合医疗业务工作，做到年有目标、月有计划、周有落实，形成健康向上、积极进取的内部环境。全院工作人员的言行受到制度的约束，做到有章可循，有度可依，从而提高全院职工的思想素质和主人翁意识，促进医院文化建设的健康发展。应着力加强院风院纪管理，可通过多种渠道报道和弘扬先进典型和优秀事迹，使制度文化成为医院发展的强劲推动力。新形势下加强医院制度文化建设的对策主要有：

1. 重视医德医风教育

医德医风是医学伦理道德的精髓，是医疗活动的重要支柱，是医务人员的立身之本，是增强医患信任的基础，是抵制不正之风的屏障，是医疗质量和医疗秩序的有力保障。良好的医德医风是医院生存、发展，乃至获得经济效益的重要"生命线"。现代医院只有以优良的医德医风为本，才能牢固树立品牌形象。医德医风品牌是医院品牌中最重要的元素，能带动医院诚信品牌、服务品牌、质量品牌、特色品牌的建设，是医院在有中国特色的社会主义市场经济条件下赖以生存和发展的重要基石。医德医风建设还能够内化成资本，转化为竞争力，甚至比有形资产的作用更重要。竞争是市场经济的必然要求，医院之间、科室之间、个人之间的竞争要以服务患者为宗旨，遵循"有利、尊重、公正、互助"的原则，外塑良好的医德医风形象，内强医德医风素质，使医院良好的医德医风形象对社会产生辐射作用，以求长远发展。

医院职工的价值观念、行为规范、知识程度、科技水平和业务能力等都是职工整体素质的具体表现。因而强化职工教育，不断提高医务人员整体素质也是加强医院素质环境建设的一个重点。①要以培育"四有"职工为目标，用先进的科学政治理论加强职工思想道德教育，培育医务人员正确的道德情感，努力形成文明行医、廉洁行医的良好氛围，激励、鼓舞全体员工敬业爱岗、无私奉献、争创一流。②要继续完善制度建设，用规章制度规范全体员工的行为，用监督约束机制确保制度的落实。③要倡导员工间的文明竞争，开展形式多样、针对性强、有群众基础的劳动竞赛，鼓励岗位成才，以此激发职工的积极性和创造性，提高员工的业务技能。制订激励措施，鼓励员工通过多种形式和途径不断提高业务水平。④积极组织员工参加各种文体活动，丰富员工的文化生活，提升员工的精神面貌。要开展寓教于乐的文化活动，使大家在活动中得到先进文化潜移默化的教育，促进职工素质的全面提高，促进他们以高度的使命感和强劲的开拓精神去推动医院的健康发展。

2. 加强干部作风建设

院级、科级领导是医院职工的代表，其形象在一定程度上反映和影响着职工，其行为是职工的楷模，对职工的形象塑造有潜移默化的作用。要切实解决领导干部的思想作风、学风、工作作风、领导作风和生活作风等方面存在的问题。领导干部要深怀爱民之心，善谋利民之策，多办利民之事，真心诚意为群众谋利益。只有做到了领导关心群众、上级关心下级，吃苦在前、享受在后，时时、事事、处处为群众、为属下排忧解难，才能使职工感受到体恤、依托、归属感，从而将自己与医院融为一体，共存亡、共兴衰、共荣辱。领导干部要通过摸实情、听意见、求计策，集中职工的智慧，充分发挥职工的聪明才智，团结一切可以团结的力量，才能更好地动员群众、组织群众、领导群众、团结群众去完成医院各项任务，为实现医院的发展目标共同奋斗。

3. 全面监督，不断优化党风廉政环境建设

抓好党风廉政建设，重在预防，而预防的关键在于实施广泛监督。①落实党风廉政建设的主体责任和监督责任，明确一岗双责，确保在抓好业务工作的同时，必须抓好对分管范围或科室的党风廉政建设责任制相关工作。②强化权力监督，重视群众的监督和评议，认真执行领导干部个人事项报告制度，对"三重一大"事项统一进行集体研究再决定。③加强干部廉政管理，从公务接待、婚丧嫁娶、公车使用、公款吃请旅游、公款送节礼等方面提出一系列禁令，形成规范权力运行的长效机制；实行公开招标，严格依法采购，对涉及职工切身利益的项目，在职代会上实行民主表决制，确保院务活动公平、公正、公开。

4. 健全制度，不断完善党风廉政建设的政策保障

党风廉政环境建设的法规制度必须不断完善和发展，才能减轻盲区和死角。①开展患者满意度调查工作，将收集的患者问卷调查及时反馈给相关各科室。②开展行风民主评议工作，有效推动干部职工增强服务意识，提高服务质量，提升群众满意度。③不断探索和配套完善，推进党风廉政建设工作在继承中发展，在创新中提高。

总之，党风廉政环境建设工作事关事业的成败，是一项长期的系统工程。医院加强党风廉政建设工作，既是认真贯彻党的基本路线的必然要求，也是凝聚人心加快发展的客观需要，更是政治责任和历史使命。党风廉政环境建设是预防和治理腐败的重要举措，也是加强队伍建设，推动各项工作不断上新台阶的关键所在，要从思想上高度重视，从行动上贯彻落实党风廉政环境建设的各项制度，从措施上不断完善和创新，切实加强医院党风廉政建设工作，才能更好地促进医院健康稳定发展。

## 九、中医药文化元素在医院环境建设中的应用

医院作为医药文化元素继承和创新、展示和传播的重要场所，在医院环境中加强中医药文化元素，有利于巩固中国传统医学的基本形象，提高医院的核心竞争力，提升患者就医过程中的精神归属感，保持发挥中医药学科的特色优势，满足人民群众对中医药领域的不同需求。因此，医院应承担起传承和创新中医药文化元素的责任和义务，适度营造中医药文化氛围，积极展现祖国医学的魅力与风采，

使医院环境建设成为中医药元素的文化阵地和传播载体。主要可从如下方面入手，展现中医药元素在现代化医院中的独特风采。

1. 外观环境凸显中医药元素

中医科室可布局富含中医药内涵的楹联和走廊中医药文化宣传栏，塑造中医科室别具特色的环境。中医医院可以仿古琉璃瓦飞檐、门楼、梁柱、六角"屏风亭"等特色建筑来凸显中医药文化元素。

2. 内部装饰体现中医特征

中医科室的候诊间和诊室可注重古色古香的装饰风格、仿古桌椅，透露典雅书卷的气息；楼梯、走廊可悬挂中医知识、中药知识、中医故事、中药趣事、中医养生等系列宣传画，举步抬头间就能触摸到中医药文化的灵魂。中医医院的门诊大厅，可通过古代名医故事浮雕墙使人寻觅中医历史的踪迹，寻找漫长岁月的记忆。

3. 医院或科室标识体现中医内涵

院徽是医院标识中的重要基础要素，中医医院可通过独特的院徽设计，展示中医博大精深的文化底蕴和秉承传统、发扬光大的恢宏气势，鲜明表达出中医学与中医文化元素的交融，并突出地域特征。综合医院的中医科室可将中医药文化元素广泛应用于指示标牌、办公用品、宣传用品、服饰等方面，为科室树立良好的中医药形象。

4. 积极传播中医药文化相关知识

通过讲座、义诊、健身演示、文艺表演、知识竞赛等形式，在电视、报纸、广播、期刊、网络等媒体上开设专题、专栏、专版。例如，参加电视台举办的中医药专题栏目；在报纸媒体上开辟专栏介绍中药的识别与功效、中药煎煮常识等；在网络媒体上以科学的态度、严谨的学风介绍正确的保健方式；还可利用橱窗展柜、触摸屏、视频网络等方式来扩大宣传。

5. 多种形式提高中医药文化认同

从贴近百姓生活的角度出发，开展"进社区、进乡村、进家庭"等科普活动，为群众带去正确的养生保健知识、"治未病"的中医理念和疾病的早期预防知识。组织中医药领域专家到学校、企业、街道等地方义诊和传授中医药知识，帮助老百姓认识、了解中医药。

6. 突出中医的诊疗特色

诊疗特色最能体现中医的内涵。患者选择到中医医院或中医科室就医，就是希望能得到真正的中医诊疗服务。因此，营造中医药文化氛围，除在外在环境建设上下功夫外，应特别注重在内在环境上突出中医特色的诊疗，加强中医药特色疗法的传承，如中医正骨手法复位、中药足浴、中药穴位敷贴、针刺灸法、推拿手法等等，通过中医药"简、便、廉、验"的独特优势为患者提供更好的特色服务。

## 十、信息和网络文化元素在医院环境建设中的应用

在现代计算机网络技术快速发展的背景下，社会经济也得到了较大的提高，随之加剧了各个行业之间的竞争。同时，由于人们的生活质量得到了提高，对医疗服务质量提出了更高的要求。在这样的背景下，医院为了能够有效提高管理水平和服务质量，便引进了先进的计算机网络系统。要想建设成现代医院，主要包括计算机和数据库、网络系统等几个方面的建设。同时，还应该不断强化医院计算机信息系统的管理，不断转变经营理念，提高医疗水平。

### （一）医院信息化环境建设的重要性

在现代网络信息技术快速发展的背景下，为了推动医院管理更加规范化、科学化，需要根据医院发展的实际情况建立计算机信息网络管理系统。通过构建医院计算机网络信息管理促使医院管理更加科学合理化，从而有效提高医院的医疗水平，增强医院发展之间的竞争力。这样不仅能推动医院更好地发展，同时能为我国整个医疗事业创造更加良好的条件。所以，在信息环境下强化医院计算机信息系统管理具有非常重要的作用，具体表现在以下几个方面。

1. 实行资源合理配置，提高经营效率

医院在不断的发展过程中，人力、物力、财力都是非常重要的因素。然而，在以往的医院管理过程中，虽然投入了众多的人力、物力和资金，但多没有取得较好的经营效益。计算机网络技术不断发展，并逐渐渗透到医院的管理过程中，推动了医院朝着自动化、智能化的方向发展，为医院节约了大量的人力和物力，有利于医院在竞争激烈的环境中占据优势地位，从而实现医院优势资源的合理配置，提高医院的经营效率。

2. 实现医院信息整合，提高医疗质量

医院日常的发展过程中，医务人员不断搜集对医院发展有用的信息，对其进行处理，最后再根据实际情况制订出科学合理的决策。医院通过应用计算机网络信息系统，能够更加快速准确地获得各类信息，为医院所有工作人员查找信息和利用信息提供了方便。在这样的条件下，有利于提高医院的整体发展水平，推动全国医疗事业更好地向前发展。

3. 推动医院现代化建设，提高医院管理水平

在现代计算机网络技术快速提高的背景下，我国医疗水平和人们的医疗保障状况也发生了较大的转变。计算机网络技术被应用到当前医院的各个环节，主要包括医疗研究、医院行政管理和治疗等各项事务，这样有利于所有医务工作人员更加快速地获得信息，同时有利于医院管理者根据实际情况制订出更加规范合理的决策。这种现象能够确保医院在长时间的过程中更好发展，推进医院快速进入现代化的建设过程中。

### （二）加强医院信息化建设的策略

计算机网络技术的应用，促进了医院日常管理的科学和规范化。同时，这种情况有利于医院更加健康地发展和我国整个医疗卫生体系的发展。因此，为了有效提高医院的医疗质量和技术水平，确保医院在竞争激烈的环境中占据优势地位，为社会创造更多有利的价值，就必须加强医院计算机网络系统的管理。其中具体的措施主要包括以下几个方面。

1. 加强医院信息化队伍建设，提高医院管理水平

当前，在医院的计算机信息管理系统中主要包括各类医疗信息和医院行政管理资料等，从而成为医院信息系统管理的重要组成部分。这些信息基本上反映了医院接收患者和医院日常发展过程中的综合情况。医院的良性发展与信息系统具有非常密切的关系，所以医院计算机管理系统必须准确有效。为了达到这个目的，医院管理者应该从医院发展的实际情况出发，不断提高医院信息管理人员的综合素质，如：业务管理技能、工作态度等，不断壮大医院信息管理系统力量，让医院所有工作人员都能够更好地应对日常工作中出现的问题。

2. 构建适合医院发展的信息化管理体系

计算机信息管理内容主要包括医院财务管理、门诊接收患者情况和患者住院情况等各类信息，这些信息与医院的经济发展情况密切联系在一起。因此，在现代信息网络的环境下加强医院计算机信息系统管理，便需要构建适合医院发展的计算机信息管理体系。这个体系需要医院不断搜集掌握发展过程中的信息，并且对各类信息进行合理的整合；同时医院管理者应该在规定的时间内不断上传医院发展的基本情况，让医院所有工作者和外界人士能够更加清晰地了解医院的发展情况；更重要的是这个网站上的信息应该包括医院的医疗设备情况和各类医疗技术等，从另一个方面起到医院宣传的作用。公开透明化的管理系统，能给人们的日常生活提供更多的方便，有效提高医院的社会价值。

### 3. 提高医务人员整体计算机水平

医院的计算机信息管理系统在应用的过程中需要由医院工作人员进行操作，所以是否能让计算机信息系统最大限度地发挥作用与所有工作人员的计算机水平有着非常密切的关系。为了确保医院计算机信息系统最大限度地发挥作用，则需要不断组织医院所有工作人员参加计算机基础知识培训，不断提高医院所有工作人员的计算机水平，以便更加熟悉医院日常管理工作中所涉及计算机信息系统操作知识。充分调动医院所有工作人员的工作积极性，有效加强医院的现代化管理水平。

### 4. 及时升级改善医院计算机信息系统

在现代社会经济不断发展的背景下，人们的生活质量不断提高，从而对医疗质量提出了更高的要求。在这样的条件下，国家也越来越重视医疗机构的发展情况，并且制定了科学合理的医疗保险制度。很多医院在发展的过程中根据国家制定的新医疗保险制度设计了新的信息管理系统，以便更好地满足医院工作人员的需要。例如：由于新的医疗保险制度的实施，人们在不同地区的医院进行就诊，患者可以根据收费凭据到医疗保险缴纳地进行报销，这就需要医院工作人员不断优化信息网络系统；同时，在医院的日常发展过程中应用计算机信息网络系统，可以创建医生与医生、医生与患者之间沟通的网络平台，有效加强医生与医生、医生与患者之间的沟通和交流，为提高医院工作效率创造良好的条件。

### 5. 切实做好计算机信息系统网络安全维护

医疗卫生事业关系着全国人民的生命健康，对各个家庭都起着非常重要的作用。在应用计算机信息系统的过程中，应通过加强医院计算机信息系统管理，确保医院各项数据的准确性和可靠性。这就需要切实做好计算机信息系统网络安全维护工作，有效保障医院信息系统网络的安全性。例如：定期对计算机信息管理系统进行检测，及时更新医院计算机防护体系。根据医院计算机信息系统应用的实际情况制订合理的使用规则，从而确保医院整个计算机网络系统的安全性。

### （三）医院的智能化建设

#### 1. 智能化医院的含义

医院智能化是以医院建筑为平台，以患者为中心，采用系统集成的方式，将信息网络（MIS、HIS、PACS、LIS 等）及通信网络系统与医院建筑有机地结合，实现网络与结构、系统、服务、管理的最优组合，从而提供一个安全、高效、舒适、便利的医疗环境。

2. 医院智能化的主要构成

（1）智能化基础设施：完整的智能化基础设施包括智能化病房、门诊大楼，甚至是道路建设。建筑设备智能化可以将电梯系统、供氧系统、变配电系统、公共照明系统、排风系统、火警监控系统、空调系统、新风系统等进行集中化管理和监控，以便达到管理便捷、节约能耗、给患者提供舒适的医疗环境。其中最重要的问题是电源、仪器设备运行状态监控和故障报警、高压氧舱系统、安保系统等。医院进出人员众多、流动频繁且身份复杂，所以建立一套完整智能化识别和保障系统是确保医院财产和患者人身、财产安全的重要前提。火灾自动报警及消防联动系统由消防自动报警、消防水、消防通讯、消防报警外接设备组成，消防联动系统发现火情后可以自动启动消防泵、喷淋泵，关闭相应的防火阀，启动加压送风机以及排风机，同时将信息第一时间传送到消防控制中心的管理站，切断非消防电源、启动应急照明系统和紧急广播系统，指挥人员疏散。

（2）通信网络智能化系统：网络是医院智能化系统建设和发展的基础，其主要目的是通过智能化网络和设备的建设将医疗信息、影像信息、设备及物品管理数字化，同时将这些信息集成在一个整体信息网络中，以更好的性能、更快的反应速度、更高的质量实现医疗信息化、智能化管理，从而实现医院的医疗、控制、管理一体化集成的要求。目前智能化网络由最基础的连接变成了无线智能连接、卫星电视、GPS定位以及院外远程医疗系统控制连接等新型信息系统的建设。

（3）医院信息化智能系统：医院信息化智能系统包括临床信息系统（CIS）、管理信息系统（HMIS），主要功能是通过网络通信、计算机等设备为医院及其所属部门提供决策支持、行政管理信息、医疗信息等服务。随着医学信息学的不断进步，我国医院信息系统也将逐渐由综合性、专科性医院覆盖到各级、各地区的社区卫生服务组织，形成一个集成化的互通网络体系，其功能将从疾病的诊治支持扩展到疾病预防保健、病后康复等各个环节，实现预防、诊疗、远程医疗、决策支持、信息服务等多功能立体式的服务。

3. 智能化系统与医院管理之间的关系

（1）智能化建设给医院管理注入新的能量和技术变革：具体表现在以下几个方面：①加强医疗质量管理：医疗质量管理是医院管理的核心内容，是医院管理的中心环节，加强医院质量管理、提高医疗服务质量是医疗管理工作的基本任务和目的。婴儿防盗系统、一卡通系统、无线寻呼系统、业务信息显示及触摸屏系统、病房呼叫系统、排队叫号显示系统、ICU探视系统等方面的智能化建设使得医疗管理方便快捷，将纷杂的医疗信息汇总归类，可以最大限度发挥医疗资源的作用，大大降低各种人为的医疗差错事故，明显缓解和减少医疗纠纷。②加强医院的经济运营管理：医院的门诊住院系统、财务收入支出系统等采用智能化网络建设后，可以最大程度地减少人为因素的误差，防止漏收费及少收费的问题，而且智能系统可以第一时间进行费用信息整合，及时调整收入–支出比例，完善财务监督制度，规范医疗项目收费，将收费项目标准与医疗行为紧密配合，提高医院财务管理水平，降低和避免收入风险的发生。③增强医疗科研和基础研究的建设：医学科研能力的提高对医院医疗、教学均具有巨大的推动作用。这方面的智能化建设可以给科研提供及时准确的科研信息，有利于科研管理部门将相关的科研方向进行资源整合，形成跨学科或学科间的资源互补，为学科的发展提供合理的资源配置；可以为医院的科研、教学、医疗提供优质网络信息服务，对科研信息可以进行及时有效的更新与维护；逐步强化科研人员对网络技术的了解和应用，有助于改进科研管理方法，实现科研管理水平的提高。

（2）医院智能化建设和医院管理互为因果：智能化建设的目的既是医院的发展战略目标，又是医院的管理模式的发展前景，所以在制订规划前一定要对医院的发展定位进行充分论证，要全面分析外部环境特征与医院的资源状况，切实根据具体的服务人群结构和疾病情况，为医院的智能化建设发展定位。如果智能化建设不切实际，设计时没有考虑未来发展的需要，没有结合医院特色、专业优势、业务发展方向及发展道路，未进行全面比较、综合利弊、系统调研，会导致医院的发展战略及目标不明确，盲目追求智能化只能导致医院管理的无序和混乱，增加医院运营成本。医院智能化建设是因，医院管理为果，医院管理的系统化、智能化又可以促进医院智能化的建设和持续性发展。医院有一个良好的管理模式以及运营机制，可以增加财政收入，新的资金可以投入智能化医院的研发、建设、维护以及相关人员的培训和继续教育。

## 典型案例（郑州大学第一附属医院郑东院区）

### 一、医院基本情况

1. 历史变迁

郑州大学第一附属医院始建于 1928 年 9 月，其前身为河南中山大学医科，1930 年医科改为医学院。1931 年建立省立河南大学附设医院。1942 年更名为国立河南大学附属医院。1952 年更名为河南医学院附属医院。1958 年从开封迁址郑州，更名为河南医学院第一附属医院。1985 年更名为河南医科大学第一附属医院。2000 年原郑州大学、郑州工业大学、河南医科大学三校合并，医院正式命名为郑州大学第一附属医院。2012 年成为省部共建医院。2017 年临床医学成为国家"双一流"建设学科。

2. 医院的等级和社会影响力

医院是集医疗、教学、科研、预防、保健、康复为一体，具有较强救治能力、较高科研水平和国际交流能力的三级甲等医院，先后被评为全国文明单位、全国"百佳医院"、全国卫生计生系统先进集体、全国医院信息化建设先进单位、全国县级医院帮扶示范基地、中国 PTC 突出贡献团队奖、全国优质护理服务优秀医院、全国医院后勤管理先进集体、全国医院文化建设先进单位等荣誉称号。在中国医院排行榜（复旦大学）中，该院综合排名居全国第 19 位；在中国医院科研量值排行榜中居全国第 21 位。

3. 医院建筑规模

目前，医院有河医院区、郑东院区、北院区、南院区和西院区共 5 个院区，实行一院多区差异化发展、同质化管理、标准化建设和规范化运行。医院总占地面积 871 亩，临床医技科室 120 个，病区 279 个，编制床位 10 500 张，年门诊量 828 万余人次，年出院患者 68 万余人次，年手术台数 36 万余台。其中，河医院区占地 237 亩，建筑面积 35 万平方米，病区 133 个，编制床位 5000 张。郑东院区占地 345 亩，建筑面积 78 万平方米，编制 3 000 张床位，病区 86 个。北院区占地 100 亩，建筑面积 1.9 万平方米，病区 17 个，编制床位 500 张。南院区占地面积 189 亩，规划建筑面积 40 万平方米，目前在用建筑面积 35 万平方米，编制床位 2 000 张，病区 43 个。

医院成立有河南省口腔医院、河南省眼科医院、河南省基因医院、河南省血液病医院，郑大一附院儿童医院、肿瘤医院、心血管病医院、脑血管病医院、生殖与遗传专科医院、耳鼻喉医院、器官移植中心、消化病医院、肾脏病医院、呼吸病医院 14 个院中院。

4. 医院师资力量和学术地位

医院有在职职工 14 554 人，其中卫生技术人员 12 930 人，正高级职称 613 人，副高级职称 1 538 人，中级职称 7 036 人，具有博士学位的职工 2 162 人，硕士 3 510 人。医院有院士 1 人、特聘院士 19 人、长江学者 2 人、国家级教学名师 1 人、国家杰青 5 人、国家优青 2 人、千人／百人计划专家 4 人、中原学者 4 人、中组部青年千人计划专家 1 人、中组部万人计划青年拔尖人才 3 人、享受国务院政府特殊津贴专家 27 人，省优秀专家 30 人，省级厅级学术带头人 57 人、突出贡献中青年专家 8 人、中原名医 22 人、中原基础领军人才 2 人、中原科技创新领军人才 8 人、中原青年拔尖人才 8 人、博士后人才 2 人。目前，医院有在省级以上学术团体担任常委以上职务300余人。其中，中华医学会专科分会前任主任委员2人，主任委员1人，候任主任委员1人，副主任委员2人，常委20人。中国研究型医院学会专科分会主任委员2人。其他国家级学术团体主任委员6人（含会长），副主任委员（含副会长、副理事长）24人；国际学会专科分会委员2人。河南医学会各专科分会主任委员50人，候任主任委员7人，副主任委员124人；其他省级学术团体主任委员（会长）48人（含名誉主任委员6人），候任主任委员3人，副主任委员（含副会长）47人。在国内外杂志担任编委以上职务的有300多人。张效房教授创立的眼内异物定位与取出术，董民声教授发明的人工镫骨术，沈琼教授首创的脱落细胞学食管癌诊断技术享誉全世界，成为该院乃至我国的医学技术品牌。

5. 医院临床、教学和科研水平

医院有国家临床重点专科22个，有河南省重点学科67个；国家疑难病症诊治能力提升工程1个，河南省医疗服务能力提升工程15个，河南省医学中心7个，河南省质控中心16个。医院坚持瞄准国内外医学科技前沿，砥砺进取，开拓创新，以心、脑、肺、肝、肾、耳鼻喉、眼、妇产科等优势学科为支撑的大器官疾病综合诊治技术始终处于全省领先地位，达到国内一流水平。近年来，一大批具有国内国际领先水平的新技术在医院得到应用。医院现具备心脏、肝、肾、肺、胰腺、小肠、角膜、皮肤等移植资质，其中肝肺移植数量居国内医院前列，小儿肾移植例数连续5年居国内医院第一位。该院达芬奇手术机器人已成功开展泌尿、妇科、肝胆、胃肠、胸外等各类手术，标志着河南外科手术进入"机器人"时代。

该院临床医学和护理学是一级学科博士、硕士学位授权点，涵盖所有二级学科，有博士生导师138名，硕士生导师834名，年培养硕士、博士1 000余人，留学生200余人，年接收省内外进修人员2 000余人。医院科研平台日臻完善，博士后科研流动站3个，有院士工作站5个，国家级实验室2个，国家卫健委重点实验室1个，国家级临床医学研究中心分中心9个，省级重点实验室12个，省级临床医学研究中心4个，省级工程技术研究中心10个，省级工程实验室/工程研究中心26个，省级国际联合实验室20个，市厅级重点实验室75个，校级研究所/研究中心21个。近年来，医院先后承担包括国家科技惠民专项、国家高新技术研究发展项目（"863"计划）、科技部重点研发计划项目、国家自然科学基金等在内的省部级科研项目2 000余项，获科研成果300余项。其中，国家科技进步二等奖2项，中华医学科技奖一等奖1项，河南省科技进步一等奖10项。

### 二、医院的文化环境建设

#### 1. 人文元素

医院的环境建设，坚持以人为本、以患者为中心的核心理念。医院楼宇均设有残疾人无障碍通道、盲道、无障碍停车位、无障碍电梯、无障碍卫生间、无障碍洗手池、无障碍扶手、无障碍环境标识等设施，充分体现以患者为中心。医院建筑布局，包括临床工作、科研工作、行政办公、后勤餐饮等部门的布局，均以方便职工使用工作效率为前提，充分体现以医务人员为核心。医院设备运行、后勤管理、建筑布局等均本着节省人力、节省空间、节省消耗、便于管理的原则，充分体现以医院管理者为核心。此外，医院药房配有自动化调配发药系统，可大大降低医务人员的工作强度，提高工作效率。

#### 2. 建筑元素

走到医院门诊大楼前的广场，首先映入眼帘的是"厚德、博学、精业、创新"的院训，彰显医院的核心价值观，准确体现出医院建设与发展的落脚点。门诊楼前规划了较大的开阔空间，并设置绿化带，从直观上缓解患者的心理压力。在地下 B2 层和 B3 层，规划了能够满足患者和医务人员常规需求的大型停车场，帮助患者节省就医时间，提高就诊效率。医院周边常规有执勤的交警和交通协管，负责交通疏导和治安管理，保障交通安全和畅通。医院的门诊楼、急诊楼、病房楼、手术室、产房等均通过连廊连成一体，实现患者冬天冻不着、夏天晒不着，在恶劣天气时仍不影响正常的诊疗活动。医院内规划有花园、绿化带、座椅、凉亭等，可使患者感受到愉悦与温馨，利于心态的调整和疾病的康复。

走进门诊大楼，大厅的挑高设计，实现了开阔空间、自然光线、清新绿色等大自然良性元素的最大化引入，也可有效地缓解患者及陪同人员的压抑情绪。门诊的每个诊区均设置开阔的候诊空间，供患者候诊和家属休息，在叫号系统的指示下，由护士引导有序进入诊室，满足单人单诊室就诊。诊室内所有的洗手开关均为感应式，满足无菌操作需求。诊室内安装了遮挡帘，保护就诊者的隐私，并为就诊患者提供物品存放处。病房内为患者配置电视、呼叫对讲系统、集中供氧系统、负压吸引系统、独立卫生间、24 小时不间断热水、专职保洁人员等现代化科技设施和服务人员。

#### 3. 美学元素

该院外墙的颜色与楼宇外墙颜色均为浅灰色，使用镂空围栏代替传统的围墙，从而给人带来安全、平静、祥和的心理感受。医院内有大量的立体绿化带、园林、下沉式广场等，绿化带内设置暖色地灯，保证夜晚环境的温馨；在园林间的小路旁放置休闲座椅，为患者提供休闲、散步和锻炼的场所。医院门诊和住院部的入门大厅的墙壁和地面颜色明亮、整洁、宽敞，大厅内适当摆放绿植、便民服务架等，给人以清新明快的感觉。

病房医生和护士值班室均设置在病房的中心位置，既方便患者找到医务人员，也便于医务人员随时掌握患者病情的变化。门诊诊室的窗帘为浅灰色，诊察床单为浅蓝色；诊室办公桌与诊室门色系均为木质本色，普通病房的墙壁、地面均为米白色或浅黄色，窗帘为深空灰色，床单元为白色，使人感到温馨和宁静。特殊科室如手术室、麻醉科、急诊科、ICU 等的医务人员服饰为绿色或蓝色，突出严肃、冷静的氛围；妇产科和儿科病区的护士服饰为粉色，以突出温馨和关爱的氛围。

4. 人才元素

该院坚持实施"引进来、走出去，以人带科、以科兴院"的战略举措，通过人才的引进和培养，创建特色科室，以特色科室实现科技兴院。对引进人才的安家、住房、配偶工作、子女等均匹配优待政策。近年来，医院不断加强国内、国际间交流，定期派出科技人员到国外学习深造，邀请国内外知名专家来院讲学，先后与美国、德国、日本、加拿大、英国、瑞典、挪威、丹麦、澳大利亚等国家或地区建立了技术合作交流与人才培养协议，培养和造就了一大批高层次人才。此外，针对本院已有的职工，严格进行综合素质测评和奖惩考核。同时，实行"能者上、平者让、庸者下、劣者汰"的人才使用机制，真正实现人尽其才、才尽其用的用人格局，从而强化医院职工的竞争意识、危机意识，激发进取精神，鼓励大家结合临床实践开展科研和技术创新。

5. 品牌元素

通过各种媒体平台，如医院报刊、官方网站、社会媒体、新媒体、公众号等诸多方式，实现医院品牌文化的传播。主要措施包括发布医疗信息、推送科普讲座、传播正能量视频、术后长期一对一随访观察等。此外，通过"郑大一附院掌上医院"手机APP，为患者提供详细的预约挂号、检查预约、自助查询、充值缴费、一日清单、自助查询、实名认证、医护联络、就医指南、微官网、历史查询等模块内容。此外，该院将院徽和医院名称标识打印在影像片子手提袋、信封、信纸上，实现医院品牌文化信息的传播。作为教学医院，该院具有百年的光辉历史、深厚的医院文化底蕴、一流的医疗技术、优质的医疗服务，培养的毕业生遍及全省、全国和全世界。该院被中原地区人民和校友亲切地称为"河医"。经过近百年的建设和发展，该院已成为中原地区乃至全国的医学历史品牌、文化品牌和技术品牌。

俗话说，打铁还须自身硬。过硬的技术、先进的设备、良好的运营才是医院品牌文化的坚实基础。因此，医院为一线医疗工作配备了先进的医疗设备，在数量和质量上位居国内前列，有高端螺旋 CT 38 台、磁共振（MRI）34 台、正电子发射磁共振成像系统（PET/MR）1 台，正电子发射计算机断层仪（PET/CT）3 台、单光子发射计算机断层仪（SPECT）6 台、回旋加速器 1 台、达芬奇手术机器人 4 台、数字减影血管造影机（DSA）30 台、直线加速器 8 台、螺旋断层放射治疗系统（TOMO）1 台、彩色多普勒超声诊断仪 400 余台、海扶刀 2 台等。还拥有国内一流的现代化生命支撑系统，ICU、CCU、NICU、RICU、PICU，CT 复合手术室、磁共振复合手术室、DSA 复合手术室和骨髓移植中心设备均属国内领先。

### 6. 制度元素

为抓好党风廉政建设，该院严格落实职工党风廉政建设的主体责任和监督责任，确保每一位职工在抓好业务工作的同时，必须抓好对分管范围或科室的党风廉政建设责任制相关工作。要求各级领导干部要重视群众的监督和评议，并重点加强领导干部的廉政管理，从公务接待、婚丧嫁娶、公车使用、公款吃请旅游、公款送节礼等方面提出了一系列禁令。该院医疗器械的购买，严格执行实行公开招标，依法采购制度。

### 7. 信息化元素

该院的信息化建设工作实现了院区间的互联互通、数据统一、标准统一。实现了全院级的 HIS、LIS、PACS、移动查房、移动护理、电子病历、临床路径管理、门诊"一卡通"就诊等，以无纸化电子病历为核心的信息化建设达到国家六级水平，国家医疗健康信息互联互通标准化成熟度测评四级甲等，居国内前列。设在该院的国家远程医疗中心覆盖全省 18 个市、25 家省/市中心医院、170 余家县医院、200 余家乡镇/社区医疗机构。省外直接联网 100 余家医疗机构，涵盖新疆、四川、山西、山东、贵州、云南、福建、辽宁、河北、青海等。中心还与美国、俄罗斯、赞比亚等国家医疗机构实现了互联互通，开展常态化、规模化远程医疗业务。

实践证明，医院文化环境建设的改善会同时满足员工和患者的合理需求，提升员工的幸福感，提高医院的凝聚力，为医院发展打好坚实的物质和精神基础。近一个世纪以来，郑州大学第一附属医院一代又一代人秉承着"厚德、博学、精业、创新"的院训，执着追求，努力拼搏，为人民群众的健康保健做出了不懈努力。今后，这所具有深厚文化积淀的历史名院必将为医疗卫生事业的腾飞做出新的更大的贡献。

（撰稿：胡博文　　审核：张水军）

# 第六章 职业道德与社会责任

## 第一节 医者职业道德：内化于心

### 一、医学职业道德的中西起源/发展史

道德是指通过社会舆论，人们的内心信念、传统习俗的力量来调整人们之间、个人同社会集体之间利益关系的行为准则和规范的总和。

职业道德是社会道德的一个重要组成部分。职业道德是指职业范围内的特殊道德要求，是一般社会道德和阶级道德在职业生活中的具体体现。

医德是一种职业道德，是社会一般道德在医学领域中的具体体现，是调节医务人员与病人、医务人员之间、医务人员与集体、社会之间关系的行为准则和规范的总和。

#### （一）西方医者职业道德

纵观西方医学职业道德的发展史，是医学伦理和道德不断进步和完善的历史。从古希腊医生、西方医学之父希波克拉底的誓言开始，到中世纪犹太名医迈蒙尼提斯的祷文，"提灯女神"南丁格尔的宣誓，无一不彰显着西方社会对医学道德的约束和要求。

到了 20 世纪，一系列的法典、宣言，不断从道德和法律层面，对医者的职业道德进行完善和规定。例如：

1946 年，《纽伦堡法典》，制定了关于人体实验的基本原则，"一是必须有利于社会，二是应该符合伦理道德和法律观点"。

1948年，《日内瓦宣言》，作为全世界医务人员共同遵守的行为准则。

1964年，《赫尔辛基宣言》，提出了以人为实验对象的医德原则。

1968年8月，《悉尼宣言》，确定了死亡的道德责任和器官移植道德原则。

1975年10月，《东京宣言》，规定了关于对拘留犯和囚犯给予折磨、虐侍、非人道的对待惩罚时医生的行为准则。

1977年，通过了关于精神病医生道德原则的《夏威夷宣言》。

1. 希波克拉底誓言

"医神阿波罗、埃斯克雷彼斯及天地诸神作证，我——希波克拉底发誓：我愿以自身判断力所及，遵守这一誓约……"希波克拉底（Hippocorates，约公元前460—377年），古希腊医生，西方"医学之父"、西方医学道德的奠基人。两千四百多年来，希波克拉底这段关于医务道德的誓词《希波克拉底誓言》被长期视为西医师经典规戒，被公认为是西方医学道德的奠基石，是西方每个医生必须遵守的格言。

希波克拉底在《誓言》中指出："我愿尽余之才能与判断力所及，遵守为病家谋利益之信条……""我之唯一目的，为病家谋幸福，并检点吾身，不作各种害人及恶劣作为。"他还说，医生要"遵守为病家谋利益之信条，并检束一切堕落及害人行为。"在他看来，医生无论进入任何人的家，都必须是为了"病人之利益"而去。

此后，古代西方医生在开业时，均需宣读《誓言》，直到如今，许多医学生宣誓时仍以此作为誓词。他的学说对以后的西方医学有重大影响，可见西方医学从一开始也非常重视医德问题。

2. 迈蒙尼提斯祷文

阿拉伯名医迈蒙尼提斯（Maimonides，1135—1204年），中世纪犹太哲学家、医生、神学家，生于西班牙，后在埃及任萨拉丁的衔医，长期从事哲学研究、行医。

在他写的《迈蒙尼提斯祷文》中说："吾视病人如受难之同胞"，"愿绝名利心，服务一念诚。神清求体健，尽力救病人。无分爱与憎，不问富与贫。凡诸疾病者，一视如同仁。"祷文带有中世纪的时代印记，但他爱医术、爱病人的精神，仍为今人所赞誉。

3. 胡佛兰德医德十二箴

胡弗兰德（C.W. Hufeland，1762-1836），德国名医，在柏林创办临床分科研究所，对临床医学的发展有很大贡献，1835年被彼得堡科学院授予国外名誉院士称号，主要著作有《临床医生指南》《长寿的艺术》。在医治病人的过程中，胡弗兰德提出了救死扶伤、治病救人等《胡弗兰德医德十二箴》（Hufeland's Twelve Advice on Medical morality）是医学道德的经典文献之一。他强调要：立志于医，仁爱救人；同情病人，全力救治；精勤不倦，提高医术：尊重同道，谦和谨慎。

### 4. 南丁格尔誓约

弗洛伦斯·南丁格尔，英国人，1820年5月12日在意大利的佛罗伦萨城出生，她父母以此城为名为她取名。她是世界上第一个真正的女护士，因在克里米亚进行护理而闻名，被誉为"提灯女神"，是近代护理的鼻祖、近代护理专业的创始人。南丁格尔以最高贵的奉献精神把一生献给了护理事业，"5·12"国际护士节设立在南丁格尔的生日这一天，就是为了纪念这位近代护理事业的创始人。

她说，余谨以至诚，于上帝及会众面前宣誓终身纯洁，忠贞职守，尽力提高护理之标准勿为有损之事，勿取服或故用有害之药，慎守病人家务及秘密，竭诚协助医生之诊治，务谋病者之福利，强调了护理专业要以"爱心、耐心、细心、职责心"对待每一位病人、做好治病救人工作。

### 5. 纽伦堡法典

1946年，第二次世界大战后，在德国纽伦堡组织了国际军事法庭审判纳粹战犯。《纽伦堡法典》是审判纳粹战争罪犯的纽伦堡军事法庭决议的一部分，同盟国在纽伦堡对20名参与纳粹人体试验的医生和3名纳粹军官进行了审判，史称"医生审判"。他们被指控以医学名义犯了谋杀、拷打以及其他残暴的罪行，被法庭援引作为审判依据的一大原则就是《希波克拉底誓言》里明确写明的"不伤害"原则。

法官在宣读对纳粹医生的最终审判之前，宣读了10条人体试验的伦理原则，这10条原则被后人称之为《纽伦堡法典》（The Nuremberg Code）。《纽伦堡法典》首先继承了希波克拉底誓言里的医生对患者的不伤害原则，其次提出了人体研究的另一条核心伦理原则——"尊重"原则，也就是"自愿同意"原则，包含自愿同意加入临床试验和随时自由退出临床试验。

《纽伦堡法典》关于人体实验的基本原则，"一是必须有利于社会，二是应该符合伦理道德和法律观点"。此文件的精神在某种程度上被1964年第十三届世界医学会通过的《赫尔辛基宣言》所接受，成为人体实验的指导方针。

### 6. 日内瓦宣言

1948年，世界医学协会在瑞士日内瓦召开全体大会，大会对《希波克拉底誓言》加以修改，定名为《日内瓦宣言》，并于1968，1984，1994，2005和2006年五次修订，作为全世界医务人员共同遵守的行为准则，规范了医生与医生、医生与患者关系的道德规范。

该宣言提到："我郑重的保证自己要奉献一切为人类服务。我要尽全力维护医学界的荣誉和高尚传统。""我一定要把患者的健康和生命放在一切的首位，患者吐露的一切秘密，我一定严加信守，绝不泄露。""我将不容许年龄、疾病或残疾、信仰、民族、性别、国籍、政见、人种、性取向、社会地位或其他因素的考虑介于我的职责和我的病人之间"。

7. 赫尔辛基宣言

1964 年，世界医学协会第十八届全体大会在芬兰首都赫尔辛基召开，大会通过了关于人体试验伦理原则的草案，命名为《赫尔辛基宣言——涉及人类受试者医学研究的伦理学原则》（Helsinki Declaration: Ethical Principle for Medical Research Involving Human Subjects），简称《赫尔辛基宣言》。

《宣言》是作为对涉及人体受试者的医学研究伦理原则的一项声明，主要针对医生，鼓励参与涉及人体受试者研究的其他相关人员采纳这些原则。此研究还包括对可识别身份的人体材料和数据进行的研究。

它规定了世界医学会的《日内瓦宣言》用下列词语约束医生"患者的健康将是我的首要考虑"。而且《国际医学伦理准则》也宣告，"医生应从患者的最佳利益出发提供医疗照护。"促进和维护患者，包括那些参加医学研究人们的健康和权益，是医生的职责。医生的知识和良知是为履行这一职责服务的。

医学进步以科学研究为基础，而研究最终必须涉及人体受试者。涉及人体受试者医学研究的首要目的，是了解疾病的起因、发展和影响，并改进预防、诊断和治疗干预措施（方法、操作程序和治疗）。即使是最佳已被证实的干预措施，也必须通过对其安全性、有效性、效能、可及性和质量进行研究，以持续地评估。

8. 悉尼宣言

1968 年 8 月，世界医学会第 22 次会议通过了《悉尼宣言》，确定了死亡的道德责任和器官移植道德原则。在大多数国家，死亡时间的确定将继续是医师的法律责任。通常，他可以用所有医师知晓的经典的标准无需特别帮助地确定病人的死亡。然而近代的医学实践使得进一步研究死亡时间成为必要：（1）有能力人工地维持含氧血液循环通过不可恢复性损伤的组织。（2）尸体器官的应用，如作移植用的心或肾脏。

9. 东京宣言

1975 年 10 月，第二十九届世界医学大会在东京召开，会上制定和采纳了关于对拘留犯和囚犯给予折磨、虐待、非人道地对待和惩罚时，医师的行为准则。《东京宣言》指出：实行人道主义而行医，一视同仁地保护和恢复躯体和精神的健康，祛除病。

10. 夏威夷宣言

人类社会自有文化以来,道德一直是医疗技术的重要组成部分。在现实社会中,医生持有不同的观念,医生与病人之间的关系很复杂。由于可能用精神病学知识、技术做出违反人道原则的事情,所以有必要为精神病科医生订出一套高尚的道德标准。

1977 年,在夏威夷召开第 6 届世界精神病学大会上通过了《夏威夷宣言》,是指关于确立精神病学的道德内容和精神病科医生应有的社会责任及道德准则的医学伦理文件。精神病科医生作为一个医务工作者和社会的成员,应探讨精神病学的特殊道德含义,提出对自己的道德要求,明确自己的社会责任。为了确立本专业的道德内容,以指导和帮助各个精神病科医生树立应有的道德准则。

《夏威夷宣言》主要内容包括:(1)精神病学的宗旨是促进精神健康,恢复病人自理生活的能力;精神病科医生应遵循公认的科学、道德和社会公益原则,尽最大努力为病人的切身利益服务。(2)每个病人应得到尽可能好的治疗,治疗中要尊重病人的人格,维持其对生命和健康的自主权利;(3)精神病科医生与病人的治疗关系应建立在彼此同意的基础上,互相信任,开诚布公,合作及彼此负责;(4)精神病科医生应把病情的性质,拟作出的诊断,治疗措施,包括可能的变化以及预后告知病人。

11. 贝尔蒙报告

1974 年 7 月 12 日,美国成立了保护参加生物医学和行为学研究人体试验对象的全国委员会,主要任务之一就是为涉及人体试验对象的生物医学和行为学研究确定基本的伦理原则,并制定方针予以监督。

该委员会在史密森学会机构贝尔蒙会议中心举行 4 天的集体会议,最终在 1978 年 4 月 18 日发表了人体试验伦理研究的经典文件——《贝尔蒙报告:保护参加科研的人体试验对象的道德原则和方针》(The Belmont Report, Ethical Principles and Guidelines for the Protection of Human Subjects of Research),简称《贝尔蒙报告》。

这个报告提出了三条基本伦理原则,即"尊重""受益""公正"。其中,"尊重"和"受益"两个原则是对《赫尔辛基宣言》的继承和发展,唯有"公平"原则是《贝尔蒙报告》独立而伟大的贡献。根据"公正"原则,人体试验的研究者不能将某些能带来更大的潜在好处的试验只施与某些特定人群,而将某些可能带来更大风险的试验只施与另一些特定人群。

临床试验伦理原则的发展,从《纽伦堡法典》到《赫尔辛基宣言》再到《贝尔蒙报告》,这个过程可以视为从个别到一般的归纳过程。而从《贝尔蒙报告》

出现开始，之后的临床试验伦理原则的发展就走上了从一般到个别的演绎道路。

### （二）中国传统医者职业道德

中国传统医德深受以"仁"为核心的儒家思想的影响，儒家文化中有关"仁者人也""仁者爱人"的思想，尤其是"人本思想"，是中国传统医学道德始终遵循以人为本的思想。到现在，也仍有其积极的现实意义，像毛泽东提出的"救死扶伤，实行革命的人道主义"，也是这一思想的推陈出新、发扬光大。

**1.儒家思想"仁爱"**

中国传统医德的核心是"仁爱"和"人道"，其根本出发点就是"救人活命"，这样的伦理观属于生命神圣伦理观范畴。例如，《黄帝内经·素问》认为，世间万物"莫贵于人"，因此，医生必须尊重病人，尽心尽力地为病人除去"疾患"，必须做到"上知天文，下知地理，中知人事"。

唐代大医家孙思邈在《备急千金要方》中也指出："人命至重，贵于千金，一方济之，德逾于此。"正因为人命至重，人命关天，他说："凡大医治病，必当安神定志，无欲无求，先发大慈恻隐之心，誓愿普救含灵之苦。"

宋代的林逋在《省心录·论医》中也说："无恒德者，不可以作医，人命生死之系。"这些都表明，在中国古人看来，作为一个合格的医务人员必须具备良好的道德修养，有高尚的医德和医风。

在中国历史上彪炳史册的医学家如战国时期的扁鹊、三国时期的华佗、唐代的孙思邈等等，无一不是道德高尚的楷模。三国时期的董奉为人治病不索要诊金，但求栽杏，郁然成林，以杏换谷，赈济穷人，留下了一段"杏林佳话"。"普同一等，一心赴救，慈善仁爱，博施广济，普救含灵之苦，反对庸医误人、骗人"，既是中国传统医德思想的历史特点，也是它的主线。

**2.《大医精诚》——唐·孙思邈**

在儒家的影响叠合医疗实践的特殊性后，中华传统医学大家无不推崇儒家的"爱人"思想。"医乃仁术"，医生除了精湛的医学技能外，还必须具备高尚的道德操守。

孙思邈所著《千金要方》是我国医学史上最早全面系统论述医德的著作。他主张将医术分为"精"和"诚"两个方面，"精"是指要求医者要有精湛的医学知识和技能，认为医道是"至精至微之事"，习医之人必须"博极医源，精勤不倦"。

"诚"是要求医者要有高尚的品德修养，以"见彼苦恼，若己有之"感同身受的心，策发"大慈恻隐之心"，进而发愿立誓"普救含灵之苦"，且不得"自逞俊快，邀射名誉""恃己所长，经略财物"。

总之，要成为良医还需具备礼节、尊重和关怀病患，全部体现着人文精神，展示出"医者仁心"，在每个行医细节中都时刻提醒医师们要珍视生命、呵护病人、救死扶伤，提醒医师们只有这样才可以成为行业中的合格从业者、实现自我价值，以至于时至今日，这些"爱人"思想仍在激励着医务人员们不断地对照审视自身行为。

3.《论医家十要》——明·龚云林

龚廷贤（1522～1619），一作应贤，字子才，号云林，明朝金溪霞漈龚家（今合市乡龚家）人，是江西省历史上十大名医之一。从小爱好医学，继承祖业，以"良医济世，功同良相"自励。博考历代医书，贯通医理，至成年后，无论内外妇儿都已精熟，尤擅儿科。他尊古而不拘泥，深明五脏症结之源，决生死多奇中。

龚云林的《论医家十要》强调搞好医患关系和保证医疗效果的重要性。他认为，作为医生，存仁心，治病救人是第一要务，不能受人施治影响，不能受个人好恶、关系好坏、钱的多少影响。作为医生，他要求患者选对医生，紧密配合，治疗过程中按医生的吩咐服药。

4.《医家五戒十要》——明·陈实功

陈实功(1555～1636年)，字毓仁，号若虚，江苏南通人，明代著名外科学家，自幼精研外科医术，"心习方，目习症，或常或异，辄应手而愈"。陈实功有丰富的实践经验和理论知识，于1617年编著《外科正宗》一书，《外科正宗》向以"列症最详，论治最精"著称，反映了明朝以前我国外科学的重要成就。

陈实功所撰的《外科正宗》虽属医学专著，其中却提到了医德方面的内容，即"五戒十要"，阐述了自己对医者医术、医者职业道德、医患之间进行了医德规范的看法，更进一步对医家提出倡导重义轻利，救世济人的优良作风。

对于医家医术的要求：博览笃学，精勤不倦。医学作为一门"寄以生死"的学科，其诊治来不得半点马虎。术为医之基，医家须具备高明的医术才能除患者的病痛，解民于倒悬。

对于医业的要求：恪尽职守，服务桑梓。医业的服务对象有别于其他行业，其主要面对的是患疾病、有思考、有感情的自然和社会人。医家在职业活动中，不仅要医术精良、医技精湛，而且面对一个个具体的患者时，还需具备敬业的作风、严谨的态度、高度的责任感和高尚的医学道德情操。

对于医家的要求：重义轻利，救世济人。在传统医学中，医家在行医过程中，医患之间并没有各种明文规定的医德规范调节，而是更多地依靠内在的道德良心进行指导和调节，这种道德良心就是"重义轻利"。

《医家五戒十要》已被美国乔治顿大学主编的《生命论理学大百科全书》确

认为最早之医德法典。

总之，儒家文化具有丰富的伦理思想，对现代医学伦理道德建设可以发挥重要影响。"凡为医之道。必先正己。然后正物。正己者。谓能明理以尽术也。正物者。谓能用药以对病也。"这些医德思想在经过历代医家长期实践和总结后，逐渐形成为以"仁爱救人，赤诚济世"为核心的祖国传统医学道德。其医德规范主要是：医风要正派廉洁；医术要精湛专博；医言要温雅有礼；医表要端庄有度；医态要安和热情等等。

## 二、新时代中国医者职业道德

近代社会，随着现代医学的蓬勃发展，西方的医学传入我国，儒家的仁学思想与现代医学人道观存在内在的契合。西方的医学道德与我国传统医学道德相融合，使我国的传统医学道德得到进一步丰富和发展。在新时代，我国医务人员职业道德主要围绕"以人民健康"为中心的救治理念展开。

（一）"新医改"对职业道德提出更高要求。

2009 年 4 月，中共中央国务院关于深化医药卫生体制改革的意见和医药卫生体制改革近期重点实施方案（2009—2011 年）先后出台，标志着我国新一轮医改的大幕正式拉开。

新医改方案把加强医德医风建设，提升医护人员的医德水准，改善医患关系，作为解决患者"看病难、看病贵"的内在推力和根本保障的重要内容提出来。新医改要体现公益性目的，要解决"看病难""看病贵"的问题。

医德医风制度建设创新的落脚点必须放在方便病人就医和减轻患者经济负担上，牢固树立一切为了病人的服务思想，强化服务意识，转变服务观念，全心全意为患者提供优质高效的医疗服务，要求医务工作者始终秉持着全心全意为患者身心健康服务的医者初心，全面提高医务人员自身医德使命感。塑造社会主义理想医格，践行社会主义医德使命。

（二）高质量发展时期呼唤职业道德建设。

2021 年 6 月 4 日，国务院办公厅发布《关于推动公立医院高质量发展的意见》，旨在推动公立医院高质量发展及更好满足人民日益增长的医疗卫生服务需求。《意见》要求坚持以人民健康为中心，加强公立医院主体地位，坚持政府主导、公益性主导、公立医院主导，坚持医防融合、平急结合、中西医并重，以建立健全现代医院管理制度为目标，强化体系创新、技术创新、模式创新、管理创新，加快优质医疗资源扩容和区域均衡布局，力争通过 5 年努力，公立医院发展方式从规模扩张转向提质增效，运行模式从粗放管理转向精细化管理，资源配置从注重物质要素转向更加注重人才技术要素，为更好提供优质高效医疗卫生服务、防范化解重大疫情和突发公共卫生风险、建设健康中国提供有力支撑。

意见指出，推动公立医院高质量发展的重点任务要重点推进 6 个方面工作，其中第五点是建设新文化，要大力弘扬伟大抗疫精神和崇高职业精神，激发医务人员对工作极端负责、对人民极端热忱、对技术精益求精的不竭动力，第六点坚持和加强党对公立医院的全面领导。

**（三）新时代医学职业道德内涵。**

《国务院办公厅关于建立现代医院管理制度的指导意见》关于"加强医院文化建设"中要求树立正确的办院理念，弘扬"敬佑生命、救死扶伤、甘于奉献、大爱无疆"的职业精神，是新时期国家对于医疗健康职业精神的法定表述。

医学道德是一种职业道德，当前，我国社会主要矛盾已然发生改变，人民群众的生命健康质量已成为其对"美好生活"向往的一个基本单元。医务人员是医疗卫生事业的从业者，是医疗卫生领域的核心角色，也是推动我国医疗卫生事业向前发展、适应新时代变化、深化医药卫生体制改革，使得医疗卫生领域的改革发展成果惠及全体人民的一线实践者。

在新时代，我国医务人员职业道德主要围绕"以人民健康"为中心的救治理念展开，摒弃"以治病为中心"的救治理念，充分体现出当下的医疗服务中加大了对于人民群众生命健康质量的珍视和关爱。

1. 中国医师节的设立与十六字医师职业精神

2016 年 8 月 19 日，全国卫生与健康大会明确了卫生与健康工作在党和国家事业全局中的重要位置和新时代卫生与健康工作方针。大会提出把人民健康放在优先发展的战略地位，努力全方位全周期保障人民健康。

2017 年 11 月 3 日，国务院通过了卫计委（今卫健委）关于"设立中国医师节"的申请，同意自 2018 年起，将每年的 8 月 19 日设立为"中国医师节"。中国医师节是经国务院同意设立的卫生与健康工作者的节日，体现了党和国家对 1100 多万卫生与健康工作者的关怀和肯定。

2018 年，习近平总书记在全国卫生与健康大会上提出了"敬佑生命、救死扶伤、甘于奉献、大爱无疆"的新时代医疗卫生职业精神，这是对卫生健康工作实践的高度凝练，树立医务工作者新时代卫生职业精神，才能构建和谐医患关系，提升社会责任感，更是医院医疗卫生事业高质量发展的前程与保障。

2021年8月20日举行的十三届全国人大常委会第三十次会议表决通过《中华人民共和国医师法》，其中明确规定每年8月19日为中国医师节。

2. 二十字伟大抗疫精神

抗疫精神，是在抗击新冠肺炎中形成的众志成城抗击疫情的精神。二十字伟大抗疫精神：生命至上，举国同心，舍生忘死，尊重科学，命运与共。

2020年9月8日上午，全国抗击新冠肺炎疫情表彰大会在北京人民大会堂隆重举行。习近平向国家勋章和国家荣誉称号获得者颁授勋章奖章并发表重要讲话。在讲话中，习近平就伟大抗疫精神进行了深刻阐述。他说，在这场同严重疫情的殊死较量中，中国人民和中华民族以敢于斗争、敢于胜利的大无畏气概，铸就了生命至上、举国同心、舍生忘死、尊重科学、命运与共的伟大抗疫精神。

## 三、实践案例

### 广西医科大学第一附属医院"大医大德 至臻至善"医院核心价值观的形成与践行

1934年12月10日，广西医科大学第一附属医院的前身——广西省立医学院附属医院，在南宁市民权路创建，首任院长李祖蔚。在占地面积仅有121㎡的一栋二层楼房里，楼下是诊察室，楼上是病房。小楼里分别设有内、外、妇、产、眼、耳鼻喉、皮肤、花柳、理疗、X光室、检验、药局等临床、医技科室。病床25张，医师11人，护士5人。这是未来广西医疗卫生航母的雏形。

1936年7月23日，奉省政府令，医院随医学院隶属广西大学，称广西大学医学院附属医院；随着抗战开始，至1937年，附院与南宁军医院合并为广西军医院。1938年11月，军医院遭日本侵略军飞机轰炸，军医学校和军医院疏散到田阳，医院跟随学校开始了漫长的辗转迁徙之路。

几经辗转迁徙，全体医务人员颠沛流离，却始终坚守抗日救国、民族图存的历史使命，带队北上救治抗日将士，在借用的民房、戏院、会馆和自搭的草棚中继续开诊、复课，直到抗战胜利，守护着八桂军民的健康。

迁徙路线：

【1938—1940年】田阳县那坡镇→【1940—1944年】桂林七星前岩栖霞寺→【1944年】桂林昭平砂子和融县（今柳州融水县）苗区古都村→【1945年】柳州三江县富禄村→【1946年】桂林叠彩路，奉省令与桂林省立医院合并，指定为医

学院的实习医院。→1948 年，桂林叠彩路，医院改称为广西省立医学院附属医院。→【1956 年至今】南宁市津头村。

这个历程传承着医科大一附院人的砥砺奋进；一次次转移，是历代一附院人用理想、信念和坚强筑就的奋斗之路。90 年来，医院根植于南疆大地，风雨兼程、阅尽沧桑，走过战火纷飞的峥嵘岁月，历经千山万水的辗转洗练，铸就了"大医大德 至臻至善"的核心价值观，薪火相传、生生不息。

1. 地贫先行者：龙桂芳

龙桂芳（1929 年 6 月—2021 年 12 月），汉族，广西柳州人，1955 年 2 月加入中国共产党员，终身教授，博士研究生导师，享受国务院政府特殊津贴。擅长地中海贫血的诊治、预防、产前诊断系列研究及其他血液病与分子遗传学的研究。

龙桂芳曾承担国家自然科学基金、国家科委及广西科委、教委、卫生厅等部门的 10 多项科研课题以及与国内外合作的多项科研项目。龙桂芳获国家科技进步二、三等奖 3 项，卫生部科技进步一、二、三等奖 7 项，广西科技进步二、三等奖 5 项，获全国"七五"计划生育科研先进工作者、广西"八桂名师"、八桂楷模等诸多荣誉。

龙桂芳从 1954 年毕业于广西医学院（今广西医科大学前身）而后留校起，就注定与防治血红蛋白病结下了不解之缘，并一直为之奋斗终生。她从 1964 年开始她便以血红蛋白病为攻关重点，把科研与临床实践、社会调查紧密地结合起来。为了掌握地贫患者分布的第一手资料，每年龙桂芳都会带队外出一至三次，到全自治区各地进行血红蛋白流行病学的调查。

几十年来，她和同事们不辞劳苦，先后深入西林、融水、天等、德保、大新、田阳、扶绥、田东、都安、恭城、岑溪、武鸣等 39 个县 40 多个乡村、厂矿、学校、农场，进行血红蛋白病学的调查，行程 3 万余里，普查了汉、壮、苗、瑶、毛南、仫佬、回、彝等 8 个民族共 10 万多人，取得了大量的科学数据。经调查证实，广西是地中海贫血的高发区之一，发生率为 19.4%，并绘制了第一张广西血红蛋白类型及地理分布图，在地中海贫血、异常血红蛋白病的研究等方面达到了国际先进水平。

她与北京中国医科院基础医学研究所、上海医学遗传研究所等有关科技单位共同研究分析，发现了 20 多种异常 Hb 和地贫类型及其复合体，其中 Hb—都安、Hb—武鸣属国际首次发现，并被列入国际 Hb 谱系，填补了我国在国际 Hb 研究资料中的空白。她还发现一种新的 β 地贫基因 C-30（AGG-GGG），为国际 β 地贫基因异质型增加了新的内容。

经过近 70 年的努力和探索，她与同事们成功地开展地贫高危胎儿产前诊断，为广西地中海贫血防治奠定了坚实的基础，有效地控制了重型地贫胎儿的出生，为提高出生人口素质作出了积极的贡献。

"生命不息，战斗不止"，这是龙桂芳常说的一句话。即便在 80 岁高龄的情况下，她仍在临床医疗工作中发挥着余热，坚持出门诊和病房查房工作。在医疗工作中，她处处为病人着想，为病人排扰解难，只要病人就诊有困难，就想尽一切办法为其解决。

龙桂芳在医学科技里钻研了半个世纪，成果斐然。一言以蔽之，龙桂芳的人生，是把爱心倾注于祖国和人民，把青春和岁月无私地奉献给祖国的医疗科研和教育事业的人生，在她的身上，我们看到了"敬佑生命、救死扶伤、甘于奉献、大爱无疆"的职业精神，看到了一附院人"大医大德 至臻至善"的价值追求。

2. 抗疫先锋：温汉春

温汉春，女，中共党员，博士、主任医师，1968 年立春出生于武汉。广西首批支援湖北抗疫医疗队临时党总支副书记、医疗组组长，广西医科大学第一附属医院重症医学科一区副主任，荣获"全国优秀共产党员""全国卫生健康系统新冠肺炎疫情防控工作先进个人""中国医师奖"、广西抗疫"最美家庭"等荣誉。

2020 年初，新冠肺炎疫情席卷武汉，作为一名医生，曾参加过抗击"H1N1""H7N9"的温汉春知道疫情防治的危险性和艰巨性，来不及向家人解释，她第一时间向医院党委"请战"，没等通知下来就收拾好了行囊。2020 年 1 月 27 日下午，温汉春带着广西医科大一附院的医护人员驰援武汉，深夜一行人到达武汉市黄陂区中医医院。短短时间内，温汉春和当地医院、卫健委及广西医疗队的骨干组建了驻地医院的第一个重症病区，并持续不断地收治重症病人。

驰援武汉期间，温汉春和队员们一起努力，先后收治新冠确诊及疑似病人397 例，收治危重症确诊、临床诊断病人 87 例，会诊危重症患者 60 多例次。作为广西首批支援湖北抗疫医疗队临时党总支副书记、医疗组组长，温汉春充分发挥党支部的作用，全面铺开心理指导。温汉春说，出发前她承诺过，除了坚决完成任务外，还要把队员一个不落、健健康康地带回来。2020 年 3 月 18 号，出征52 天后，全员凯旋。

2020 年 9 月 8 日，全国抗击新冠肺炎疫情表彰大会在北京人民大会堂隆重举行。"全国抗击新冠肺炎疫情先进个人""全国优秀共产党员"，温汉春胸前两块沉甸甸的奖牌，是对她最好的肯定。两年多来，温汉春的身影不时出现在百色、东兴、海南省抗疫一线。在奋斗的道路上，温汉春始终在奔跑，努力成为生命的发光体，她说："无论是党员的身份也好，还是医生的身份也好，应该是优秀的。你还得领先，你得不停地在跑。"在她身上，我们看到生命至上、舍生忘死的精神。

# 第二节 医院社会责任：外化于行

## 一、医院社会责任的概念和意义

"社会责任"这一概念最早萌芽于企业管理。1923年，英国学者欧利文·谢尔顿（Oliver Sheldon）在美国考察企业时首先提出了企业社会责任（corporation social responsibility，CSR）概念，他把企业社会责任与公司经营者满足企业内外各种人类需要的责任联系起来，并将道德因素包含在企业社会责任范畴之内。业界将其看为"社会责任"术语的由来。在后续的研究中，虽无统一概念表述，但企业管理研究者趋向于将企业社会责任概括为企业在实现其目标的同时，兼顾社会目标和环境目标等，并通过投身社会责任的行为增强组织的竞争力，实现企业的发展进步。随后，随着社会的发展进步和研究的不断深入，社会责任也不再局限于企业管理研究中，逐步发展成为管理学、社会学、经济学、伦理学等学科的热门研究问题。

20世纪，社会责任理念被引入医疗管理研究领域。起初，研究者将医院社会责任仅仅包括慈善医疗和未补偿医疗，随着研究的不断深入，医院社会责任的内涵也越来越丰富。美国天主教医疗协会（catholic health association，CHA）制订的《社会责任计划和报告指南》中指出，医院社会责任是一种道德，医院提供医疗服务或医疗活动不是为了市场目的，而是为了满足社会的特定需求。1979年，美国佐治亚大学教授阿奇·B.卡罗尔（Archie B. Carroll）对企业社会责任进行了概括，他认为，企业的社会责任包括四个不同层面，即"企业社会包含了在特定时期内，社会对经济组织经济上的、法律上的、伦理上的和慈善上的期望"，这便是著名的企业社会责任金字塔（pyramid of corporation social responsibility）理论。社会责任金字塔模型表明，企业不仅需要为股东创造利润，也需要遵守法律、承担伦理责任和慈善责任。

相比西方主流国家的公立医院伦理实证研究体系，我国医疗学术界中关于医院社会责任理论研究起步较晚，研究重点也集中于公立医院的社会责任。有学者认为，所谓医院的社会责任，就是指医院在其经营、管理、运行过程中对社会应自觉承担与履行保证公民医疗、保健、康复等社会任务与义务。也有学者认为，公立医院的服务宗旨不同于营利性医院，不是利润最大化，而是效用最大化，使人民群众能够真正享受到卫生改革的成果，为构建和谐社会发挥作用，全面体现公立医院的社会责任。还有学者认为医院社会责任就是反映医院与社会关系的责任，即医院对社会承担的责任。它是指医院在获取自身生存和发展的同时，面对整个社会的健康需要，为确保社区居民卫生服务，维护国家、人民的健康利益所必须承担的义务。医院社会责任，是反映医院与社会之间关系（"医社关系"）的一种责任。

结合最新国内外理论研究成果动态和我国医院管理实际，我们认为，医院社会责任是医院作为社会组织获取其存在价值的必要前提，是保证公立医院的健康和可持续发展的基础，根据医院性质和级别的不同，具有不同的责任划分。

## 二、不同级别公立医院的社会责任划分

### （一）公立医院与民营医院的社会责任区分

医院性质决定它的使命和价值取向，性质不同，所承担的"角色责任"亦有区别。作为营利性医疗机构，民营医院是在"利己"价值观指导下为实现"商业目标"而运营的。因此，民营医院的社会责任也与企业相似，在优先满足创造利润、对医院举办方（股东）和员工承担法律责任的前提下，再考虑对消费者（患者）、社区和环境的责任。

根据 2021 年我国卫生健康事业发展统计公报，2021 年，我国公立医院 11 804 家，床位数 5 206 065 张，占比为 70.2%；民营医院 24 766 家，床位数 2 206 501 张，占比为 29.8%。作为公益二类事业单位，无论是数量还是功能定位来看，公立医院在中国医疗服务体系中占据主体地位。公立医院是救死扶伤、防病治病以维护人民群众的生命健康权益的公益性机构，在产出方面，公立医院主要是向社会提供一系列公益性服务产品，包括患者健康服务（医疗）、医学贡献（科研）、医护人员培养（教学）、健康科普和预防性措施安排（预防）等，是确保"满足人民对幸福生活的美好向往"的主要载体，因此，其具有明显的社会公益性质。

与民营医院相比，公立医院社会定位主要在于解决基本医疗、缓解人民群众看病就医困难。我国新医改的最终目标是建立健全覆盖城乡居民的基本医疗卫生制度，为群众提供安全、有效、方便、价廉的医疗卫生服务。其导向是引导公立医院姓"公"，为此，公立医院要把坚持公益性质放在首位，这就要求公立医院更注重社会责任。医院的运营发展，要在满足人民群众享受质优价廉的基本医疗卫生服务需求的基础上，再实现国有资产的增值和医院的可持续发展的改革之路。

关于公立医院社会责任内涵，有学者认为所谓医院的社会责任，就是指医院在其经营管理运行过程中对社会应自觉承担与履行保证公民医疗、保健、康复等社会任务与义务。有学者认为包括 3 个层次：①基本社会责任层次，包括法律责任和经济责任；②中级社会责任层次，即道德责任；③高级社会责任层次，即自愿性慈善责任。还有研究认为包括对患者、职工、医疗服务质量与安全、政府、社区、环境的责任以及可持续发展责任、社会责任治理等 8 个方面。相关实证研究发现，不同级别的公立医院社会责任划分具有较大区别：一级医院是直接向一定人口的社区提供预防、医疗、保健、康复服务的基层医院、卫生院，承担低难度医疗救治任务。二级医院是向多个社区提供综合医疗卫生服务和承担一定教学、科研任务的地区性医院，承担中、低难度医疗救治任务。三级医院是向几个地区提供高水平专科性医疗卫生服务和执行高等教学、科研任务的区域性以上的医院，重点在于承担危急重症、疑难杂症等高难度医疗救治任务，也就是说，等级越高的医院需要承担的社会责任越多。

**（二）三级公立医院社会责任的内涵**

医院治理必须和社会责任相匹配，三级公立医院社会责任主要体现在如下几个方面：

1. 防病治病

三级综合性公立医院将主要同时承担覆盖着本区域框架内人民群众需要的各项疾病诊治及预防和保健、医疗康复服务保障和相关公共的卫生服务、应急抢险救援医疗等主要任务，尤其主要是对疑难及重大的疾病实施医疗救治和其他突发公共卫生事件等应急救治。

2. 医疗质量与安全

保障现代医疗卫生工作服务基本质量标准与基本安全既是公立医院提供面向国民整体健康保障服务战略的核心内容，也是广大医院勇于承担医院社会责任实现的根本保障任务方式和价值目标。在医院制订战略升级规划框架中，首先要明确医院质量体系建设目标和建设框架。同时，在加强医院机构自身和医疗卫生质量管理水平与健康安全服务水平提升工程的基础上，也一定要进一步带动或提升该区域覆盖范围内其他公立医疗机构整体的临床服务和质量管理体系与疾病安全防控水平，帮助地方完善区域医疗卫生质量安全管理体制和长效持续健康改进机制。

3. 减轻患者医疗负担水平和改善就医体验

作为评估医院公益性能力的关键评价依据要素，公立医院要确保患者应当承担支付的医疗费用水平保持在基本合理可控范围内水平；同时逐步地降低全体患者医疗费用负担。实施特殊贫弱慢性病患者康复帮扶促进计划，持续扎实开展各项便民、惠民卫生系列行动，设置相关医疗健康救助扶贫专项服务资金，加强慈善与各社会公益机构沟通合作，充分利用筹集社会善款来帮助其他贫困病患人群治疗；全面加强社区对新农村医疗及农村革命和老区人员健康教育帮扶宣传力度，推动村级义诊进社区活动常态化。此外，利用"互联网＋智慧医疗"，提高智慧医疗信息化建设标准和保障服务支撑能力，深入组织开展一系列优化群众就医体验流程等行动，包括推广智慧医保即时结算、在线电子预约就医挂号业务、实行网上问诊等，不断提高改善患者网络就医的体验效率。

4. 优质医疗资源扩容下沉，包括健康扶贫

通过支援基层、业务指导、协作托管等形式开展"造血式医疗帮扶"，培养输送大批服务基层的高素质应用型卫生医疗人才，推动区域优质与特色医疗资源向基层医院延伸，提升广大县域基层医疗卫生队伍管理技术服务综合能力水平，让民众可就近获得高质量、均等化、同质化的医疗服务。

5. 援外医疗

1963 年，根据周恩来总理的指示，应阿尔及利亚政府请求，我国派出第一支援外医疗队，成为国际社会第一批向阿尔及利亚派遣医疗队的国家，这也开创了共和国援外医疗队的历史，打开了中国同第三世界国家合作的新局面。国之亲在于民之交，医疗作为民生事业，三级医院开展援外医疗，是医疗卫生领域贯彻我国整体外交战略的一支重要力量。在长期的援外医疗中凝练出了习近平主席概括的"不畏艰苦、甘于奉献、救死扶伤、大爱无疆"的中国医疗队精神。

6. 承担政府指令性任务

包括公共卫生应急防控与慢病防治。从新冠疫情防控来看，高质量医院的任务不仅仅是临床诊断和治疗，还要承担更多的社会公共责任和防疫任务。三级医院负责公共卫生应急救治能力储备，须构建平战结合的重大疫情防控救治体系，提高应对重大突发公共卫生事件应急救治保障能力。加强医院应急处置预案管理体系建设，完善医疗应急管理预案制度流程。另一方面，重视并推进慢病防治工作，建设居民健康档案，探索建立一体化、全生命周期的慢性病管理体系。

7. 开展健康科普与宣教

贯彻大卫生大健康理念，落实公立医院健康科普职责，鼓励一线医务人员依法开展安全科普；创新并优化科普融媒体互动宣传工作平台，拓展社会科普教育传播实践途径，为社会健康文明中国网络建设贡献力量。

8. 医学人才培养

三级医院承担着医务、护理人员的临床带教任务和基层医生继续教育任务。

9. 医学科研和成果转化

"十四五"时期，公立医院进入高质量转型发展关键时期，深化改革力度，抓住医疗卫生事业发展机遇，以创新驱动谋求战略转型已成为各级医疗机构管理者的共识。三级医院作为医学科技创新和成果转化的主要力量，承担着科研平台建设、高层次人才培育、临床专科能力提升、高水平科研成果产出等重任。提高科技成果转化，让科研服务于临床、用之于人民健康。

10. 节能减排与环境保护

由于体量大、服务患者较多，三级医院在提供医疗服务时需要消耗大量的水电气、油等能源，同时将产生大量医疗废物，这都对环境安全产生不利影响。为保护生态环境，重点在于应大力提升医护相关部门人员队伍的科学节能理念及健康环保和减少污染意识，使用节能医疗设备和环保设施。加强对重点用能设备提升节约能源资源效率的管理，采取有效措施，强化过程监督，确保完成本单位公共机构能耗指标，全面落实公共机构能源"双控"目标。同时，在全院内组织认真学习、严格落实《医疗废物管理条例》等系列法律法规政策和现行医疗废物集中回收无害化处理制度有关配套办法，对医疗废物进行科学卫生与安全高效的生态无公害处理，避免再次使用对人体及环境等造成严重污染。

## 三、实践案例：广西医科大学第一附属医院

### （一）守好公立医院公益"底色"，以人文建设让看病就医更有"温度"

广西医科大学第一附属医院创建于 1934 年，是广西首家三级甲等综合医院，广西临床医疗、医学教育、医学研究、医疗保健的中心。是全国文明单位、全国卫生计生系统先进集体、全国百佳医院、全国百姓放心示范医院、全国人文爱心医院、全国爱婴医院；是中国 – 东盟医院合作联盟主席单位、中国 – 东盟医学人才培养合作单位。

作为广西医疗卫生行业的重要成员，广西医科大学第一附属医院始终以人民健康为中心，积极履行公立医院的社会责任，将人文建设作为医院管理运行的"最强大脑"，将人文素质的培养作为医院发展进取的"催化剂"，秉承"大医大德、至臻至善"医院核心价值观，坚持人民至上、生命至上的服务理念，全力推进医、教、研协同发展。以立足八桂、面向全国、辐射东盟的视角，2021 年，医院门诊

量 284.5 万人次，急诊量 17.6 万人次，出院人数 13.2 万人次，手术台数 6.96 万台，平均住院日为 7.28 天，为壮乡群众提供了安全高效的优质医疗服务。

医院坚持做细抓实人文建设，将为老百姓服务的理念根植于心。加强人文基础设施建设，提升就医体验。为了解决老百姓看病难问题，医院领导班子带头腾出住院部办公场所，新开设了 16 个标准化移植仓，解除了移植患者"一床难求"困境；耗资 300 多万元建立了院内无障碍玻璃廊桥，患者雨天看病不再淋雨；对门诊厕所改造后进行星级化管理，改善就医环境。以医学科普为核心内容，搭建了门诊、病房等诊疗区域的健康宣教栏，建设了儿童术前等候区等一批充满人文关爱的基础设施。

优化流程，方便群众就医。医院在合理布局诊疗设施的基础上，推出门诊电子就诊卡、"云胶片"、检验结果扫码查询等措施，实施门诊分时段预约就诊，改善了患者就医体验；门诊全面上线微信、支付宝"扫码付"、导诊条二维码付费，减少了缴费排队等候时间；门诊各个楼层，均设有自助终端机，可以自助缴费、自助打印病历、实验室检查结果报告单、处方；对全院诊疗流程进行了系统梳理，优化住院和门诊诊疗流程，方便群众就医。

全面推进互联网＋医疗建设，上线了广西首家互联网医院，联合腾讯健康发布"融合·让就医更简单"，全国首发"互联网＋医疗 3.0"线上线下融合医疗服务平台，以互联网医院为依托，提供全时段在线问诊服务，2020 年至今，共开展线上咨询万人次；实现门诊预约时间精确至 10 分钟，上线自助办理入院、自助领取电子发票、自助预约核酸检测、医保在线支付等功能，让信息多跑路、患者少跑腿。创新开展"互联网＋护理"服务，上线 PICC 维护、产后乳腺疏通等 17 个服务包，满足民众多层次、多元化健康需求。

创新医疗服务，提高患者就医效率。医院盘活空间场地，支持拓展医疗业务。机器人腔镜手术中心、日间手术中心、专病一体化诊治中心（甲状腺疾病一体化诊治中心、麻醉手术一体化建设、医技平台一体化建设）等一流平台相继建成并投入使用，实现了"以疾病为中心""医－技-护－管"的一体化诊疗服务，患者挂一次号，即可实现专家看诊、超声检查、抽血化验、穿刺、病理会诊一站式服务，极大缩短患者候诊时间，实现精准高效诊治。

以患者为中心，体现人文关怀。医院尊重患者知情权利和隐私，实行诊疗前谈话谈心制度，医患共同决策治疗方案；制作术后暖心小卡片、"六一""三八"等特殊节日为患者送上小礼物，关注患者；24 小时投诉渠道开放模式，及时、耐心地回应患者的诉求，全面实施移动互联网扫码进行满意度调查，并将满意度调查结果进行反馈，以"持续改进单"方式有针对性地改进服务。

　　以职工为中心，实施人性化管理。医院始终坚持以人为本的管理方法，关注职工需求。通过职代会、员工满意度调查等方式，及时了解职工需求并调整管理方向，充分调动医务人员积极性；帮助困难职工申请"金秋助学"补助金，定期组织职工进行免费健康体检，开展职工生育、住院、生日、职工直系亲属去世等慰问；通过举办道德讲堂、入职培训、授课大赛等活动，增强职工的凝聚力和向心力，激发职工责任感和使命感；开展丰富多彩的文娱活动，丰富职工文化生活，促进职工身心健康，全面提升职工综合素质。

　　完成应急医疗保障任务。多次完成上级委派的医疗保健任务，如在 2008 年汶川地震、2017 年人感染 H7N9 禽流感等区内公共卫生事件中参与卫生应急救援、成为广西主要的医疗应急救助力量。同时医院也主动为环广西公路自行车世界巡回赛、"两会一节"等广西重大活动提供医疗保障。积极参与医疗救助项目。医院积极参加政府资助的"精准康复""七彩梦""先天性结构畸形""爱佑童心""广西综合农村眼保健模式"等慈善项目，为特殊困难群体解决实际困难；参与医疗援非项目、东南亚白内障患者"光明行动"、中国－东盟新冠肺炎防控等国际医疗援助，为国家争取了荣誉。

　　国际合作，助力健康丝绸之路。医院积极参与"一带一路"建设，与多个国家开展国际合作，是中国－东盟国际医疗技术合作医院及中国－东盟医院合作联盟、中国－中东欧国家医院合作联盟、上海合作组织医院合作联盟成员单位，也是中国－东盟医疗保健合作中心（广西）、中国－东盟远程医学中心。依托中国－东盟医院合作联盟，成立了地中海贫血治疗专科、肝胆胰外科专科、器官移植专科等合作平台，建立了急诊专科、传染病防治跨境医联体，这些积极融入"一带一路"建设的措施，为推进中国－东盟医院管理合作事业做出新的尝试，助力建成健康丝绸之路。

　　抗击新冠病毒感染疫情，勇担社会责任。新冠病毒感染疫情暴发以来，该院医务人员迎难而上，"守广西、护边境、援鄂援沪、援东盟"。始终坚守岗位，积极为民服务。第一时间在全院构筑起严密的疫情防控体系，制订了严密高效的筛查流程，加强重点人群管控、流行病学筛查、流程优化管理，为疫情的防控赢得了时间；充分发挥区域性医疗中心的作用，组织上线互联网医院 2.0 版，安排40 多名医生志愿者在线免费解答新冠肺炎问题，免费咨询平台由国家卫健委人才中心向海外华人进行推送。国际疫情蔓延时，该院通过多方平台向全球抗疫战场输送"中国广西经验"。作为国务院应对疫情联防联控机制（医疗救治组）国际合作远程会商协作网定点医院（全国十家之一）、国家卫健委海外华人华侨互联网咨询服务定点医院，组织院内专家编写了《新冠肺炎临床诊疗与防控管理》（中英文版）、《新型冠状病毒肺炎防治经验》（英文版）、《核酸检测咽拭子采集、灭活技术》《新冠肺炎隔离病区医务人员三级防护》，向东盟国家免费分享，开展了 10 多场防疫国际合作远程视频会议，派遣了医院感染管理专家参与"中国政府赴柬埔寨抗疫医疗专家组"，赴柬埔寨开展为期 15 天的控疫工作，这是我国向柬埔寨派出的全球首支国家级中医援外医疗队。通过越南、缅甸等驻南宁总领事馆向两国募捐了价值 500 多万元的抗疫医疗物资，为巩固与东盟国家医疗机构的友谊奠定了良好基础。

积极推进医疗帮扶、精准扶贫工作。医院加强对 1 家紧密型医联体、3 家对口支援医院、85 家技术协作医院、22 家社区卫生服务中心进行技术帮扶，定期派出专家教授到基层医疗机构进行巡讲、义诊和业务培训，帮助基层医疗机构提升诊疗水平；定点帮扶 1 个国家级贫困县贫困村，派出脱贫攻坚（乡村振兴）工作队员驻村工作，完成帮扶村整村脱贫摘帽；常年派出医疗专家到贫困县紧密型医联体（马山县人民医院）开展管理、诊疗等医疗帮扶，为基层医院培养了一支带不走的医疗扶贫队伍。对接健康中国战略和医改新要求，构建了全矩阵医联体网络，建设广西区域医疗中心，实施"互联网＋紧密医联体"合作模式，建设专科联盟、专科医联体病区，推动构建区域医疗合作线上线下诊疗布局。

加强医疗公益文化宣传，发出"广西医疗好声音"。医院与广西卫视合作，录制健康知识科普栏目《医科全说》，把医疗健康知识传播到千家万户；2016 年开始，与广西广播电视台联合打造大型电视健康公益栏目《医科全说》，普及健康知识，提升全民健康素养，根据不同人群特点有针对性地加强健康教育与促进，让健康知识、行为和技能成为全民普遍具有的素质和能力，促进全民自主自律，健康生活，为健康广西建设做出了积极贡献。《医科全说》也成为广西影响力较大的健康科普公益栏目，受到了社会各界和人民群众的好评。利用"广西医科大一附院互联网医院"微信公众号开展医学科普，在 7 年运行中，为公众提供了丰富的就诊资讯、健康科普、临床故事，共发布了 377 次、1754 条推文，其中最高阅读量为 41 万＋。2022 年 6 月，微信公众号粉丝突破 200 万人。在广西传媒集团举办的一项 39.47 万人参加的"广西医疗服务百姓口碑榜"网络投票中，广西医科大学第一附属医院在全部的综合实力榜、医德医风榜、就医体验榜和公益先锋榜均位列第一名。

推广志愿者文化，展示人文关怀。自该院 2015 年启动志愿者活动以来，自愿报名参加志愿者服务活动的职工学生多达 1500 余人，他们在医院门急诊、住院部开展志愿者服务，为成千上万的患者及家属提供了方便；医院各科室结合专科特色，开展了形式多样的特色志愿者活动，如：胃肠腺体外科康汝之家开展"粉红康乃馨"

志愿行动；神经内科开展"红手环志愿者服务团"志愿活动等，得到了广大人民群众一致好评。

### （二）不忘党员初心，勇担援非重任

对外援助是中国外交工作的重要组成部分，对促进人类社会共同发展、帮助其他发展中国家改善民生、提高中国国际地位有着重要意义。1963 年，中国政府开始向非洲派遣医疗队，拉开了中国同第三世界国家以医疗队为主要形式的卫生合作和援助的序幕。自广西 1976 年开始承担援非医疗派遣任务始，广西医科大学积极响应国家号召，共派出 83 人次参加援非医疗队，其中：援尼日尔医疗队共派出 75 人次；援科摩罗医疗队共派出 8 人次（统计截至 2021 年）。

尼日尔和科摩罗两国生活贫困、气候火热、文化落后、通信困难、设备简陋、医疗资源匮乏，援助工作压力大。即使困难重重，依然有许多党员同志带头积极响应国家和学校党委的号召。第一附属医院老党员苏廷范医师身先垂范，于 1976年率先参加第一批援非医疗队；第一附属医院卢月华医生三次申请援非，到尼日尔救死扶伤。在广西医科大学援非医疗队员当中，有 49% 是中共党员，他们牢记党和国家的重托，勇担责任和使命，在队伍中成为中坚力量，充分发挥着党员的先锋模范作用，践行着"不畏艰苦、敢于奉献、救死扶伤、大爱无疆"的精神，他们克服了政局动荡、气候炎热、语言障碍、药品匮乏和多种恶性传染病盛行等困难，为当地非洲人民和中资企业员工提供优良的医疗服务，履行救死扶伤的光荣使命，为构建人类命运共同体以及实现人类卫生健康共同体的构建做出了应有的贡献。

有多少在非洲工作的医疗队员，就有多少催人泪下的感人故事。队员们远离家乡和亲人，不远万里去非洲大陆，吞咽下离愁别绪，直面困苦艰难，救助生命。是他们，用自己的奉献搭建起中非人民理解与友谊的桥梁，为促进中非友好合作关系做出了一点一滴、实实在在的贡献；是他们，以精湛医术和高尚医德解除了当地百姓病痛；是他们，把中国传统医药、治疗技术毫无保留地传授给非洲同行，为受援国培训医务人员；是他们，凭自己的卓越工作赢得了赞誉，被受援国授予荣誉。让我们一同了解他们在非洲工作、生活、学习的片段。

1. 工作，医者仁心精益求精

因为生活贫困，尼日尔的群众不轻易去看病。因此，当他们出现在医生面前时，大多都是急危重症。经常为患者手术的援非医生们很少能在手术台上看到新鲜的伤口，有些患者是从遥远的沙漠深处来到医院看病，有些家境困难的患者则是要攒够医药费才能入院接受治疗。而患者受伤入院，最快也要过 2 天才会被安排手术。第十八批援非医生马日曾遇到一位在医院的院子里搭棚住了很久的患者，腿

部大面积溃烂，伤口布满了叮食腐肉的苍蝇蚊虫，询问得知他还在排队等待手术。马日于心不忍，便用医疗队带来的药物免费为他处理了伤口。

第十八批援尼日尔医疗队里的刘磊医生接诊的一个患者头部皮下脓肿，散发着恶臭的脓液大量积聚，已经让患者头部比常人大了一倍，然而，当地医院没有相应的诊疗设备，刘磊便用输液管自制了一个引流装置，将患者头部的脓液引流出来，最终让患者恢复了正常。

第十四批援非医疗队里唯一的护士党员江利秋不善言谈，虽然年轻却是一位技术过硬、经验丰富的护士。她所在的马拉迪省中心医院是那里方圆200公里仅有的医院，患者多，设备落后且严重残缺，许多病种不具备手术条件。为保障手术安全，提高手术成功率，凭着在国内积累的多年手术室工作的经验和知识，江利秋因陋就简，用手套和纱布自制引流管，用较粗的软铜线和铝线磨成手术用探条，改善了手术条件，也为中国医生提供了一个展示水平的平台。

像这样在艰苦环境中面临风险克服困难、就地取材改善条件、竭尽全力为患者治病的情况在援非过程中屡见不鲜，党员们始终牢记党和国家赋予的光荣使命，始终以严谨、负责的工作态度对待患者，以自身的一言一行、一举一动展现出中国共产党员的光辉形象。

2. 业余，志愿服务共促发展

广西医科大学的党员医生们不但在本职工作中尽职尽责，还利用业余时间去义诊，宣传疟疾、艾滋病的防治办法。同时，他们还承担着当地大使馆、中资公司的医疗任务，为非洲当地华人华侨的健康保驾护航。队员们还利用一切机会传帮带。第十八批援尼日尔队伍成员刘磊医生从国内探亲回来后还带来了广西医科大学第一附属医院捐赠给津德尔医院的膀胱镜、鼻内镜。在党员医生的榜样引领下，同一批援非医生刘丽东在得知当地医学院校没有开设放射学这个专业的情况下，将自己随身携带的中文教材利用业余时间翻译成法文，供当地医务人员参考学习。他们还将自己的知识传授给当地医务工作者。这些行动都生动展现了共产党员国际共产主义精神和无私奉献的高尚情操。

3. 生活，苦中作乐自力更生

在国内过惯了便利、舒适的生活，到了非洲，还要面临一系列生活中的考验。断水断电是常事。第十八批随行厨师、广西医科大一附院营养食堂的王志坚说，他所在的尼日尔马拉迪省驻点曾有过7天没有水的经历，整个医疗队几乎陷入断炊的危险。到了旱季，两天来一次水就是正常的，为了接水，常常要等到半夜两三点。当地物价极高，且很难买到新鲜蔬菜，为此，种菜成了他们日常生活的最大乐趣，出发时记得带种子也成了历届老队员对新队员的嘱托。

尼日尔当地人主要以高粱米、牛羊肉为食，绿叶蔬菜很少，顶多是土豆、番茄、洋葱。为了改善生活，医疗队都会自己开辟一块菜地。在尼亚美队部，也有这么一块"小南泥湾"，为了能吃上新鲜蔬菜，队员们像照顾婴儿似地侍弄这块土地，他们会为每棵蔬菜的发芽、开花、结果而欢欣。每当青菜、苦瓜、辣椒、冬瓜、红薯苗等成熟时，队员们都能从食物的味道中找寻到家乡的气息。

4. 精神，思乡断肠念念不忘

在尼日尔，疟疾是一种常见病，援非医生大多都有亲历疟疾的体验。第十八批援非医生刘丽东不幸感染上疟疾，有一个多月的时间不能下床，闭上眼都会出现可怕的幻觉，服药后产生了极为严重的水肿，输液用的留置针只能"站"在皮肤上，各类治疗疟疾的药物的副作用还让他在病好之后留下了高血压、晶状体浑浊等后遗症。而更让他难过的是在他生病期间，远在中国东北的母亲也患病入院，他只能在音质极差的国际长途中一遍遍拜托国内的朋友帮忙照顾母亲。

近些年，援非的医生们还可以通过网络经常与国内的亲人联系，发不了视频还可以发语音、文字，而老一辈的援非医生则远没有现在这样的便利。苏廷范教授作为广西医科大学最早的援非医疗队成员，1976 年已到达尼亚美、马拉迪两个省开展医疗工作。苏教授在接受采访时曾提到："我们在非洲那两年，跟家里人几乎都没有了联系，信件通过大使馆转交，一来一往就已经过去很久了。"

自援非工作开展以来，广西医科大学有近 40 多名党员医生对非洲国家进行了一次次跨国接力医疗援助。虽然那里疟疾、艾滋病肆虐，依然有很多党员身披白甲，勇往直前。最新一批援助尼日尔的医科大学医疗队已抵达首都尼亚美，与前辈们分散在尼日尔各地开展援助医疗不同，如今他们的工作地点集中在尼亚美综合医院。这家由我国投资援建的综合医院不但极大改善了医生们的工作、生活条件，在医疗工作中，更能举各科室之力，达到更好的医疗效果。在受援国政府和人民的支持、帮助下，医生们不仅治愈了大量的常见病、多发病，而且还成功地开展了肿瘤摘除等难度较大的技术服务，挽救了许多生命垂危的患者，为所在国家创造了一个又一个"医学奇迹"。不少援外医疗队员获得卫生部颁发的荣誉证书。

# 第三节　两者关系：相伴相生

恩格斯在《马克思恩格斯选集（第三卷）》中指出："一切以往的道德论归根到底都是当时的社会经济状况的产物。"医学职业道德在社会发展过程中产生、分化、成熟，引领着社会责任的践行；医院社会责任在实践践行中，不断衍生、丰富职业道德的内涵，这充分体现了职业道德与社会责任存在历史性和现实性相统一的特点，医学职业道德与医院社会责任在历史主义的逻辑框架中存在相伴相生的关系，两者相辅相成，医学职业道德指引医院社会责任的践行；社会责任的践行中，医者职业道德的内涵愈加丰富。

## 一、职业道德的引领下践行社会责任

### （一）坚守职业道德信仰，培养高尚医德

医学职业道德彰显着医务从业人员的价值取向与人生信仰。中共中央、国务院印发的《新时代公民道德建设实施纲要》对新时代、新形势下公民道德建设提出了新的更高要求，为新时代加强医务人员职业道德建设提供了根本遵循，指明了努力方向。习近平总书记关于新时代卫生健康工作重要讲话精神和新时代党的卫生与健康工作方针强调，广大医务人员应将个人理想、人生梦想、事业追求与共产主义理想、中华民族伟大复兴的中国梦融合起来，始终把人民群众生命安全和身体健康放在第一位，切实担当起人民健康的守护者、健康中国推动者的神圣使命。

在职业道德的引领下，当代医务人员始终坚持以人民为中心的职业信仰，服务于党和国家工作大局，践行医者社会责任，涌现了一批又一批的拥有高尚医德的典型代表：梁小霞——广西南宁市的一名"90后"护士，在抗击新冠病毒感染疫情中，不顾自身安危，连续奋战，用自己年轻的生命书写医者救死扶伤的奋斗篇章。钟南山——"共和国勋章"获得者，从非典到新冠，攸关人民群众生命的大考，他一直冲锋向前。新冠病毒感染疫情发生后，84岁高龄的他在疫情防控、重症救治、科研攻关等方面做出杰出贡献，其为国为民的使命感和职业精神，可谓"士之德才盖一国"。还有在抗击新冠病毒感染疫情中千千万万个白衣执甲的医者，他们舍小家为大家，秉承"生命至上，人民至上"的信念，与病毒短兵相接，以血肉之躯筑起阻击病毒的钢铁长城，挽救了一个又一个垂危生命，以实际行动践行医者的职业担当，诠释了医者仁心和大爱无疆的高尚医德。

### （二）弘扬职业道德精神，练就精湛医术

在2021年全国卫生与健康大会上，习近平总书记提出的"敬佑生命、救死扶伤、甘于奉献、大爱无疆"的新时代医疗卫生职业精神，精准地反映了广大医务工作者保障人民群众健康的神圣使命、特殊价值和崇高境界，成为新时代医者的职业精神追求。广大医务人员，应在大力弘扬职业道德精神的基础上，以新时代

人民群众的健康需求为导向，在专业领域积极探索，钻研医术，追求卓越，努力攻克重大疾病和疑难杂症，提升临床救治能力和突发公共卫生事件、重大自然灾害的应急处置能力，提升医疗质量和健康管理水平。

在职业道德精神的引领下，广大医务人员用勤勉敬业、精益求精、对患者高度负责的职业态度和职业操守，以精湛医术浇筑起守护人民健康的坚实根基，其中典型代表不胜枚举：中国肝脏之父——吴孟超院士，中国肝脏外科的开拓者和主要创始人，创造了中国医学界乃至是世界医学界肝胆外科领域的无数个第一：创立了肝脏"五叶四段"理论，奠定了我国肝脏外科的解剖理论基础；创造了间歇性肝门阻断切肝法和无血切肝法，将肝癌手术成功率由 16% 提高到 98%；主刀世界第一例成功的中肝叶肿瘤切除术，使中国肝脏外科一跃于世界领先地位……虽然做出了如此多的开创性贡献，但吴孟超教授看重的并非创造"第一"，而是救治生命。据官方统计数据，在长达 75 年的从医生涯里，他拯救了超过 16 000 名患者的生命，其右手食指因常年手术导致变形，直到 96 岁高龄依然奋战在手术台上。他的一生，正如他在《朗读者》中的铿锵誓言："把一生的精力贡献给医学和科学！"德技双馨照亮坦荡襟怀，年近百岁续写医者传奇，到今天，中国肝胆外科的中坚力量，80% 是吴孟超先生的学生、学生的学生和第三代、第四代学生，其高尚的职业道德和职业修养将薪火相传，生生不息。

### （三）规范职业道德行为，培育优良医风

在古代传统医德中，医者的个人利益追求是不被允许的，陈实功在《医家五戒十要》中提出："药金无论轻重有无，当尽力一例施与"，遇到贫困者"不可要他药钱，只当奉药"。改革开放后引入市场机制，鼓励多劳多得，个人利益的追求变得合理。

在市场经济的条件下，我国医疗卫生事业得到前所未有的蓬勃发展，初步建立起了覆盖城乡居民的基本医疗卫生保障体系，群众享受到更安全、有效、方便、价廉的医疗卫生服务。然而市场经济的引入也带来一定负面影响，如个别医务人员的无私奉献精神有所动摇，医患相互信任度下降，医患关系紧张，甚至出现了职业"医闹"，个别医疗机构存在过度医疗与防御性医疗，收受"红包""回扣"等不良现象。在此背景下，应发挥医学职业道德的引领作用，规范医务人员职业道德行为，强化医德医风和行风作风建设，着力解决人民群众看病难、看病贵等问题，严肃查处不良执业、违反行业规范的行为，及时查处人民群众反映强烈、损害群众和患者利益的违纪违法行为，整治医疗乱象，促进廉洁行医，规范执业行为，弘扬行业清风，树立优良医风。

在规范职业道德行为，培育优良医风方面，广西医科大学第一附属医院始终坚持基本医疗卫生事业的公益性，引领医务人员履行社会责任，强化医德医风建设，并取得良好的效果：建立党委主导、院长负责、党务行政工作机构齐抓共管的医德医风工作机制，完善医德医风管理机制建设，健全医务人员医德考评制度，实行医德医风"一票否决"制。以医院行风专题会议为抓手深入整治群众身边腐败和作风问题，近 5 年来 3 次修订《医德医风奖惩办法》，深入开展整治群众身边腐败和作风问题专项整治工作、医院工作人员廉洁从业行动等，规范全院职工的职业道德行为，2021 年医院共收到感谢信 141 封、锦旗 533 面，退还"红包"49人次 71 420 元。

## 二、社会责任的践行中丰富职业道德内涵

### （一）社会责任的践行中传承优良医者职业道德

中华文化是世界上唯一一支没有中断过的古老文化传承，在中华文化历史上发挥重要作用。两千多年的儒家文化思想，奠定了中华传统医学职业道德的基调，对医学职业道德的发展产生着深远的影响，古人说"医出于儒"，认为医学与儒学同根同源。儒学思想对中华传统医德的影响在"医乃仁术"这一根本观念中得到集中体现，"医乃仁术"的核心要义在于"施仁术"，深刻彰显了医者的强烈道德意识与社会责任感。

在抗击非典、新冠病毒感染疫情中，广大医务人员秉承人民至上、生命至上的理念冲锋在前，舍生忘死守护人民群众健康；从健康扶贫到健康义诊，公立医院促进优质医疗资源扩容下沉，惠及更广大人民群众；积极开展公共卫生应急防控与慢病防治、改进医疗质量与安全、着力减轻患者医疗负担、积极改善患者就医体验、参与节能减排与环境保护……公立医院在社会责任的践行中充分彰显了中华传统医德中的"仁爱""仁心"。大医精诚、医者仁心、医乃仁术等传统医德文化在当代社会依然迸发着强大的精神力量。广大医务人员在践行社会责任时应注重传承与发扬传统医者职业道德，使其在新时代焕发出更强的生命力。

### （二）社会责任的践行中发展新时代医者职业道德

马克思认为：物质生活的生产方式制约着整个社会生活、政治生活和精神生活的过程。并非人们的意识决定人们的存在，而是人们的社会存在决定人们的意识，揭示了医者职业道德作为社会道德文化的组成部分，与其所处的社会环境和

经济基础密切相关。我国医务人员的职业道德基础是社会主义职业道德规范和标准，社会主义职业道德的价值取向充分彰显着人民当家作主的独特政治优势，集中体现为公立医院践行社会责任过程中的"公益性"导向。随着时代的发展、人口老龄化的加剧、社会经济条件和人民生活水平的提高，我国社会主要矛盾转变为人民日益增长的美好生活需要和不平衡不充分的发展之间的矛盾，伴随着社会经济高速发展，医学技术日新月异，现代医学职业道德的内涵不断丰富，人们的道德观和道德选择呈现多元化趋势，道德标准复杂化和多样化，公立医院在践行社会责任的过程中，应当与时俱进，在传承的基础上创新发展新时代医者职业道德，丰富其内涵。

医院社会责任践行过程中，受社会政治、经济、文化的发展影响，社会责任的内容随之扩容，相应在实践中凝练的职业道德思想内涵也随之发展与丰富：2016年8月召开的全国卫生与健康大会上，习近平总书记用"敬佑生命、救死扶伤、甘于奉献、大爱无疆"十六个字来概括广大卫生与健康工作者的职业精神，新时代医者职业道德内涵进一步丰富；2017年10月，党的十九大报告中指出要实施"健康中国"战略，要求完善国民健康政策，为人民群众提供全方位全周期健康服务，要进一步深化医药卫生体制改革，全面建立中国特色基本医疗卫生制度、医疗保障制度和优质高效的医疗卫生服务体系，健全现代医院管理制度。坚持预防为主，深入开展爱国卫生运动，倡导健康文明生活方式，预防控制重大疾病……标志着医院社会责任的践行方向由"以治病为中心"转变为"以人民健康为中心"，医务人员职业道德也相应衍生出"以人民健康为中心"的救治理念。2018年8月19日，广大医师迎来首个"中国医师节"，体现了国家及全社会对"生命守护者"的敬意与肯定，同时也对增强医师职业规范、行业道德自律、改善医患关系起到积极作用；2020年全国抗击新冠病毒感染疫情表彰大会上提出"生命至上、举国同心、舍生忘死、尊重科学、命运与共"，折射出在抗击新冠疫情过程中医务人员坚持生命至上的人道精神、夜以继日的敬业精神、舍己为人的奉献精神，医学职业道德再次得到升华。

综上所述，医学职业道德与医院社会责任是相伴相生的密切关系。在医学职业道德的引领下，广大医务工作者坚守职业道德信仰、弘扬职业道德精神、规范职业道德行为，以高尚的医德、精湛的医术、优良的医风践行社会责任；而在社会责任的践行过程中，医者职业道德在实践中得到传承和发展，不断衍生、丰富职业道德的内涵，并进一步引领社会责任的践行。

（撰稿：张　琰、蓝飞燕、陆尘香、欧阳文兵　　审核：陈俊强）

# 第七章　中医传承与文化

## 一、医道承吴越，风雨起浙杭

### （一）西学东渐，湖山歌起

1929 年初夏，盛况空前的西湖博览会拉开帷幕，孤山下的西博会卫生馆，手摇的留声机轻轻送出这样一首歌：

身心并重不稍轻，六艺久垂名。海通借得他山石，旧新智，都非无凭。快快病夫耻雪，昂昂千里驹行。

歌曲唱出了国人一个美好的愿望——增强国民体格，洗刷"病夫"耻辱。这歌声也唤醒了浙江的现代公共卫生事业。这年 7 月，时任浙江省民政厅厅长的"民国才子"朱家骅，设立了一个主管全省卫生行政工作的"第五科"，由陈万里任科长。

新成立的"第五科"在陈万里的主持下，拟定了种种发展计划。设立省立卫生试验所、省立传染病院、省立助产学校及其附属医院等医疗机构被提上了议事日程。浙江现代公共卫生的建设，在他们的努力下开始了。

现代公共卫生建设源于 19 世纪末 20 世纪初的西方。自 1848 年英国国会通过了人类历史上第一部现代公共卫生法之后，以预防和控制传染病、提高妇幼卫生保健水平、促进百姓身心健康为使命的公共卫生建设在西方取得了巨大的成功。而这一新的理念，在其出现后不久，随着西学东渐之风，吹进了中国的大门，并引起了当时有识之士的广泛关注。

由于公共卫生的建设关系到强国强种、国家地位和声誉等重大问题，当时的学者包括中国最早的公共卫生学家，中国检疫、防疫事业的先驱伍连德都在强烈地呼吁政府承担起公共卫生建设的重任。

但因当时的社会经济因素，加上地方军阀割据，内战不断，政府尤其是地方政府在公共卫生建设上存在缺失。直到 1928 年，北伐结束，国民政府改卫生司为卫生部，公布卫生行政系统大纲，地方开始设立卫生行政机构，而在浙江，由于朱家骅、陈万里悉力经营，于 1928 年至 1930 年相继建立省立传染病院、省立卫生试验所、省立助产学校，并且规模和实力在当时都位居全国前列。

就成立于 1929 年 7 月的省立卫生试验所来说，它是我国最早创建的一所卫生检验机构。朱家骅重金聘请德国籍犹太人罗赛为顾问，由陈万里协同罗赛筹建，最先择址了西湖智果寺前，原西湖博览会的一个展览馆里。试验所的重要仪器设备有显微镜、电冰箱、孵箱、电离心机等，均购自德国。成立之初，所内设细菌和化学两科，细菌科主要工作为临床细菌学及血清学检验、疫苗制造及地方性寄生虫病（姜片虫、肺吸虫、日本血吸虫）的调查研究等。细菌科的工作除罗赛亲自负责检验外，还有徐良董、楼融等人员。化学科主要工作为药品鉴定、毒物分析等，由留学德国的药学博士黄鸣驹负责。该所事务工作初由留德陈宗棠博士担任，后由兼任罗赛翻译的留德学者张鸣皋继任。其间开展了日本血吸虫病，肺吸虫调查和临床研究工作。此外，当时海宁曾发生流行性脑脊髓膜炎，传播遍及全省，该所快速进行疫苗研制，不到一个月，即告成功，平稳了疫情，保障了百姓的健康。往事已远，点滴之中，我们仍清晰可见当时浙江公共卫生建设的力度和水平。

"快快病夫耻雪，昂昂千里驹行。"就像这首 1929 年西湖博览会卫生馆馆歌所唱的，人们期待着这些当时设立的公共卫生机构为浙江百姓带来更大的福祉。

### （二）智破困局，合一建院

1930 年，浙江财政开始出现困难，刚刚起步的浙江卫生事业旋即遭遇了"冬天"。这一年秋天，朱家骅卸任浙江省民政厅厅长，赴广州出任中山大学校长，之后浙江省民政厅厅长由新到任的省政府主席张难先兼任。不久之后，省政府开始了一系列改革，撤并机构、裁减冗员、缩减开支。

1931 年 5 月 8 日，当时的省政府在第 379 次会议上通过了裁撤民政厅第五科、设法合并助产学校、停办传染病院、保留卫生试验所的决议。此决议引起了社会强烈反响。同年的《广济医刊》，就此事作了这样一番报道：

浙江省因政费拮据，甫经成立之传染病医院、助产学校及卫生实验所三医事机构，近又奉命裁撤……该省医界人士对于上述三机构之裁并，颇表不满云。

面对这样一个决定，最焦急的要数陈万里了，当时身在欧洲的他火速回杭，面对上级他推心置腹，据理力争，后与几位秘书以及张难先商酌、考量，陈万里提出了他的一个新主张：

把三个机关合并为一个名称，于一种单纯的组织之下，维持着三个机关原有的事业，那么如此办法，无所谓变更第 379 次省政府会议所通过的决议。因为要取消此前的决议，是绝对不可能。在这样困难的情况下，要求得到一个办法，能维持着原有的事业使之已然进行，这的确不是一件容易的事。

此时把三个机关合并为省立医院之一部分，亦无不可。并且所谓医院，不必一定要各科都能立时齐备起来，何况此时的目标，乃在维持已有事业，不是扩展或创造。省立医院为朱骝先厅长在浙时原定计划之一，当时原拟省立医院之主旨，并非专重治疗，所有预防、保健，以及训练一切卫生人员，统统包括在内，是一种适应了新的趋势所建议之医院。把已经成立的三个机关合并起来，也可以说是在消极的维持局面之下，仍旧不失为一种积极的措施，为未来事业扩展之准备。

1931 年 6 月 26 日，省政府委员会第 411 次会议通过《拟组设省立医院筹备委员会并先将原有省立卫生机关合并改组为省立医院之一部分》的提案。至此，浙江省首家省级公立医院正式宣告诞生。

### （三）精诚立业，公心寿世

1931 年 6 月 30 日，也就是设立省立医院的议案通过后的第 4 天，陈万里被提议以民政厅技正的身份兼任省立医院院长。这一院长的职务全属"义务"性质，陈万里在回忆中这样写道：

"其时我可没有知道要我兼院长，最大的原因，据说编制新预算，因为只有10 万多的经费，院长俸给，无从开支，因此由我兼任。同时厅长意思，合并原议缘由我之倡议，希望我妥帖处理一番，我于是就由民政厅技正而兼省立医院院长。"

后来当陈万里完成省立医院改组之后，提交了辞呈，省政府对此批复道："呈悉查该院现已由筹备委员会积极筹备，目前先行成立之一部分，本为解决原有卫生机关之合并改组问题而设，院长一职全属义务性质，仍仰继续担任暂毋庸辞。"因此他也只能继续兼任。

虽然担任院长一职近乎尽"义务"，但陈万里却始终坚守着一份使命，尽最大的努力把省立医院朝着"公医院"的方向推进，为医院铸就了举医为公的不朽灵魂。

"公医院"是陈万里心中一直怀揣着的理想，在担任院长期间他竭力实践并不断丰富完善这一理想。后来当他就任江苏省卫生署署长时，他将这种理想进行了全面的实践。他所提倡的"公医院"制度，其核心理念有三点：①它不是一个行政机关，是一个比较纯粹的医疗机构，在董事会的管理下，自主经营，政府仅起指导作用。②它的资金来源是多渠道的，既有业务收入，也有地方政府、社会团体的支持和医院公开募集，基本上能做到自给自足。③具有一支有医学知识、坚定信仰、精诚团结的医疗团队。概括地讲，"公医院"的核心价值就是让医院成为真正服务公众的有机体，以爱心和责任心实现医院的有效运作。

　　1931 年 7 月 15 日起，省立医院先后接收省立传染病院、省立卫生试验所和省立助产学校，并在原有基础上进行改组，改组后的省立医院分为产妇科部和传染病部，附设助产学校和卫生试验所两处。由原省立助产学校校长王味根任产妇科部兼附设助产学校的主任，由原省立传染病院院长褚君穀任传染病部的主任。原来的三个医疗机构人员、地址均无大变动，维持着原来基本的日常工作，并在此基础上制订了一些具有可行性的发展计划，如：设立小儿科诊治处，主要诊治小儿内科疾病、小儿定期健康检查以及推广儿童保健方法；设立妇婴保健事务所，促进各地改良助产育婴事业，酌情在各地设立妇婴保健事务所；训练旧式接生婆；制造血清及痘苗；开展调查研究工作；编辑医学期刊等。

　　这个计划，在今天看来似乎不够宏大和全面，但在裁撤了主管部门，失去了省政府大力支持，经费压缩 2/3 的情况下，省立医院仍尽力满足当时最需要的医疗卫生服务需求，仍坚持着一所公立医院的公益性，坚守着一所公立医院的使命与职责，这是理想使然，更是骨气使然。

　　作为省立医院的缔造者，毫无疑问，陈万里对于这所新生的医院有着美好的愿景，但现实又让他不得不回归到一个最可行的做法上——维持原有机构的运转，因为这三个公共卫生性质的机构是否存在将直接影响广大老百姓的健康。

　　从 1931 年合并直至 1937 年，附设于省立医院下的这三个机构在稳定中慢慢发展。虽然在这期间，省立医院尚未建立起比较完整的行政组织体系，但让省立医院其中的"一部分"先稳定起来，先发展起来，这是一种具有超越性的思维，也是一种求实的思维。

### （四）南迁抗战，战火铸魂

　　1937 年 11 月 5 日，日军在杭州湾金山卫登陆，12 日上海沦陷，杭州情势愈危。随即，浙江省政府着手疏散杭州人口，省政府南迁。随着抗战爆发，省立医院的三个机构也面临沉重打击，各项事业几乎毁于一旦。1938 年，省政府迁至永康方岩后，获得了一段相对稳定的时光。这时候民政厅恢复了主管卫生行政事业的技术室，重新整合省内医院相关人员及物资设备，并设临时救护总队开展军民救护事宜，推进前后方医疗防疫工作。

　　1938 年 9 月，民政厅将技术室升扩为卫生处，一方面恢复了卫生试验处，由陈万里任处长；另一方面开办方岩、碧湖、仙都等地的卫生事务所，分管各地卫生行政事务，推动乡村卫生。

　　1941 年 6 月，日军进逼诸暨，有进犯金华、兰溪之传言，永康方岩受到威胁。于是浙江省政府暂时迁往松阳，筹备工作又一次停顿下来。到了 1941 年冬，时任卫生处处长的孙序裳，又聘请浙江医学界先辈盛佩葱、刘启敬、赵竞初、潘鹤松、王宗炎、冯祖英、孙道夫等人为筹备委员，继续筹备工作。

1942年3月31日，省立医院重建后择永康水公山为院址重新开诊，但开诊刚刚不到两个月，日军进犯浙赣路，敌机分批轰炸金华、永康、东阳等地。1942年5月，省政府再次迁往丽水、松阳，8月又迁至云和、景宁等地办公，直到1945年抗日战争胜利，复迁回杭州。随着省政府的迁移，省立医院在战火中坚持服务抗战，铸就了不屈的医魂。

虽然历经波折，3年间数易其址，但省立医院却未被艰难和苦难所磨灭，相反在此过程中医院一分为三，原位于景宁的省立医院为省立第一医院；在云和之省立传染病院为省立第二医院（即省立嘉兴医院），由陈宗棠任院长；在大岙之省立传染病院改为省立第三医院（即省立绍兴医院），赵竞初为院长。这使更多患者得到了救助，其中省立第一医院1942年至1944年的门诊总量依次为15888人次、69038人次、109281人次，烽火淬炼中省立医院功勋卓著，仁心可昭。

### （五）重返杭州，扎根故土

1945年8月中旬的深夜，日军投降的消息传到景宁，顿时整个山城沸腾了，省立第一医院的全体同仁更是欣喜若狂，历史翻开了新的篇章。

不久，省立第一医院奉命为接受伪省立医院作准备，并先在龙游设立医院工作站，等候进一步行动命令。8月26日，省政府传来命令立刻进杭接收伪省立医院，于是首批人员在爆竹声中，日夜兼程赶往杭州。9月5日到达杭州，随即接收伪省立医院。伪省立医院位于学士路14号，战前为杭州市立病院（今杭州市第一人民医院前身）。由于当时杭州医院大部分尚未恢复，业务颇为繁多，毛咸院长迅速成立了门诊部，又设病床50张左右，满足杭州百姓就医需要。同时，申请50万元费用于修缮伪省立医院院舍，并在长生路38号伪省立医院妇产科旧址内再行添设门诊部。

接收一个多月后，由于伪省立医院原为杭州市立病院，杭州市卫生局提出恢复市立医院计划，并多次催还该院院舍。于是刚刚安顿下来的省立第一医院不得不重觅院址。1946年初，省立第一医院迁入横长寿路23号的"禹庐"。1946年5月，根据国民政府行政院指示——"医院的名称，应在'医院'二字之上加所在地名"，省立第一医院改称"省立杭州医院"。院长仍为毛咸，医院在此设诊一年有余。

经历种种艰难的省立杭州医院，此时总算有了一个稍微固定的院址和稳定的队伍。虽然当时医院规模不大，人手不多，但医院门诊却十分繁忙。对于经历战火洗礼、饱受流离之苦的医务工作者来说，此时自有一种新生的喜乐和满足，自有一种劫难后的仁慈与怜恤。重返故地的省立杭州医院从此开始深深扎根于这块土地了。

1947年5月25日，当时浙江省发行量最大的《东南日报》刊登了浙江省立杭州医院的一则通告：

本院自五月二十五日起，迁移院舍，除出外接生外，所有门诊特诊急诊出诊一律停止。六月一日起在西浣纱路三庆里新院舍恢复原有工作，至住院业务后院舍全部修竣再行公告。除呈报外特此通告。

省立杭州医院要搬新家了，消息传出，满城欣喜，各方纷纷表示祝贺。当时的《工商报》在省立杭州医院全部迁入新址之时，刊登专文《从艰险中缔造的省立杭州医院》，回顾医院发展历程。《大同日报》也刊发专文《在苦难中成长的省立杭州医院》，对于新院舍报道得更为详细：

现在"浙杭"已有一座规模相当大的房屋了，在原来的厅外，为了工作上的需要，另外把西首旧四面厅一座改建了五间楼屋，上层为手术室，下层为办公室，过去是检验室、药库，病房设在楼上，除特等、头等、二等、三等外，还有一个育婴室和产妇室、消毒间以及手术医师休息间等。设备局限于环境和经济，简陋异常，但位置排得很有匠心。全部病床，现在有七十张，都是行总浙分署拨赠的，但因为限于病房，只铺用了五十张，每张床上放着漂白的床毯、床褥，在明朗的光线中望到房里，给人以一种很舒适的感觉。

就因为限于经济，一切的理想就不能一一实现，现在"浙杭"只分为六科，即内科（包括小儿科）、外科、眼耳鼻喉科、皮肤科、产妇科等，除每日上午有门诊外，为了使患者便利就诊起见，每日下午又设特别门诊，借以做到真正为民造福的地步。

迁到西浣纱路新址后，随着业务的扩大，医院先后又租用教仁街（今邮电路）36号、三庆里3号和仁和里等民屋园地，规模也逐步扩大。到1949年解放，虽然期间国内形势多有变化，医院门诊量和收入总体上仍呈快速上升趋势。

## （六）改组转型，中西并重

1956年，杭州基本上实现了全市的社会主义改造。1956年初夏，医院将改为中医院的消息不胫而走，各种版本的传言不断。浙江省卫生厅知悉后，李蓝炎副厅长在第一时间到院，与大家面谈此事。他阐明贯彻党的中医政策的重要性，要求中西医互相学习。他还当场郑重宣布，改为中医院后，人员一律不动。大家吃了定心丸，情绪安定下来。没几天，一批中医师进院的筹备工作相继展开。8月，瓜熟蒂落，省中医院正式挂牌成立。

1956年8月12日的《浙江日报》第一版上有如下一篇报道：

浙江省祖国医学研究所、浙江省中医院即将成立。昨日，第一批被邀请参加这两个机构工作的三十多名中医、六名西医，参加了省卫生厅召开的欢迎会。到会的名中医有内科中医潘澄濂、魏长春，针灸科中医楼百层、黄学龙，伤科中医姜一如，眼科中医韦文轩、李云泉等人。到会的还有杭州各医院的中医和开业的著名中医。李蓝炎代厅长在会上指出，应在加强中西医团结的基础上，整理和发扬祖国医药遗产，开展中医学上的"百家争鸣"。参加这两个机构工作的中西医师，省卫生厅还继续在向各地聘请中。浙江省中医院的门诊初步决定在8月下旬开始。

改组之后，医院除在原有人员中进行中医政策方针的宣传教育外，再次重申"以不扰乱原来组织，在原来组织的基础上建设中医院"的原则。大家逐渐认识到学习中医发扬祖国医药遗产的重要性，情绪渐趋稳定。

内科举行了较系统的中医学习。陈杏生中医师主讲《脉经》及《脏象》，每周一次，结合临床病例讨论，紫斑、非典型肺炎等西医理论与治疗方法，展开相互学习。日常查房时，中医师介绍"油""切"体征与意义，西医介绍听诊及诊断和理论的解释。妇科、眼、耳鼻喉科等科室在门诊中互相开展商讨介绍。在医疗过程中，中西医协助配合治疗。如外伤后患者发生腹泻的病例，伤科请西内科会诊时发现为细菌性痢疾，经传染病院治疗，最后外伤与细菌性痢疾均获治疗；又有跗骨骨折患者，伤科外科放射科共同配合，在X线下，中医师经手法复位，西外科以石膏绷带固定，得到圆满结果；中医内科在门诊中曾有腹痛病妇，及时请妇科会诊，为宫外孕，及时手术，得免危险。

由于医院中西医并举并重，中西医相互学习，中西医结合，医院迅速发展。

## 二、杏林开流派，橘泉泽四方

### （一）荟萃全省精英，开启杏林之旅

浙江，川泽沃衍，物阜民丰。中医文化，源远流长。元代朱丹溪的《丹溪心法》，明代张景岳的《景岳拳术》、杨继洲的《针灸大成》，清代王孟英的《温热经纬》，都是医学宝库中的瑰宝。浙江这片土地上，历朝历代都有许多名医，他们大多以个体开业或坐堂药店的方式行医救人。

当医院1956年被浙江省人民委员会批示改组为浙江省中医院之后，便将原杭州市中医门诊部吸纳过来。省卫生厅还从全省各地调入名中医33位。他们是内科的叶熙春、魏长春、陈杏生、夏明诚、黄叔文、胡仲宣、吴士元、吴颂康、孙吉士、

王弋真、陈念真、高立夫、程景贤、李德桂；外科的余步卿、潘午印；妇科的裘笑梅；眼科的柏仲英、沈志威、韦文轩、韦文贵；小儿科的宣志泉、詹起荪、马莲湘、林钦廉；伤科的罗振玉、姜一如；针灸科的金文华、董正雅、楼百层；气功科的戴俊英；中药房的张维章、徐锡山。

　　这33位名老中医，都是百姓心中的"名医"，医德与医技皆为众人所称道。他们著书立说，培养学徒，医院中医内、外、儿、妇、伤、喉、眼、针灸等科室相继成立。一时间杭州百姓都涌到医院看中医，门诊量从1955年的155000人次猛跃到1958年的385999人次。

　　说起"中西医查房"，可不是"中医西医一起去查房"这么简单，其中有不少曲曲折折、苦辣酸甜。1959年刚开始中西医查房的时候，大家都颇有几分勉强。中医师们辨证论治，西医师们讨论着指标、数据、化验结果，各说一通。老中医们脾气大多和气，也不坚持己见，常常就是开个方子，然后，西医该怎么样还是怎么样。为了促进西医对中医的了解，医院开展了一系列"西学中"培训班，要求各个年龄的西医都来听老中医讲课，了解基本的中医常识。当"中学西"培训班开办的时候，这些七八十岁的老人们老老实实做学生，从零开始学西医，那一份谦卑和真诚，大家都看在眼里。吴士元和杨继荪这两位力推"中西医结合"的老中医内科主任，对西医师的尊敬和爱护，不知不觉中感动了许多人。在楼彦衡老主任的影响下，越来越多的西医师也愿意在查房中用一颗尊重的心，聆听中医的建议，询问中医的看法。老中医的一举一动，西医师们看在眼里。到底中医有没有用，能不能治急症，只有临床说了算。有时候来了要命的急症，甚至连准备手术的时间都没有，老先生的一根针会让患者转危为安；有时候来了极度虚弱的患者，无法承受手术，老先生灌几味药，患者就渐渐苏醒……医术之外，医德最能感动人。老中医常常饿着肚子看门诊，对待患者的态度真是让人挑不出毛病来。课堂只是一个侧面，在共同生活特别是体育运动中，不少中医和西医之间建立了深厚的友谊：不少中医跟着周孝增打桥牌，跟着章崧英打乒乓球；不少西医跟着老中医练书法，跟着吴良村打保龄球……虽然学术上有分歧，然而生活中却称兄道弟，其乐融融。

　　中西医之间存在着理论差异、思维差异、文化差异、制法差异、研药差异等很难逾越的鸿沟，可以想象两者结合之艰辛与曲折。然而，半个世纪走下来，"中西医结合"已不知不觉地融入医院新一代医护人员的思维模式中。今天的"中西医查房"早成了一件自然而然、顺理成章的事。追溯"中西医查房"的起源，我们不禁感慨：跨越学科鸿沟的，不是政策和强权，而是人格和温情。

　　2022年5月18日上午，医院湖滨院区骨伤科七病区示教室内主管医师流利地汇报完患者的情况后，在肖鲁伟教授、童培建教授、钱宇教授等一众大咖带领下，大家"浩浩荡荡"地走入病房，来到一位患者的病床前。庞大的阵容，也吸引了许多住院患者的眼球，原来这次查房，还是一次"名医和名中医联合查房"。医院骨伤科主任钱宇教授指出，我院骨伤科传承于享誉江南的罗氏伤科，建科60余年以来，在继承传统中医骨伤科精髓的同时，又结合现代医学最新成果和技术，不断推进精准化、微创化、个体化的诊疗模式，中西医并重，具有全方位解决骨伤科常规疾病和疑难重症的能力。"我们将充分发挥学科优势，大力推进名医和名中医查房常态化"。查房中，省国医名师肖鲁伟教授在病床边悉心了解患者的情况，并结合患者具体情况，进行了严谨的辨证论治。同时，他也指导鼓励年轻医生如何更好地用好中西医结合这一"法宝"，为患者的治疗和康复提供更加优质的服务。

### （二）始创十大流派，橘泉润泽四方

医院于1956年前后引进的名老中医医术高超，口碑极佳，在院期间他们积极培养传人，著书立说，逐渐形成了医院的十大中医流派。

叶氏内科流派创始人叶熙春，学验俱丰，精于内妇，宗张仲景"病痰饮者，当以温药和之"和叶天士"外饮治脾，内饮治肾"之法治疗痰饮病；治疗胃痛重胃腑的和降通达，推崇脾胃分治理论与胃阴学说；主张通补奇经疗妇科杂病；擅治湿温时证，湿温辨治注重查舌、善辨斑疹白㾦，以宣化渗湿为大法。临证强调审证求因、明辨病位，治法推崇平衡阴阳、护卫正气，遣方用药以经方为基础，少用杂药，务求精当。在省中医院，叶熙春培养出许多弟子，如今多已成为名中医了。和许多名医不同，叶熙春并不坚持把医术传给儿孙。他说："名医的后代不一定会成为名医，封建时代每隔几年定会出个状元，可是几十年也不一定能出个名医。做医生这个职业是最辛苦的，要有一心一意为病人解除痛苦的服务热情和医德。我自幼出身于贫寒之家，对于穷人的看病之难有深切体会，所以能感同身受地对待病人。孩子们现在的生活条件比较优越，从小没有吃过苦，就无此种体验。如让他们随我学医，仗着老子的名声，不大可能像我当年那样刻苦勤奋地学习钻研，学得不好的话，将来不但坐一世冷板凳，用杭州话讲只能做个'乌花郎中'，甚至会成为误人性命的庸医。即使其中有人学得好些，将来有点小名气，恐怕也吃不了我现在这样的辛苦。与其一代不如一代，倒不如不去勉强他们跟我学医，还是让他们读书，听其自然，将来各按自己的志趣去自选职业寻求发展吧。"

魏氏内科流派由魏长春创始，魏老善以"去其所本无，保其所固有，因势利导，引邪外出"为治疗外感疾病之大法，对内科杂病则注重维护本原。1956年6月，

魏长春接受省卫生厅之聘，赴杭进入省中医院。翌年初，他被任命为医院副院长，时年 60 岁。在赴杭的第一年中，他吃的是食堂饭，住的是两人一间的简陋宿舍。这位以前从不过问家务的老人，如今不仅要看病开会，而且还要料理个人生活，但是他起早摸黑，孜孜不倦，与各地来杭的名老中医齐心协力创建中医病房，乐此不疲。为搞好全省首届"西学中"班的教学任务，他认真备课；为进一步提高自身学术水平，繁荣中医学术活动，他带头重温中医经典，积极撰写论文书稿。60 年代初，面临三年自然灾害造成许多中药供不应求的情况，他于 1960 年编写了《用药达变举例》；1961 年又编写了《异药同功》等资料，依据某药在某方中所起的作用，正确选用代用中药，对临床工作具有指导意义。1964 年 3 月，他以 67 岁的高龄，响应党的号召，参加省卫生厅组织的首批城市医务人员下乡巡回医疗队，随省委社教工作队奔赴上虞县丰惠村。3 个月内，他一边接受思想教育一边为农民群众看病，不仅毫无倦意怨言，而且目光炯炯，充满喜悦，逢人便说："老牛自知夕阳晚，不用扬鞭自奋蹄。我能够参加首批下乡医疗队，受到当地群众如此隆重的欢迎，如此热情的赞赏，这是非常值得，非常光荣的。今后有机会我还会再去。"

杨氏内科流派由杨继荪创始，杨氏学术流派的主要特色为：坚持中医整体观和辨证施治，又能吸取现代医学的长处，主张微观与宏观相结合，辨证与辨病结合，不因循守旧，善于创新。杨继荪曾为夏衍、巴金、傅抱石、沙孟海等名家看病，也为国家高级干部诊疗，但是在他眼中病人没有三六九等，皆平等对待。有一次他为省军区某领导看病，军医对杨继荪说："这位是某领导，药请用得好一点吧。"杨继荪当时就直爽地说："你我都是医生，医生是以病人为对象，应以病用药，不能以职务高低选药。只要对症，哪怕三五毛钱的药也能取效！" 他在省保健委员会担任委员时，常应邀给外国友人看病。他写完处方，还详细写明中药的煎服方法，以及中成药的组成、主治、功效、生产厂家等。他如此认真、客观、负责的态度，让所有人都心服口服。他常说："对待病人要做到官民一致，朝野一致，认识与不认识一致。"在担任医院院长期间，杨继荪明确提出了"发扬中医优势，开展中西医结合，取长补短，办成一个临床、科研、教学三结合，具有现代医学科学水平的中医院"的办院方针，坚持 "医教合一"，提高教育质量。他在医院开设了中医病房，收治各类疑难危重病人，提倡"能中不西"、"先中后西"，先后用中医药手段治疗、挽救无数病人，使得医院的中医病房名声大振。他提出在中医急诊方面，用药"稳、准、狠"，有主次之分，而不是漫无目的。对急性胆囊炎、急性黄疸，他都得心应手。

何氏内科由何公旦创立。何公旦生于清光绪初年，幼习举子业，从儒通医，还善书法，花鸟画。何公旦擅长妇儿病，曾帮浙江省长张静江看好顽咳，名冠武林。何任是何公旦先生之子，幼承家学，医术精湛，闻名遐迩。2009年，作为30位当代泰斗级名老中医之一，何任被授予首届"国医大师"称号。行医七十余载，何任年逾九秩仍坚持门诊，救治了数以万计的患者。他对病人高度负责，他认为"疾病表现，隐奥细微；医生临证，审谛谭思"，倘若医生临证时稍有不慎，疏漏万一，便会错失全局。所以，每次临证，他都不带手机，也不允许旁人高谈阔论、接听电话。除了临床经验丰富，何老还是著名中医理论家，对中医四大经典之一《金匮要略》的研究著述甚丰，他主持编撰的《金匮要略校注》曾被原卫生部、国家中医药管理局组织的专家们称之为当今《金匮要略》的最佳版本。

余氏外科创始人余步卿，余氏熟谙《黄帝内经》、《难经》，深究《医宗金鉴·外科心法要诀》，学术上推崇医宗金鉴，外科心法要诀，兼取温病学说，辨症上强调整体观念，治疗上善于内外兼治，重视调理脾胃。一提起中医外科，老杭州第一个想到的就是余步卿，这位名医已经和一个时代联系在一起，深深印在杭州百姓的记忆中。余老医术高明，在杭州从医近五十年，活人无数，深得百姓信赖。有一次，有个武康人（今德清人）竹片挫伤眉毛，迟迟没有收口，估计伤口留有异物。西医外科把伤口刮了数次，却未刮出什么。于是，病人改看余步卿。余拿出一瓶自制的黄参粉末，嘱护士敷在伤口上。连续两天敷用这个药，三天后，奇迹出现了，纱布上果然出现极细的毛竹丝，拿掉后伤口全部愈合。周围的人都啧啧称奇，余步卿风趣地对护士说："这叫做'吊金龟'。"

裘氏妇科发源于武林钱塘，由裘笑梅创始，强调从肝脾肾立论，在动态中辨证，博采众家之长，融汇化裁创新。裘笑梅在医术上提倡"旁搜囊括、虚心请教"。1956年，已经在社会上颇有知名度的她还报考了杭州市西医进修班，学习生理、病理、解剖、生化等西医课程，并以优异成绩结业。她在临床上专研妇科经、带、胎、产、杂病，善于向西医学习，创制了一系列妇科新药。1963年她研制了治疗女子痛经的"调经定痛散"，1975年又研制治疗滴虫、霉菌性阴道炎的"蛇床子洗剂"。1984年，在治疗盆腔炎症性疾病的"二藤汤"基础上研制成新的中成药"妇乐冲剂"，深受厂家与患者欢迎。她研制的"妇宁胶囊"开辟了治疗妇女更年期综合征及青春期紧张症的新领域，深受海内外妇女的好评，现已收入《中国基本中成药》一书。裘笑梅与保灵有限公司合作研制出"孕宝"营养液，获1992年中国优质保健品银奖。此外，她还研制了"复方红藤灌肠剂"、"肌瘤散"、"内异散"等经验方。随着人们对遗传工程学和免疫学等学科的认识与发展，裘笑梅结合现代医学，又向"ABO血型不合"、"抗精抗体阳性"等高难课题进军，自创新方"裘氏异功保胎散"，平安保下了一个个健康活泼的小宝宝，给无数家庭带来了欢乐。

宣氏儿科流派创始于清末光绪年间，创始人宣振元先生擅治"惊风"驰名杭州，世称"惊郎中"。宣氏儿科第二代传人宣志泉先生为振元公次子，幼承庭训，继承了振元公衣钵，勤勉好学，尽得精传。志泉先生在杭州名望极高，常被各大医院邀请一同会诊危重患儿。会诊过程中，他往往提出很多真知灼见，得到西医同仁的赞许。乙型脑炎是五六十年代夏季常见的传染病，西医盛行"冬眠疗法"。"乙脑"在中医属"暑温"范畴，特点是高热、昏迷、抽痉等阳热表现，经西医"冬眠疗法"后出现体温不高、反应淡漠、肢体不温之"阴证"假象，增加了中医治疗用药的难度。先生就向院长提出，希望在中西医结合治疗"乙脑"时，西医改用"亚冬眠疗法"，一方面达到西医保护脑细胞的目的，一方面在中药治疗中加入性温开窍、寒温并用之法。按照先生之法治疗"乙脑"，既提高了救治率，又降低了后遗症发生率。20世纪60年代，医界提倡用大黄治疗传染性肝炎，可是先生指出生大黄治疗黄疸型肝炎只适应于热重于湿型，对于湿重于热型（大便溏烂者），虽能降GPT、退黄疸，但反弹率高、治愈率低，而且反弹后治疗难度增加。因为大黄损伤了正气，湿浊难清。事实证明先生的观点是对的，因此深得同仁的赞同。

金氏针灸创始于金文华，金氏针灸的特点是取穴精简，针感明显，疗效显著。不仅在治疗骨伤、神经科等疾病方面有显著的效果，而且在治疗内科杂病和妇儿科疾病中疗效独特。在当时一提起针灸，老百姓就想到金文华。1962年5月，马某某，女，47岁，双足不能起立履步已经一年两个月了，这期间她都是在床上生活的。她曾在其他医院住院治疗42天，效果不著，经人介绍便由人背来求治。金文华见患者神弱倦怠，语声不扬，下肢肌肉萎软无力，不能站立履步，患者称如坐舟车之中。询问病史，两年前患者突然丧偶，忧伤过度，心悸难寐，口苦纳呆，渐渐双足不能站立履步。舌苔黄厚而腻，舌质边色红绛，脉沉而无力。医院出院诊断为神经官能症。金文华取光明二穴，用寸半钢针，刺入一寸二分，留针。为了让患者精神放松，金文华一边施针一边和她聊着家常，谈说有笑，历时半个多小时。结束时，患者自觉心胸舒畅凉快，之前那种"如坐舟车之中"的感觉顿失。患者随即起来，毋须人背，履步自行，上车而归。此后，这位患者渐能料理一般家务，并常向别人传颂金氏之神针。

罗氏伤科起源于明朝，发源于山东。创始人罗圣德，第二代罗格义，到了第三代继承人罗荣香时，罗氏便举家迁到嘉兴附近的王江泾一带。第四代传人罗振玉生于嘉兴，继承家学，熟谙伤科医理，擅长接骨上骹，自制伤药膏剂，疗效卓著。凡遇骨伤，罗振玉一摸就知道你是脱臼还是骨折，骨折是横向、纵向还是粉碎性的。他还能看出你已经受伤几天。所查所鉴，和X线拍出来的结果相差无几。这招绝学，是自小练就的。祖上将死人骨头，用布包起来，压断或碾断，让后学凭着手感断定骨伤的细节。如此长久，便练出一身绝活。在没有牵引床的年代，罗振玉为人正骨，都是让病人手把床抓牢，他用手抓住病人的腿，用手法为其正骨，再按摩，10分钟就好了。罗氏的手法非常奇妙，用的是"四两拨千斤"的巧劲，看似简单，却需要多年的功力。罗氏伤科讲究筋骨并重。只要筋连着骨断了也没关系，把骨头接对固定好，就会慢慢长好的。正骨手法之外，罗振玉还充分运用膏、丹、丸、散剂和杉树皮夹板等综合治疗骨折、软组织损伤。他开的药很有特点：注意养胃，少而精练。通通只有八味药，所以药包很小，药也便宜，但是却包括了引经药、君药、臣药、佐药、使药，效果非常好。老百姓非常喜欢这位胖胖的光头先生，给他起了个绰号叫"罗八味"。"罗八味"在杭州城家喻户晓。1956年，省卫生厅礼聘罗振玉，请他来医院组建中医伤科。他将自己研制的罗氏伤科万应膏贡献给了医院，成为医院的一个典膏药方——散瘀膏。散瘀膏可用于各种跌打损伤，以及伤后挟风寒外邪、筋结、筋粗、拘急、酸痛、闪挫伤筋、关节扭挫、触痛拒按，亦可用于骨折、脱位之固定、续损。问世半个多世纪，至今仍深受好评。此外，罗振玉还将祖上留下的许多验方交给了医院，成为医院2号、3号、4号伤膏的基础。

　　柏氏眼科学术流派由柏敦夫开始形成。发源于浙江省长兴县南箬乡柏家村，继前辈柏会清精制眼药施人而起，以《一草亭》点眼方起家，于1908年正式创立"炼石山房"，特制"退赤眼药"、"退翳眼药"、"治障眼药"分销于苏浙皖三省，名噪江南，饮誉半壁。柏氏眼科第二代传人、柏敦夫之子柏仲英，18岁开始独立行医，名噪江南，被誉为"光明之神"。杭州某厂的一次爆炸让柏仲英名声大震。1959年的一天，杭州某车间反应锅爆炸，36位工作人员的眼睛遭严重损伤。24小时内，全省所有的眼科医生都到齐了。烈性爆炸使伤者的眼睛角膜受损溃烂，只能用消炎、解毒的药。柏仲英写了个医案，开了生石决明、元参、石斛、金银花等十几样药，这个方子吃下去之后没几天就见效了。从此，全杭州都知道了柏仲英的名字。不久，他被调到浙江省中医院，主持眼科工作，自此医院的眼科诊疗逐渐兴旺。60年代，他为刘伯承医好了青光眼，从此中央首长有眼疾的都会找他。很典型的是前国家水产部副部长张雨帆，眼球突出，眼若灯泡。柏老用几个方子就消掉了他眼球后海绵状组织的水肿。

## 三、群师带群徒，创新博众长

为更好地凝聚浙江全省名中医力量开展中医药传承与创新工作，2005年，葛琳仪、肖鲁伟、王坤根、陈意等知名中医药专家向浙江省卫生厅提出成立"浙江省名中医研究院"的申请。在时任省委书记习近平同志的亲自关心下，2007年2月13日，浙江在全国率先成立了省名中医研究院，并挂靠浙江省中医院。习近平同志在名中医研究院成立大会上发来贺信，他指出："名中医是我省中医药事业传承和发展的骨干。名中医研究院的成立，为广大名中医施展才干搭建了很好的平台。希望全省广大名中医秉承'大医精诚'的美德，积极加强学术交流研究，认真挖掘整理学术经验，努力传承创新发展中医药学，大力培养中医药人才，为建设卫生强省和中医药大省作出新贡献！"

浙江省名中医研究院严格按照习近平总书记的要求，充分发挥中医药传承创新平台和专家学术园地的作用，在培养中医药人才、总结名老中医学术经验、繁荣发展中医药学术等方面作出了重要的贡献。名中医研究院的建设以"名中医工作室为载体"，将工作室定位为"中医药学术的传承基地，服务患者的临床阵地，中医人才的培养摇篮"。目前，已建成60个全国名老中医药专家传承工作室、4个全国中医学术流派传承工作室、41个全国基层名老中医药专家传承工作室，设立省级工作室169个，形成了独具特色的"浙江模式"。在实践中，名中医研究院又将名老中医学术继承从最初一对一的"师徒结对"，逐渐发展为"群师带群徒"的方式，促使学员博采众长；在临床上，开展"师生共临床"诊疗模式，为患者提供优质服务。此外，在建成工作室的基础上，研究院还积极向基层辐射，建立基层工作站，带动基层医疗机构中医药服务能力的提升，扩大群众受益面。例如，嵊州、宁波等设有国医大师葛琳仪工作站，丽水、绍兴、温州、湖州、金华、嘉兴等设有全国名中医范永升工作站，永康、桐庐等设有全国名中医王坤根工作站，慈溪设有全国名中医王永均工作站。名中医研究院对各级工作室（站）的学术传承、临床实践和综合能力培养等都制订了具体的任务与要求，并定期考核验收，取得了丰硕的成果。目前研究院拥有国医大师2名，全国名中医6名，岐黄学者5名，青年岐黄学者2名，全国优秀中医临床人才82名，国家教学名师2名，浙江省国医名师31名，浙江省省级名中医196名，浙江省中青年临床名中医31名，浙江省基层名中医135名。获得各类各级奖项近200项，其中国家科技进步一等奖、二等奖各1项，省政府科技进步一等奖3项，二等奖、三等奖40余项。

### （一）师承带教，躬身力行

继名中医研究院成立后，各名医随后相继成立工作室，国医大师葛琳仪名医工作室自 2010 年成立以来，开展了多种形式的传承活动。葛琳仪虽已耄耋之年，仍坚持每周 4 个半天的门诊，工作室成员侍诊左右，收集病例录入数据库、认真学习、总结研究；将典型病例、疑难病例作为教学病例，进行深入讨论研学；开展病房教学查房，结合病例搜集四诊资料、引经据典深入浅出地分析讲解；对于典型病例经常开展不定期的病案分析、专题讲课、学术讨论等活动；每年举办国家级或省级继续教育项目，葛琳仪还亲自作专题报告，受众数百人，惠及全省。同时葛琳仪还不管高龄，带领成员们经常下基层送医传技，免费义诊，既方便了就医患者，更使渴望得到葛琳仪真传的同行们受益匪浅。

工作室成立至今，成员们在葛琳仪的循循善诱、言传身教中快速成长，其中有 3 名博士生、1 名硕士生以优异的成绩完成在职学习，顺利获得相应的学位；3 名主治医生晋升副主任医生；2 名工作室成员被评为浙江省省级名中医。工作室成员共培养了博士研究生 2 名，硕士研究生 52 名；接受进修医生 16 名。有的回原单位后评上了基层名中医，并正在积极筹建"葛琳仪专家传承工作室基层工作站"，为更大范围的传承创造条件，工作室成员及葛琳仪的学生们近年来共发表研究葛琳仪学术思想与临床经验的有关论文 20 余篇。同时工作室成员积极开展科研活动：完成国家自然科学基金项目 1 项、在研 3 项；完成浙江省自然科学基金项目 2 项，在研 2 项；完成浙江省科技厅"十二五"重大专项项目 1 项、浙江省科技厅"十三五"重大专项项目 1 项；完成浙江省中医药科技计划项目 2 项，在研 2 项，还有其他厅局级项目十余项。

### （二）悬壶济世，桃李芬芳

行医 60 余年来，全国名中医陈意教授的门诊量已经超过 80 万人次，每日的出诊已成为一种习惯，陈师说自己"一天不看病，若有所失；三天不看病，若有所病"，古人是"宁可食无肉，不可居无竹"，而自己却是"宁可食无肉，不可不看病"。如今陈师已年逾古稀，这个年纪本应该在家含饴弄孙、安享晚年，但陈师每周仍坚持满额门诊。有人不解，但陈师直言乐在其中，笑道："一来是出门诊已经变成了一种习惯，看病有瘾；二来是由于中医这个职业的特殊性，俗话说中医越老越吃香是有道理的。六七十岁的老中医正是经验丰富、思维敏捷、学术思想最成熟的时候，如果这个时候闲休在家，不仅对患者来说是一种损失，也是对自己毕生追求的不负责。'莫道桑榆晚，为霞尚满天'，只要自己还看得动病，自己的行医之路便不会停止，要保持原有的工作状态。"

在临床带教工作中，陈师以身作则，每次带教都早早地来到诊室，从不迟到早退。"师者，所以传道授业解惑也"，虽然陈师门诊量极大，但他在带教中还是尽量抽出时间进行理法方药的讲解。同时鼓励学生说出自己的诊治思路，认真聆听，并加以点拨。面对患者，陈师教导学生需做到"三心"，即热心、耐心和细心。面对学生，陈老亦做到"三心"，是耐心、细心和恒心。耐心地为学生答疑解惑，细心地发现每个学生的特点并因材施教，并且多年来心持恒心坚持在临床带教岗位上，从未间断。无论是硕博士还是本科生，无论是留学生还是进修生，只要是真心来学习中医的，陈师便将自己毕生的临床经验倾囊相授。"桃李不言，下自成蹊"，多年来，陈老的学生已遍布浙江甚至全国。

**（三）仁心仁德，引路搭台**

2002年初，原卫生厅厅长张承烈教授组建30余人的专家团队在叶种德堂（现胡庆余堂名医馆第二门诊部）进行慈善义诊活动，随着时间推移，参加此次慈善活动的专家逐渐散去，仅省国医名师肖鲁伟一个人在坚持，这一坚持就是20年，从无缺席。在极为繁重的医教研管并行的工作日程中挤出时间，无论工作多么繁忙，他总是把这一天的义诊当作头等大事，把患者当作最重要的贵宾。元旦、劳动节、国庆等节假日，他都是陪伴着他的患者度过的。肖鲁伟教授始终都能坚持微笑面对，给人看病，帮助患者解决实际问题，似乎早已经是他的生活习惯之一。肖鲁伟教授在临证诊疗过程中，时刻将自己放在患者的立场上，为患者着想。每个月的义诊，他从早上八点一直到下午两三点，不喝一口水，不接电话（只有在帮患者联系医院和医生的时候才用电话），不上洗手间，不吃点心，20年始终如一、未曾改变，点点滴滴都透露着肖教授济世救人的良苦用心和悲天悯人的情怀。

肖鲁伟十分注重平台和团队的建设，所带领的团队是浙江省重点实验室和省级骨伤研究所、国家中医药管理局骨痹重点研究室、国家中医药管理局骨重建技术三级实验室，拥有专业全面的中医骨伤研究平台，作为国家中医药管理局重点学科、重点专科，国家中医临床研究基地，浙江省中医重点专科专病建设基地，浙江省中医药重点学科，浙江省医学重点学科，浙江省"重中之重"学科建设科室，拥有硕、博士培养点，副高级及以上职称32人，博士9人，硕士12人。近5年来团队承接省部级以上课题32项，获得省部级科技奖励6项，发表论文89篇，出版专著7部，获得授权专利11项，成果推广10项。真正做到了科研与临床实践相结合，中医和西医协同发展，形成了科研应用于临床、临床反哺科研的良好局面，极大地推动了骨伤事业的发展及中医药治疗骨科疾病的现代化建设。

## 四、中西促融合，协同保安康

### （一）学科建设，是医院核心竞争力的重要体现

近年来，国家三级公立中医医院绩效考核、三级公立中医医院高质量发展评价指标先后出台，考核、评价内容都着墨于中医院的内涵提升，鼓励中医院发挥中医药特色优势，运用现代科学解读中医药学原理，强化临床实践，凝练疑难危重疾病关键技术，构建高质量高水平的中医药服务体系，这些都对学科发展提出更高的要求。

公立中医医院与综合性医院错位发展，学科一定要有中医特色，要能看病，更要用中医药手段看好病，这是核心要求，也是关乎中医医院长久生存、发展的切实要求，也充分展现了国家对公立中医医院高质量发展的期许。

当前，该院正积极以争创国家临床医学研究中心和建设国家医学中心（中医类）为契机，以学科集群化、专科优势化为发展模式，加强医疗质量控制，改善医疗服务结构，提高医疗服务技术含量，促进合理诊疗，持续改进医疗质量管理体系和标准体系，最终构建高水平中西医结合舒适医疗新方向、特色优势明显的中医药高质量服务体系。

2017年，该院创新中西医结合诊疗模式，先后成立血液病、消化道肿瘤、乳腺癌、炎症性肠病、感染性疾病、神经内科、肺部小结节、盆底肿瘤等13个MDT，以全新姿态开展了多专业综合诊疗服务。从诊疗组织方法着手，开展多学科联合查房、多学科联合门诊、多部门综合管理，以患者为中心，以患者疗效为导向，凸显中医专长，实现中医、西医优势互补、疗效叠加，极大地提升了服务能力。MDT活动以某种疾病为切入点，整合相关临床科室和医技科室，全程强化中西医结合综合治疗，提升总体疗效，服务逾万名患者。

### （二）中医药在临床中的应用

2018年至今，医院深入挖掘中医药在疾病预防保健、治疗、康复中的潜力、优势，提升中医药服务的指导作用，全面建设国家级、省级中医药重点学科、重点专科；加强中医药人才培养，培养中医药学科带头人和技术骨干；提升中医药综合服务能力，提高中医药治疗参与率。坚持"院有特色、科有重点、人有专长"的发展思路，加大专科建设人力、资金等投入。鼓励"更多的人更愿意开中药"的局面，以国家三级公立中医医院绩效考核为导向，平衡激励和管控措施，鼓励中药饮片、

中药院内制剂、中医药服务技术的使用和开展。

积极开展中医优势病种。结合等级医院评审标准，成册《2021 版浙江省中医院中医优势病种诊疗方案》，将中药处方、中医非药物疗法等分别纳入包含 84 个中医优势病种，将各科室优势病种做精做细，形成有效的治疗方案，找准学科中医药发展方向；制订中医临床路径 125 个，将中医药治疗手段融入，"有路可依""有径可走"，减少常见疾病治疗过程的随意化，并在电子病历医生站界面对于使用中药饮片的患者予以特殊标识，便于临床科室主任采取管理目标来落实中医指标。

大力推广中药饮片、院内自制剂的使用，名医出名方，名方惠全民。根据时令，适时推出健脾祛湿 1 号、平肝降脂 1 号、利咽生津 1 号、解暑生津 1 号 4 个茶饮方和失眠方、痛经活血止痛方、祛湿止痛方、温肾平肝方、活血化瘀方、燥湿止痒外用方 6 个足浴方。2020 年新冠病毒感染疫情期间，该院专家团队开展紧急研发"扶正御邪 1 号方（清暑化湿）颗粒剂"，开展新冠疫情中医药防治工作，助力预防"德尔塔"。院内中药制剂，根据《关于改革完善医疗机构中药制剂管理的若干实施意见》（浙药监规〔2020〕7 号）文件精神，促进中医药传承创新发展，遵循中医药规律，优化了医院中药制剂注册、备案管理流程；择优新遴选了 6 种院内制剂启动注册备案。加强院内制剂的宣传，并积极推动院内制剂在医联体单位如安吉中医院等的使用。

积极开展名中医查房等专项工作，营造爱中医、懂中医、学中医、用中医的文化氛围。充分发挥该院名中医资源，将名中医经验指导临床，切实提升以中医为主导治疗疑难危重病症。先后组织首届全国名中医、浙江省国医名师、浙江省名中医、全国老中医药专家学术经验继承工作指导老师王坤根，全国名老中医药专家学术经验继承工作指导老师、浙江省国医名师、浙江省名中医裘昌林，全国名老中医药专家学术经验继承工作指导老师、浙江省国医名师、浙江省名中医俞景茂，全国名老中医药专家学术经验继承工作指导老师、浙江省国医名师、浙江省名中医徐志瑛等名中医查房。以践行初心使命、锐意进取、开拓创新为宗旨，全面提升中医医疗技术，举办了医院首届"中医药适宜技术推广应用竞赛"和"中医住院医师中医药技能竞赛"，医院代表队在浙江省首届中医药适宜技术推广应用竞赛中荣获团体二等奖。

（三）中西医结合，血液科学科底蕴

作为大内科的一部分，血液组于 1953 年开始工作，1956 年正式成立。最初成员仅马逢顺、吴颂康、张君蕙三人，之后有潘如瑾加入。

1957 年，在时任院长吴德跃的支持下，血液组建立 13 张床位的血液病房和检验骨髓的基础设备。结合自身资源的优势、顺应本土患者的医疗需求，血液组在1960年之前，收治了很多白血病和再障的患者，并将学科的发展重点倾向于"再生障碍性贫血的发病机制以及中西医结合治疗方法"。

著名的中医吴颂康，毕业于上海新中国医学院，同时担任浙江中医药大学中医内科教研室主任。他愿意放下"名医和名师"的架子，主动与马逢顺等晚辈进行中西医之间的合作与互学。在他们携手之下，血液组于1958年治愈了一位重型再生障碍性贫血的女孩。中西医结合治愈重型再生障碍性贫血，在当时的浙江，乃至全国，都是破天荒的重大事件。经新华社等媒体报道后，省内外百余患者慕名而来，医院的血液病房从内科病房里渐渐独立，拥有近20张床位，并配备检验骨髓的基础设备。

在大内科多年的诊疗实践中，马逢顺谦虚好学，团结临床医者、中医医师、药剂师、浙江中医学院的研究人员等一起对抗血液病。她意外地发现从事肿瘤病研究的同事在使用高三尖杉的有效成分来抑制肿瘤生长时，患者的白细胞明显下降。马逢顺从中得到灵感，尝试从三尖杉植物中提取有效成分治疗急性非淋巴细胞白血病。早期三尖杉治疗急性非淋巴细胞白血病的完全缓解率为16%，马主任首创的以三尖杉酯碱为主的HOP和HOAP先后联合化疗后，白血病的完全缓解率提升到65%，进入国际先进水平。1980年，该研究成果获得省科技成果二等奖。郑宝根主任与同仁们首创的HA方案后来成为国内治疗急性非淋巴细胞白血病的标准方案之一，与DA方案一起被写进了西医内科学教材，成为治疗急性非淋巴细胞白血病的经典化疗方案，被广泛应用至今。

早在20世纪70年代，马老就高瞻远瞩地意识到血液科不能走"面面俱到"的道路，也不能走跟浙一血液科等兄弟医院相同的研究路线。她认为要保持"精而专"的规模，主攻一、两个科研点，先取得学界制高点，再辐射国内影响力。在这样先进学科理念的引导之下，血液科在发展之路上竖立起一个个里程碑：

在1979年的第一卷第一期的《浙江医学》上，马逢顺等对医院从1956年7月到1979年6月期间，23年中住院治疗的再障146例和门诊治疗2例，进行了临床分析，提出其将会是未来血液科的发展方向。1984年，再障的研究转入实验室，用骨髓中干祖细胞的体外培养了解各种类型再障的发病机制，使治疗更为对症。

20世纪90年代开始，血液科从胎肝中提取造血刺激因子治疗再障和白血病进一步提高疗效。虞荣喜在1993年完成全省第一例造血干细胞移植手术治疗急性白血病。1994年起，他担任中华医学会浙江分会血液病学会副主任委员，陆续开展自体移植、脐血移植、异基因移植、半相合移植。

1995年10月，经省政府批准的"浙江省中医院血液病治疗建设基地"正式成立。基地主要在中西医结合治疗造血系统常见病和恶性肿瘤的基础上，对造血系统难治性疾病如重型再障、难治性白血病、骨髓异常增生综合征等进行重点攻关。当时的血液科设有门诊、病房、血液病研究室、血液病实验室。有床位 38 张，占全院总床位数 7.6%，年门诊量 5040 人次，年收住院患者 270 人。

2000 年，血液病学（中西医结合）成为第一批省医学重点学科。血液病研究中心也被评为全省第一批中医临床专科（专病）医疗中心。

可以说，在既定学科优势的基础上锁定"白血病"和"再障"为浙江省中医院血液科的重点研究对象，是该院持续发展道路上的路标性行为。

### （四）学科发展历史及取得成绩

浙江省中医院血液科循着省医学重点学科 → 国家级重点学科 → 国家中医临床研究基地（血液病）→ 国家区域中医血液病诊疗中心之路拾级而上，取得了累累硕果。纵览其学科建设之道，既传承了几位老主任的优良传统，又紧紧抓住时代发展的大好机遇。

打造"全国性的医学平台"。2001 年，血液科在上海华山医院的技术支持下，在全省率先开展了"脐带血移植治疗白血病"并取得成功。与国家名院的合作开阔了血液科管理者的视野，他们将目光投放到省外更宽广的舞台。

中华骨髓库刚刚建立时，浙江地区的采集医院并没有设在省中医院，后来由于种种原因需要改换医院。周郁鸿主任得知这一资讯之后，与医院管理者进行沟通。医院整个领导班子都非常支持，经过运筹帷幄，医院于 2005 年被批准为首批入选中华骨髓库指定的造血干细胞移植医院和采集医院，配合中国红十字会做了很多工作。

此举大大提升了医院在全国范围内的知名度。2008 年，中医血液科荣升为国家级重点学科。血液病虚证重点研究室得以成立，血液科被批准成为全国唯一的重点研究血液病基地。血液病基地作为一个服务全国同行的平台，致力于为全国血液病的研究工作服务，每年会举办中医血液病的继续教育学习班。平台建立了完善的国内及省内的科研协作网络，涵盖了全国 16 个省市地区，省内 11 个市区。

2013 年，医院设立了 300 万元开放基金，向全国招揽课题，邀请各地的血液学科精英在基地开展科学研究。全国十几家医院都在基地建立了多中心的临床研究。血液科还与澳大利亚新南威尔士大学、美国洛杉矶 City of Hope 等国外知名研究室建立了长期稳定的合作关系。派出专业团队深入基层单位，进行中医诊疗技术的推广。血液学科人才培养，带动其他相关学科发展，如中医诊断学、中医内科学、实验诊断学等。

基地也为血液科与其他学科和其他医院的合作构建了平台。比如，扶植了"糖尿病足（血管炎）"的临床研究，配合开展骨伤科的"股骨头坏死"的研究，帮助医学影像科开展铁过载的研究工作，帮助肾内科开展消瘀泄浊饮治疗再障免疫治疗以及移植后相关肾损伤的研究工作……2022 年 7 月，学科成立了"血友病诊疗中心"，整合急诊医学科、骨伤科、医学影像科、检验科、康复医学科等多个科室进行合作。

如今，血液科还致力于建立科研方法学平台。与国外多家单位合作进行再障、中医药联合造血干细胞移植以及中药新药的开发研究等项目 40 余项。学科重点病种研究从单中心研究发展为多中心协作研究，作为国家中医药管理局血液病协作组组长单位，牵头组织再生障碍性贫血（髓劳病）协作分组（全国 10 家单位）临床验证方案制订工作；组织全国 18 家中医院及综合性医院，开展中医药防治慢性再生障碍性贫血的临床多中心研究；建立了省内交流协作网络，牵头省内 12 家医院开展中医药防治急性再生障碍性贫血临床多中心研究。基于合作共享，促进血液病研究，获得高质量成果，获中药 5 类新药临床试验批件 2 个，并以 1 800 万元价格成功转让，浙江省政府为表彰澳大利亚新南威尔士大学 B. H. Chong 教授对浙江省科技合作事业作出的杰出贡献，授予其国际科技合作奖，发表 5 分以上的 SCI 论文近 10 篇，单篇最高影响因子 22.589。诊疗服务能力大幅度提升，区域外患者占 90% 以上。在中华中医药学会联合中国中医科学院发布的 2021 年度中医医院学科（专科）学术影响力评价研究报告中，该院血液学科综合学术影响力全国排名第一。

如今的血液学科，作为浙江中医药大学中西医结合内科博士点，分为湖滨和钱塘两个院区 4 个病区，总床位 200 张，无菌层流洁净室 21 间。学科拥有国家中医药管理局三级实验室及各种先进诊疗设备。目前有医、护、研人员 125 名，其中博士生导师 2 名，硕士生导师 10 名，教授、主任医师 8 名，专职研究人员 10 名。多年来，科室围绕重点病种建设，形成了以再生障碍性贫血（髓劳）、免疫性血小板减少症（紫癜病）、白血病、淋巴瘤（瘰疬）、骨髓瘤（骨痹）、骨髓增生异常综合征（髓毒痨）、过敏性紫癜（紫癜风）为特色的中医 / 中西医结合治疗优势病种，创立了中医药联合造血干细胞移植的完整模式，大大提高了疾病疗效和患者体验。科室年平均门诊量 47 000 余人次，年出院患者 5 600 余人次，年床位使用率达 100% 以上。

（五）血液病差异化发展，贡献浙江省中医院智慧、方案

以创新精神铸就辉煌。寻找血液学科的差异化发展路线，打造具有鲜明特色

的中医院血液科，成为管理者们思索的问题。

在全国众多的中医院中，浙江省中医院血液科的移植技术相对成熟，前来做移植的患者数量多、疗效好。相比于其他医院，医院治疗再障的优势是通过"移植"或联合免疫的治疗方法，并用中医药帮助降低并发症、提高疗效，目前已形成再障中西医结合的治疗体系。血液科围绕血液常见病和疑难病，尤其对再障、白血病、紫癜病等重大疾病开展研究，完善和优化了髓劳病、白血病、紫癜病等多种血液疾病的中医诊疗方案，确定在不同阶段中医药介入治疗的时机和方案，从而形成独具特色的中医药应用和理论体系，创立专病专方，已取得较好的临床疗效。

血液科自 20 世纪 50 年代就开始中西医结合治疗各种贫血，包括：再生障碍性贫血、骨髓增生异常综合征、溶血性贫血、营养不良性贫血、免疫相关性贫血、继发性贫血等，根据辨证论治结合辨病论治，合用西医治疗，疗效显著，尤其是再生障碍性贫血。血液科于 1954 年中西医结合治疗再生障碍性贫血全国首例获得成功。20 世纪 80 年代起科室展开了中西医结合治疗再障的系列研究，"从肾辨证论治"，用补肾健脾中药联合西药强化免疫抑制剂治疗再障，由周郁鸿主任牵头团队通过开展全省及全国多中心临床研究明确了"补肾活血"法在不增加患者出血风险的基础上，能进一步提高患者临床疗效，总体临床疗效较单纯"补肾"疗法提高近 7.8%，较单纯西药基础治疗提高 30%。20 世纪 90 年代创建急性再障的"凉、温、热"分层疗法，并联合抗胸腺细胞球蛋白（ATG）与环孢素（CsA）的序贯治疗，使急性再障的有效率达到 80% 以上，其升血灵联合 ATG、CsA 治疗急性再障获浙江省科技进步二等奖、省政府三等奖。贫血中西医诊治中心传承创新中西医治疗贫血的最新研究成果、诊疗经验、教学方法，引领贫血优势病种可持续发展。

血液科自 20 世纪 90 年代起率先开展造血干细胞移植术，探索应用中医药联合干细胞移植治疗难治性血液病近 20 年，形成了一套理论体系，是浙江省最早开展这一高难度技术的单位。目前叶宝东主任带领的移植中心能开展国内外最先进的半相合移植、非血缘移植、脐带血移植等各类高难度移植，特别是在中医药联合造血干细胞移植治疗危重血液病方面作了很好的探索，获得省政府科技进步二、三等奖以及中华中医药学会三等奖。5 年累计开展各类移植近 400 例，成功率达98% 以上，60% 以上无病生存，近两年采集总数居全国第一，移植成功率达到国际先进水平，使许多恶性血液病患者获得了新生。

科室还不断创新，用新技术、新项目吸引患者、治疗患者。例如：年纪超过 55 岁、身体条件差的患者不能进行移植手术，科室就采用"微移植"的方法，或用脐血干细胞协助来帮助患者恢复，降低感染，提高疗效。

中西医结合治疗白血病——在国内最早开展中药三尖杉研究，创立 HOAP、HA 等方案成为治疗急性白血病标准方案之一。如今学科白血病诊治团队采用中西医结合治疗急、慢性白血病以及骨髓增生异常综合征转化来的继发性白血病，根据个体差异进行精准治疗，能减轻化疗毒副反应，提高免疫力，减少复发。

人口老年化和环境污染的加重使得肿瘤发病率增高，淋巴瘤患者也越来越多。血液科将新的研究方向定位于淋巴瘤的诊治。沈建平主任从美国学习回来后就成立了浙江省中西医结合淋巴瘤诊治中心，建立了 MDT 团队，并与美国洛杉矶 Cityof Hope 淋巴瘤中心建立了合作关系，通过合作与研究使该科淋巴瘤诊治水平与国际接轨，争取在淋巴瘤诊治这一领域有新突破。学科通过联合化疗，免疫治疗、中医中药治疗以及造血干细胞移植治疗，使得淋巴瘤的疗效得到明显提高。

血液科于 20 世纪 80 年代较早开始中西医结合治疗各种出凝血疾病，包括原发性和继发性免疫性血小板减少症、血栓性血小板减少性紫癜、血友病、弥散性血管内凝血（DIC）、易栓症等，年门诊 3 000 人次以上，具有丰富的临床经验，治疗效果显著。20 世纪 90 年代后沈一平主任在免疫性血小板减少症原有治疗的基础上创建了"益气滋阴"法，组成"增血汤""升血散"等方药，提高了治疗效果，且有效减少糖皮质激素依赖和毒副作用；同时该院自主研发的参血胶囊，在提升血小板计数、改善临床症状方面都有较好疗效。成立血友病诊疗中心后，学科每年举办血友病联谊会及大型义诊，承办中国血友病日相关活动，服务广大血友病患者。

## 五、仁和树品牌，精诚扬担当

### （一）精诚仁和，引领医院发展

都说管理出效益，然而医院管理好坏不仅关系到效益，更关系到医院发展的成败。医院以新时期卫生与健康工作方针和公立医院事业发展战略规划为指引，坚持公益性，努力实现社会效益与经济效益的有机统一，不断推进管理模式和运行方式的更新和转变，补齐内部运营管理短板和弱项。

医院全面贯彻落实党委领导下的院长负责制，落实党委会、院长办公会议事规则，形成科学决策、分工负责、协同落实、分析评价、沟通反馈的运营管理高效机制。成立医院发展委员会，发挥发展委员会和专委会作用，形成党委领导、院长负责、专家治院、民主管理的治理架构。

医院党代会提出"以患者为中心，以员工为核心"要求，推行和完善全面质量管理，成立了质量办公室，打造质量管理一把手工程。对全院各区域进行质量评估，提出改进建议，制订行动计划，督促各项整改工作的落实，促进医院工作流程的优化和系统风险的把控。每月进行2次行政查房，广泛听取临床的意见和建议，对提出的问题交党委会研究并落实，做到件件有回应，事事有着落。

为学习先进管理理念，交流前沿思想，医院定期举办"仁和医院管理论坛"，广邀海内外医院管理专家来院讲学，提升管理水平。仁和医院管理论坛是由该院主办的一个颇具规模和影响力的全国性医院管理大会。始办于2014年的两岸医院管理论坛，邀请了海峡两岸10余名医院院长和管理方面专家齐聚西子湖畔，纵论医院改革与发展，论坛在两岸医院管理领域引起高度关注和重视。2015年，论坛正式以院训"精诚仁和"中的"仁和"冠名，成为医院"仁和系列"学术活动的"重头戏"。2017年7月1日，《中华人民共和国中医药法》正式实施，医院以"传承、创新"为主题召开大会，吸引了近千人与会。同年9月，医院牵头成立了浙江省医院协会中医医院管理分会。仁和医院管理论坛坚持举办至今，邀请各领域顶尖专家学者百余名，影响力得到全国同行的认可与青睐。同时通过仁和大讲堂、各专业分论坛、健康教育等形式多样的系列活动，拓宽员工的视野，进一步提升综合服务的能力。

### （二）精诚仁和，带动区域提升

2022年2月15日，《人民日报》头版头条刊发文章《为人民健康提供可靠保障》一文，对安吉县第二医共体建立胸痛救治单元、提升基层院区医疗服务能力的做法给予了充分肯定。

安吉县中医院正是该院牵头成立的覆盖全省的医联体中的一员。2017年8月，医院以"浙江省中医院医联体"为基底，在全省范围内推进浙江省中医院胸痛中心网络医院建设。2017年12月，"浙北心脑血管病中心"落成，安吉首台血管造影机（DSA）启用，这意味着在这覆盖区域的急诊胸痛患者可以在县域内得到有效救治。急性冠状动脉综合征、主动脉夹层、肺动脉栓塞、张力性气胸……这些极度凶险的疾病，都可以在家门口、在短时间得到控制，不再是令人"闻风丧胆"的死神。

如今，该院的医联体合作单位扩容至"1+95"，覆盖浙江省内外的三级、二级、中医及中西医结合医院。通过该院的健康云平台、利用互联网前沿技术，持续开展远程门诊、远程会诊、远程查房、疑难病例讨论、MDT、手术直播、医疗资源共享等，方便患者就诊、节约医疗成本、提高效率。大幅度提升了县域医疗服务能力，在保障人民健康的道路上迈出了坚实的一步，践行了省委"精诚仁和"的承诺。

此外，医院还主动承担领头单位责任，圆满完成"援非、援鄂、援意、援沪、援藏、援贵"等任务，共计 14 000 余人次。

医院积极响应国家建设"一带一路"海外中医药中心政策，与以色列三家合作单位，Maccabi-Tivi 医疗中心、雷德曼学院和 MOAV CLINIC 中医诊疗中心开展合作，建立一个集医疗、教育、科研、预防保健于一体的中国 – 以色列中医药中心。开展中西医学术交流、中西医教学、科研、健康养生等领域的合作。把中医药、针灸和推拿全面融入以色列主流社会，推动中医药在中东的发展。

2019 年，在新冠疫情最严重的时期，Maccabi-Tivi 医疗中心主动伸出援手，向医院捐赠了 2000 只口罩。"中国一直以来给予我们帮助，现在这个困难时刻，我们也希望贡献自己的一份微小力量去帮助中国人。"以色列 Maccabi-Tivi 医疗中心某位医生如此说道。

正是对"公医院"信仰和精神的传承和发展，对"精诚仁和"院训的践行和恪守，才有了患难时的携手互助，体现了牢不可破的友谊和互信，为共同应对疫情，为人民健康福祉作出贡献。

### （三）精诚仁和，倡导终生学习

为适应不断变化的新情况、新问题，拓宽员工的视野，更新知识和学习方式，进一步提升综合服务的能力，医院始终致力于培养员工们终身学习的观念，实现医院与员工的同步发展。

党建引领，立足岗位品牌化：将政治学习放在重中之重，定期召开主题党日，传达部署主要会议精神、对医院近期重要工作进行通报、监督员专题讲廉、支部书记开展意识形态领域教育。同时开展现场党性教育、紧贴实际的志愿服务、鼓励和支持与不同行业开展支部共建。

弘扬公心文化，传承省中精神，打造医院品牌：举办话剧《医声》《医路》以及"省中春晚"，出版核心价值观丛书《医声》，中医药文化读本等，凝练医院 90 周年建院"五德精神"。通过一系列活动，医院将文化建设与职工素养提升结合起来，医院文化建设与社会形象提升结合起来，培育医院文化品牌。

博学精研，辨证施治专业化：定期举办各类中层干部培训，邀请各级部门及管理部门领导、相关领域专家学者及行业内优秀代表等来院讲座授课；学习并运用各类管理工具：2022 年 2 月医院正式开展 7S 管理活动，进行相关培训并多次组织检查。每年举办感控 PDCA 等各类竞赛，提升医院管理水平。在 OA 内网发布各类管理工具相关学习材料并组织培训。坚持"引进来"与"走出去"相结合，组织管理、临床干部赴高新企业、其他医院参观交流。

### （四）精诚仁和，发扬服务精神

一直以来，"省中人"践行"爱心、责任心、将心比心"的服务理念，以患者为中心、为职工谋幸福。优化服务流程，助力"最多跑一次"改革，改善患者就医体验，提高患者满意度，提升行政工作效能，提高职工幸福感。

医院强化"以人为本"的医疗服务模式，构建医疗、预防、保健、康复为一体的治疗体系。在医疗业务管理方面，严格坚持合理检查、合理治疗，实施优质、安全的整体护理，突出以中医药为特色的中医护理，开展中医护理模式病房建设，建立以患者的评价、满意度为主导的考核体系。在行政后勤管理方面，全面推行以服务对象的满意度为标准的考核制度，不断提高医疗服务质量。在门诊管理方面，完善预约诊疗服务，网上预约量居全省各大医院之首。借助社会力量，成立"仁和之家"志愿者服务组织，拓展志愿者服务，服务内涵实现了"由门诊到病房，由引导到心灵"的升华。医院采用线上平台满意度调查，患者就诊结束24小时短信随访，每个季度计算相应指标。每季度收集调查数据，根据职能部门的要求提供数据分析。截至2022年6月，医院门诊满意度97.61%，住院满意度93.97%。

一个会心的微笑、一句真诚的问候、一番认真的叮嘱都会拉近医患之间的距离，都会让病痛中的患者感到慰藉。正是将心比心，赢得了患者的尊敬和感激：

"我们家属看到了医生们的资源共享、团队合作的精神，看到了医生们的宅心仁厚、理解宽容的生活态度，更看到了医生们无私无求、默默奉献的风范。贵院的一个又一个举动，诠释着'以人为本'的行医真谛。"

这是来自一位患者的感谢信，寥寥数语中充满着对医生的感激和对医院的肯定。同时，也表现了医患之间相互信任、相互理解的和谐关系，这也反映了医院一直秉承的"以患者为中心"的理念，是"精诚仁和"院训的又一实证。"省中人"努力地从各方面帮助患者，积极构建职工满意、患者满意、政府满意、社会满意的医院。

正如医院院长高祥福所说：浙江省中医院有着92周年的悠久历史，沉淀形成了"精诚仁和"的"省中精神"。这种精神体现的是举医为公的担当精神、百折不挠的奋斗精神、厚德载物的包容精神、精益求精的创新精神、仁心无私的奉献精神。这种精神不断激励着一代又一代的"省中人"，坚持举医为公，在全力打造高水平、引领性、研究型的现代化综合性中医院典范的道路上坚持不懈。

## 六、清风拂仁和，文化助盛昌

### （一）经年沉淀的中医药文化和医院文化

悠悠九十余载，医院一直坚守着"融汇中西医学，贯通传统现代"的办院理念，以"精诚仁和"为院训，以"精诚合作成就卓越团队，仁和济世呵护人类健康"为核心价值观，用时间沉淀着属于省中医的儒医文化。《礼记》说："儒有博学而不穷，笃行而不倦。"所谓儒医文化，既包括医药强国、救济苍生的普世胸怀，又包括深厚的人文修养和广博学识。

作为一家综合性研究型中医院，医院文化实际也是中医药文化的一种具象和延伸。中医药文化博大精深并源远流长，习近平总书记就曾提出："中医药学是中国古代科学的瑰宝，也是打开中华文化文明宝库的钥匙。"中医药文化中蕴含着中华民族几千年来沉淀的智慧与文明。医院院训中的"精诚仁和"四字，就是取自"以人为本，医乃仁术、天人合一、调和致中、大医精诚"的中医核心理念；又如院歌中吟唱的"杏林春日暖，橘井泉水香"，也是中医典故的引用。

故而，谈到清廉文化，其作为医院文化的一部分，自然也脱离不开中医药文化的渗透与影响。

### （二）清廉文化与中医药文化的内在相通之处

中医药文化是中华民族经过几千年发展积累形成的文化精髓，清廉文化也一直寓于中国传统文化之中，耐而品之，不难发现这两者之间存在很多的相似相通之处，从中草药、中医典故及中医理论中，都能看到不少清廉寓意和不谋而合的理念。

诗言志，药喻廉。有不少中药材中都蕴含着深厚的清廉文化。如中药"甘草"，在方剂中担任重要的调和作用，可调和各种草药的药性，又有着解毒的功效，被诸多医药学家誉为"药中国老"，寓意淡泊名利，甘当配角，保持公仆本色，为人民服务；又如中药"菊花"，坚贞不屈，坚守信仰，不同流合污。菊花明目，可以让我们擦亮双眼，更好地观察自省；再如中药"黄芪"，它的功效是补气升阳、生津养血。正气足就不容易生病，同理，通过各种监督与制约机制进行廉政监督，目的也是为了扶正祛邪，使"正气"不断旺盛，生生不息，以增强对"外邪"的抵抗力。

中医典故品廉政，在中医药文化中体现出廉政思想的典故也有不少。如"誉满杏林"，由来是三国名医董奉，医术高超，且医德高尚，给人治病从不收钱，但要求被治好的人每人植杏树5棵，轻病患者每人种1棵。几年后，董奉治愈者成千上万，种下的杏树有十几万棵，蔚然成林。此后每逢杏熟时，董奉便让买杏者用稻谷来换取杏子，又将换来的稻谷全部用来救济平民百姓，此后董奉更是闻名遐迩，颂声载道。后世因此将中医界称为"杏林"，并用"杏林春满""誉满杏林"等词称颂医生医术高明和医德高尚。这也成为勉励医务人员保持清廉之心，重视医德医风建设的好例子。中医典故"讳疾忌医"，讲的则是战国"扁鹊见蔡恒公"的故事，名医扁鹊三次劝谏蔡桓公治疗疾病，"不治将益深"，被蔡桓公以"医之好治不病以为功"和"寡人无疾"为由而拒绝，最终蔡桓公因病症由皮肤纹理之间逐渐深入骨髓而死。这个典故提醒我们，小病不及时医治终将酿成大祸，若放任轻微腐败发生而不管不顾，也终将铸成大错，廉政反腐需防微杜渐、抓早抓小。

中医理念与理论中同样有不少与清廉文化相通的地方。《素问·四气调神大论》中提到："故圣人不治已病，治未病，不治已乱，治未乱，此之谓也。"体现出预防为主、防胜于治的基本原则和思想，与清廉文化建设中"防患于未然"的理念不谋而合，启示我们要"未病先防"，防微杜渐，做好廉政风险防控工作，加强警示教育，从源头杜绝腐败思想；其次要"既病防变"，在发现腐败苗头时需及时提醒、警示当事人，防止腐败行为的进一步泛滥。《素问遗篇·刺法论》中提到："正气存内，邪不可干；邪之所凑，其气必虚。"正气不足与邪气侵害是疾病发生的原因，这与腐败形成的原因也类似，正气好比党性修养、政治素质等，"正气不足"则会为腐败现象的滋生提供温床。打铁还需自身硬，培养正气就是不断磨砺自身，自觉抵制外部诱惑，不断提升自身修养的过程。

### （三）创医院仁和清风品牌，持续打造"省中"清廉文化

浙江省中医院结合我国深厚的中医药文化底蕴和中医元素，依托医院文化创立了"仁和清风"廉洁文化品牌，以求增强广大医务人员对医院清廉文化的认同感。医院清廉文化具有十分丰富的内涵：仁爱救人、赤诚救世的事业准则；调和致中、医患信和的价值取向；清正廉明、不图钱财的道德品质；风清气正、崇廉憎腐的医院风气。

### （四）仁爱救人、赤诚救世的事业准则

"仁"指仁慈、仁爱，体现了中医仁者爱人、生命至上的伦理思想，中医文化推崇"仁善为先"，有言道"良医处世不矜名，不计利""凡大医治病，必当

安神定志，无欲无求，必发大慈恻隐之心，誓愿普救含灵之苦。"这就要求医务人员要有不求索取、无私奉献、不追名逐利、不以职谋私的职业素养和道德品质。

宣氏儿科奠基人宣志泉老先生，就常说"医乃仁术"，医生要"先仁后术""先会爱人"，才有可能成为一名好医师。早年在家创业，由于他以治急症闻名于外，常有夜间求诊者来访，寒冬腊月、夏日酷暑半夜敲门者尤多，每次他都是很有耐心地起来仔细应诊，夫人也总是一同起来侍奉左右。儿女们有时心疼父母的身体，偶有微词，先生总是说："救人一命，胜造七级浮屠。"一九四九年前，人民生活十分贫苦，他就对贫苦群众减免诊费。即使诊费减免，不少群众连几毛钱的药费也拿不出，先生就特地与华光巷口太和堂药店联系，凭先生条子先予记账，每月由先生结算。这是一笔不小的数字，先生却认为这是最无足挂齿的小事。如今，先生的德行已传承为家风，宣老的儿子宣桂琪不但继承了先父的医术，也传承了宣氏儿科"爱人如己"的医风。

自古以来，从医者就有很高的职业道德标准，唯有抓好医德医风教育与建设工作，从理想信念重建入手，才能给医院的清廉文化建设与推广打造牢固的基石。

### （五）调和致中、医患信和的价值取向

"和"指和谐、和合，体现了中医崇尚和谐的价值取向，表现为天人合一的整体观，阴阳平和的健康观，调和致中的治疗观，以及医患信和、同道谦和的道德观。将这种调和致中的价值取向引申到文化建设层面，实则是强调服务至上，以人为本的理念，就如中药"甘草"，在方剂中承担调和各种草药药性的职责，淡泊名利，甘当配角，保持公仆本色，为人民服务。

医院的清廉文化建设同样秉持着这一价值取向，始终把以人民为中心作为根本立场，加强医疗行业作风建设，做好医疗服务领域监督工作和综合信访督查工作，使人民群众在全面从严治党中增强获得感，提升满意度。

### （六）清正廉明、不图钱财的道德品质

"清"指洁净、清澄，也引申为廉洁之义，东汉著名学者王逸在《楚辞章句》中写道："不受曰廉，不污曰洁"，也就是说，不接受他人馈赠的钱财礼物，不让自己清白的人品受到玷污，就是廉洁。《黄帝内经·素问上古天真论》中记载："嗜欲不能劳其目，淫邪不能惑其心。"时刻保持头脑清醒，扛得住诱惑，拒得住腐蚀，坚守清正廉明、不图钱财的道德品质，是十分重要且需长期坚持的。

裘笑梅先生曾在接受中央电视台采访时总结她的一生是："一身正气、两袖

清风、三餐温饱、四大皆空。"1956 年，裘笑梅放弃开诊所的高薪，甘心拿一个月 60 多元的工资，这个工资在同批进院的老名医中是最低的，对此她毫无怨言。居住房屋年久失修，卫生设施比较差，裘老也从不向单位提任何要求，反而把自己的工资一分一角地积攒起来。2001 年 5 月，裘笑梅在临终时叮嘱家人将其毕生积蓄的 20 万元人民币捐赠给医院，鼓励后人为发展妇科事业继续努力，2006 年 5 月，按照裘笑梅遗愿成立了"浙江中医学院裘笑梅中医妇科发展基金"。

如此廉洁律己、两袖清风行走江湖的例子在"省中"办院 90 余年历史中不胜枚举，如今医院纪检监察室通过进行医疗机构工作人员廉洁从业九项准则的系列宣教，及钉钉"红包"、回扣退还登记系统的启用和每月清风榜的公示，有效地推动了工作人员廉洁从业意识的进步。但反腐倡廉任重道远，坚守清正廉明、不图钱财的道德品质仍需每一位"省中人"一同努力。

（七）风清气正、崇廉憎腐的医院风气

结合中医"不治已病，治未病"的观点，医院清廉文化建设势必要从防患于未然的角度来开展，习近平总书记也曾引用古语："禁微则易，救末者难。"为了做到防微杜渐，将不良苗头扼杀在摇篮之中，医院纪检监察室持续举办了系列活动来加强廉政警示教育，营造清廉文化氛围，积极营造风清气正、崇廉憎腐的医院风气。

注重廉政警示教育，将正面教育与反面教育相结合，通过院周会、党政班子会议、支部学习会议等机会进行各层面的廉政警示教育；通过开展新员工入职、规培生入院廉政培训等，上好入职第一课；对新晋管理层、重责重岗人员、新聘任网格员进行廉政谈话；通过在医院 OA 网站设置廉警示、廉教育板块进行廉政宣传等多种形式，开展廉政教育，以清新作风带动清新院风。

营造清廉文化氛围，在院区张贴九项准则签字海报，编印廉政口袋书、廉洁从业九项准则小卡片，并在节假日前群发廉政短信，提醒职工勿忘检视自身，自觉遵守廉洁自律各项规定；组织全院工作人员签订九项准则廉洁从业承诺书，开展"清廉科室"评选，让廉洁行医成为全院职工的自觉行为；还组织了"仁和清风"廉洁文化作品展、"仁和清风"清廉微电影、微视频剧本征集大赛、"清风伴仁和，廉洁驻人心"中医药与廉文化的故事征集活动等文化活动，持续打造具有鲜明辨识度的"仁和清风"清廉文化品牌，积极发挥"省中"清廉文化建设的品牌效应，增强广大职工对医院清廉文化的认同感、自豪感。

## 七、公心著春秋，五德谱华章

### （一）党建引领，构建"四心"体系

2022 年 10 月上旬，2021 年度全国三级公立医院绩效考核结果出炉，浙江省中医院（浙江中医药大学附属第一医院）以全省榜首、全国第十的成绩，在全国 532 家中医综合类医院中，稳居 A+ 序列。医院党委书记何强表示：

"近年来，医院'国考'成绩节节攀升，这得益于党建赋能、党政同心，是全院上下勠力同心，以'五德精神'为引领，对标'国考'，坚持中医高水平，西医高质量，中西医协同筑高峰，撸起袖子，拼出来，干出来，奋斗出来的。"

1. 突出政治引领，"铸同心"

近年来，医院不断强化思想政治引领，把党的建设贯穿医院建设发展全过程。实施各级党组织"第一议题"制度，将上级决策部署落实推动医院发展各个环节。全面贯彻习近平总书记对医院申报国家中医临床研究基地和浙江省名中医研究院作出的重要指示精神。医院召开第四次党代会，确定了"建设一流现代化综合性中医院"的发展目标和"三步走"发展战略。在建院 90 周年之际，召开中医药传承创新发展峰会，明确保持全省中医医疗服务体系领头羊不动摇；保持省内大学附属医院重要方面军不动摇，做好"高水平""引领性""研究型"三篇大文章的新时代历史使命，引领医院"十四五"规划开好局、起好步。

2. 加强党的建设"促中心"

医院坚决贯彻落实党委领导下的院长负责制，建立健全议事规则和决策程序，不断完善《章程》，并成立发展委员会，把党的领导融入医院治理全过程。确立三纵三横理论学习体系，学政治、学理论、学政策、学法规、学专业。聚焦思想政治、意识形态、党风廉政和安全稳定，围绕医院改革、中医药事业发展、学科建设、人才培养、干部管理等组建工作专班，明确重点任务。以党建引领，全方位推动中心工作快速发展。

3. 提升服务能力"践公心"

医院建院之初首任院长陈万里就提出"举医为公"理念。近年来，医院以"公心"铸春秋，形成"精诚合作成就卓越团队，仁和济世呵护人类健康"核心价值观和"爱心、责任心、将心比心"服务理念。在疫情防控、公立医院改革、共同富裕示范区建设、中医药数字化改革、双下沉、援藏、援疆、援非等方面积极作为，广受好评。提出"以患者为中心，以员工为核心"，医院行政查房反馈问题提交党委

会研究并落实,做到件件有回应,事事有着落。着力于优化就医流程,发挥特色优势,提高综合能力和服务水平,切实提升群众获得感。

### 4. 创新基层党建"明重心"

将党支部建在科室上,健全完善党支部参与科室重大事项决策机制并加以实施。围绕医院重点工作,扎实开展"重走迁徙之路,探寻医'声'记忆,医路奋力追梦""公立医院党建巩固提升年""攻坚提质增效"等"党建＋"等系列主题实践活动。着力于增强党支部组织力和凝聚力,为医院建设发展贡献集体智慧和力量,积极发挥战斗堡垒和党员先锋模范作用,通过"仁和之星"评选、集体志愿服务、主题文艺作品征集、服务流程改造等项目,进一步激活干事创业的热情,增强动力。

### (二)时代发展,需要文化之力

#### 1. 为什么越来越重视医院文化?

进入21世纪,随着社会经济水平的不断发展,城市医院得到了迅速的发展和扩张,特别是在医疗技术、硬件设备等方面,不断提档升级、更新换代。但与此同时,文化建设等明显滞后,导致了医院自身发展的不平衡,也掣肘了医院科学的、可持续的发展。近年来,随着现代化医院管理水平的不断提高,医院文化在引导、聚力、激励、协调、辐射、塑造等方面的功能也越来越被广大管理者所认知,被员工们所认可,对于强化医院文化的呼声形成上下同向的一致内在要求。2022年6月,浙江省第十五次党代会中,提出要"着力推进全域文化繁荣全民精神富有,在高质量发展中实现中国特色社会主义共同富裕先行和省域现代化先行",文化建设是高质量发展的动力得到了进一步肯定。优秀的医院文化对于塑造医院的形象、传播医院的品牌、提高员工的素质、铸就医院精神有着不可估量的作用,它就像一只无形的手,牵引着医院在高质量之路上高速前行。

#### 2. 需要怎样的医院文化?

2022年10月16日,在中国共产党第二十次全国代表大会上,习近平总书记在党的二十大报告中专门指出,要推进文化自信自强,铸就社会主义文化新辉煌:

"必须坚持中国特色社会主义发展道路,增强文化自信,围绕举旗帜、聚民心、育新人、兴文化、展形象建设社会主义文化强国,发展面向现代化、面向世界、面向未来的,民族的科学的大众的社会主义文化,激发全民族文化创新创造活力,增强实现中华民族伟大复兴的精神力量。"

这就是要把"民族的科学的大众的社会主义文化"和中国特色社会主义自信精神提升到民族精神、革命精神、道德精神和世界观方法论、人生观价值观层面，使之成为"更基本、更深沉、更持久的力量"。而中国特色社会主义文化的源泉来自中华民族 8 000 多年文明发展中孕育的中华优秀传统文化，来源于百余年来党和人民伟大斗争中孕育的奋发向上的革命文化与社会主义建设文化。这是我们文化的"根"与"魂"，我们要的文化，源于此，又高于此。

习近平总书记在党的二十大报告中提出："要坚守中华文化立场，讲好中国故事、传播好中国声音，展现可信、可爱、可敬的中国形象，推动中华文化更好走向世界。"

我们的医院文化应该且必须是中国特色社会主义先进文化的一个组成部分，应该深入每一位员工之心，做到入脑入心，并成为员工的价值观念、思维方式，成为工作生活样式、信仰行为习惯。成为医院对未来的寄托和希望，对发展的信念和精神源泉，激发广大员工的意志力和创造力。

### （三）内外兼修，推进文化建设

在医院建院之时，首任院长陈万里为医院发展注入了"公医院"的理想和信念。建院 90 余年以来，医院文化紧密围绕"公"字展开，坚持"外示公心，内修医道"，丰富并进一步凝练医院核心价值观体系，提炼了"精诚合作成就卓越团队，仁和济世呵护人类健康"的核心价值观，"融汇中西医学，贯通传统现代"的办院理念与"爱心、责任心、将心比心"的服务理念，形成源于"公医院"理念，又高于"公医院"理念的"公心文化"体系。

### （四）内以仁心践医道

以廉养心，全面推进医院六廉文化体系建设，大力开展"廉政教育进科室"行动，纪检部门走入科室开展培训，严格执行"九不准"和"九项准则"要求，实现廉政教育实现入脑入心。一年一个主题，评审周期以来先后开展了"立足岗位作贡献，建设'省中'我争先""担当新使命，彰显新作为，建设温暖'省中'""重走迁徙之路，探寻医声记忆，医路奋力追梦""弘扬抗疫精神，奋起担当作为""攻坚提质增效"等系列党建主题实践活动，用实际行动践行"二十大"及历次全会精神。

以文化人，通过各种文化活动，凝聚全院职工干事创业热情与激情。"省中春晚"成为品牌，大型原创话剧《医声》《医路》在业内引起巨大反响，展示职工向上的精神风貌；"优秀员工/团队"评选，激发创先争优的斗志；"庆祝院庆"，分享发展喜悦，增加自信；积极开展科普赠书活动，既惠及患者，也惠及同行。

以诚聚力，厉行医院核心价值观，打造精诚、卓越的合作团队。业务方面，累计组建多学科 MDT 协作团队 30 余个，针对疑难重症和科研难点开展联合攻关，取得显著突破。内部管理上，推进项目制管理，强化部门联动，形成干事创业合力。

以史明志，在建党百年党史学习中结合医院建院 90 周年院史和中医药发展史学习，推出跟着影像学党史（院史），用医院发展史上的先辈故事教育当代人，提升精神境界与动力。邀请国医大师等老专家领衔的讲师团，讲述党史、院史以及本省和本院事业发展历程，坚定中医药事业发展信心。

### （五）外以公心塑品牌

以行践心，举办一系列大型义诊活动，回馈广大群众。如举办迎院庆全院专家来义诊、帮你约名医、千个号子免费送、中医中药中国行·中医药文化魅力展、护"胃"行动、中医药嘉年华义诊等，每年累计送出义诊号 2000 余个，减免检查费 10 余万元。全院各党支部掀起送健康进基层热潮，平均每年下基层 300 余人次，服务患者近 3000 人次。

以道会友，医院举办一系列分享会，促进共同进步。中医药传承与创新发展峰会，邀请院士、国医大师等顶级专家分享学术思想；仁和医院管理论坛，共享管理经验；手术工匠坊、新技术研讨会等，全网、全程直播，分享'省中'技术。在医联体单位双管齐下，输出技术与管理经验，促进同质化发展。

以言传善，抓住重点与亮点事件，主动向社会展示"闪光言行"开展针对性宣传。如胸痛中心三级网络搭建、造血干细胞捐献等暖心事件，引起《人民日报》头版头条和《人民日报》官微关注；重点围绕名中医研究院建院，国医大师、全国名中医评选，中医药传承创新峰会，合作办医等在《新华社》《浙江日报》《健康报》《中国中医药报》等国家和省内主流媒体刊登，有效提升医院形象。同时医院自媒体平台形成规模，实现质变，主要微信公众号粉丝突破 100 万人。

### （六）动力源泉，凝练五德精神

人无精神则不立，国无精神则不强，历史前行的每一步，都需要精神的滋养，风雨无阻的每一程，都饱含精神的磨砺，医院精神是医院文化的灵魂和核心。

医院精神是医务人员和广大群众所认同的一种健康、向上的群体认识，是医院文化建设的结晶，通过富有哲理性的文字，高度概括与总结的一面旗帜。通过全体医务人员的言行举止、精神风貌等表现出来的具有医院独特个性的共同价值观与行为规范。它能够将医院内部各种力量统一于共同的指导思想之下，形成一股强烈的向心力和凝聚力。

**浙江省中医院五德精神的内涵来源：**
**2021 年浙江省中医院建院 90 周年庆典老中青三代人集体致献词**
老年代表：
我记得，我的父辈和我说过
他的一生，与医院一起捆绑
西学东渐，一群人热血满腔
在陈万里带领下
在宝石山下
在西子湖畔
用一颗举医为公的初心
担当起强国强种的愿望
他说，这是"省中精神"
这种精神叫作——举医为公的担当
**（木德：建院精神——举医为公的担当）**
老年代表：
我记得，我的父辈和我说过
他的命运，与医院一起辗转
抗战爆发，随着医院南下
金华、丽水、景宁
衢州、温州、永康……
队伍虽能被几度打散
但只要心中热血尚在
我们的人
就能齐聚一堂
细菌战，又何妨
星星之火，燎原北上
更锻造了那不屈的医魂
他说，这是"省中精神"
这种精神叫做——百折不挠的倔强
**（火德：拼搏精神——百折不挠的奋斗）**
中年代表：
我记得，我的父辈和我说过
他的事业，与医院一起发展

"中医中药，是巨大的资源和宝藏"

在三十三位大家的合力下

实现中医、西医

中西医结合，融合发展

治病救人，传道授业

守正创新，传承精华

他说，这是"省中精神"

这种精神叫做——厚德载物的气量

（土德：包容精神——厚德载物的胸怀）

青年代表：

我记得，我的父辈和我说过

他的"医"路，与医院一起成长

为了磨炼技术

可以在自己身上插管

为了观察新疗法的效果

可以把家安在患者的床旁

为了保存实验数据

可以毫不犹豫地冲向火场

他说，这是"省中精神"

这种精神叫做——精益求精的工匠

（金德：工匠精神——精益求精的创新）

中年代表：

我记得，我的父辈和我说过

他的风骨，与医院一起炼化

一身正气，两袖清风

三餐温饱，四大皆空

心中放不下的

只有未诊治完的患者

和未完成的治疗方案

在自己身患绝症下不了床的时候

却坚持要坐着轮椅

到门诊，为老病友开方

他说，这是"省中精神"

这种精神叫做——仁心无私的刚强

**（水德：奉献精神——仁心无私的付出）**

青年代表：

我记得，我的父辈和我说过

他的往事，与医院一起照亮

巡回医疗，下乡有他

唐山汶川，救灾有他

援疆援外，先行有他

危急救治，冲锋有他

白衣逆行，出征有他

他说，他生而有幸

见证了、参与了、丰富了"省中精神"

合：

这种精神，是举医为公的担当！

这种精神，是百折不挠的倔强！

这种精神，是厚德载物的气量！

这种精神，是精益求精的工匠！

这种精神，是仁心无私的刚强！

这种精神，就是精诚仁和的大诚医道！

这种精神，就是寿人寿世的公心天下！

省中"五德精神"来源于医院建院和医院发展各个时期典型事件和典型人物，又与传统中医药文化中五行理论相契合，包含了紧密的逻辑关系，如木生火，坚忍不拔；火生土，中西并蓄；土生金，锐意进取；金生水，善利万物；水生木，生生不息！为医院文化建设和长远发展注入不竭动力。

**（七）精神赋能 践行初心使命**

浙江省中医院副书记、院长高祥福指出：

"医院是浙江省首家省级公立医院，建院90余年来，精诚立业，举医为公，几经波折，不断发展，在医院一代代人的努力下，曾经历抗日战争、解放战争、抗美援朝、改组转型、院系合一、医教结合，到一院多区、齐头并进的局面，形成了独具特色的'五德精神'，引领着医院各项事业的发展。"

### （八）举医为公，践行木德精神

医院工作始终围绕"公"字展开，坚持中医药事业发展办院方向，增强合力聚人心，锐意创新提效能，砥砺奋进办实事，全力创建国家中医医学中心这一"国之重器"，着力打造高水平、引领性、研究型的一流现代化综合性中医院。坚持以人民健康为中心、以员工发展为核心，强学科、重服务、精管理、树品牌，积极在创建一流中医药大学的进程中彰显"省中"担当，在浙江省建设共同富裕示范区、健康中国省域示范区、中医药综合改革示范区的大场景中贡献"省中"力量。

### （九）奋勇战疫，接续火德精神

医院在建院早期，经历了战火纷飞的战争年代，以战火铸就了不屈的医魂，医院发展也与本省医疗卫生事业发展紧密交织在一起，非典防治、抗震救灾、禽流感疫情防控……都有"省中人"的身影。2020 年武汉疫情暴发以来，医院 8 位医护人员跨越千里，勇敢逆行出征；支援意大利，万里驰援，带去中国和中医智慧。同时，在战疫全局方面，面对本省防控，医院组织国医大师葛琳仪等名老中医药专家牵头制订了浙江省中西医结合诊治新冠肺炎推荐方案，承担省科研重大紧急攻关专项，研发抗击新冠肺炎病毒制剂，并三班倒 24 小时不停生产，支援武汉战疫前线和省内抗击疫情一线。2021 年、2022 年，无论省内各地，还是上海、西藏、贵州、新疆，"省中人"的战疫身影始终是浙江医疗队中一支能中能西、专业出色、战斗力出众的队伍。

### （十）开放包容，承载土德精神

医道就是医者的大道。医院坚持发挥中医医疗机构领头雁作用。做实医联体，促进"双下沉、两提升"，牵头成立第一个覆盖全省的医联体，重点强化安吉、浦江、秀洲等地双下沉工作。实现医联体成员单位综合实力显著提升，如重点托管的安吉县中医院在国家二级公立中医院绩效考核中排名全省第一，全国第五。建设区域医疗中心，打造医学高峰，作为浙江中医药系统唯一入选区域医疗中心建设输出医院，积极拓展在优质医疗资源短缺地区打造一批以高水平医院为依托的"互联网＋医疗健康"协作平台，形成了一批以区域医疗中心为核心的专科联盟。强化国际交流，擦亮中医药金名片，每年接收以色列、美国、韩国、澳大利亚、意大利等国家和地区数百人次的外国（外籍）及我国港台地区进修生。推动中医药文化在国际上的传播和发展，依托一带一路"中国－以色列中医药中心"在国际舞台上打造了一张靓丽的中医药名片。

**（十一）以诚聚力，精进金德精神**

持人才兴院，完善人才梯队，以"人才强院战略"为中心，围绕医院一院五区整体发展战略目标和重点建设任务，聚焦中医药传承创新发展和"双一流"学科群建设，落实多院区人才储备规划，不断优化学科队伍结构。创新师承模式，推动学术经验继承，成立全国首家名中医研究院，创立群师带群徒模式，打破了师门间的壁垒，使学生能博采众长，融会贯通，不断提高诊治疾病的能力。强化学科建设，推动高质量发展，坚持"优化结构、突出质量、强化特色，补齐短板"原则，以提升疗效和服务能力为核心，按照"高峰、重点、扶持、培育"四个层次定位，梳理分析学科现状，明确目标定位和发展路径，凝练技术特色，树立学科品牌，提升学科整体实力。坚持科教兴院，提升科研水平，制订了一系列科研激励措施，并将科研能力作为职称评审的重要方面进行考量。突出专业能力，凝结教学成果，毕业生中医执业医师考试通过率连续四年位列全国第一；2021年医院学子代表浙江中医药大学参加全国大学生医学技能大赛，获得中医学专业赛道总决赛金奖，学生发表论文持续增长，最高影响因子达33.752。以省内第一名的优异成绩获批国家住院医师规范化培训重点专业基地（中医）等。

**（十二）以廉养心，涵养水德精神**

以廉可以养心，凝练了"六廉"文化内涵，并不断发挥其养心功效。医者"六廉"内涵主要包括：

夫廉者，不受，清也，广兼也，众人之利广而兼之者也："一曰廉善，二曰廉能，三曰廉敬，四曰廉正，五曰廉法，六曰廉辩。"

"善"者，仁也。医者之廉必先发乎人心之善，而至于危患之疾。医者之善必持性初之纯，视富贵贫贱，长幼妍蚩，怨亲善友，华夷愚智，皆如至亲。昔日骨科前贤罗振玉有言：为医者，当怀割股之心也。金玉之言，医者之廉善，熠熠生辉。

"能"者，能力也。医者之能在于精诚之术，非读书识字则不能医，非格物穷理则不能医，非通权达变更不能医。医者之能难哉！省病诊疾，至意深心；详察形候，纤毫勿失；处判针药，无得参差；审谛覃思，临事不惑，皆赖大医之能也。含灵性命相托，无能即是不仁。叶老熙春，一代名医，誉满杏林，仁术不传嫡悌，唯授能人。

"敬"者，敬畏、敬业之谓也。医者之事，生死之事也，而生死之事之大矣。故为医者，须秉敬畏之心。医无小事，凡为医者，性存温雅，志必谦恭，动须礼节，举乃和柔，无妄自尊，不可矫饰，稍有不慎，即有祸至。又岂能不敬业之？昔日我院有先贤亲尝毒剂，以己身练插管。问今朝，廉敬者，更需健行。

"正"，正直、正派也。夫医者，正命之人也！古人云："己之不正，何以正人？"谋私贪利，文过饰非，阿谀奉承，阳奉阴违，不正至极，决不可行医。老子曰：人行阳德，人自报之；人行阴德，鬼神报之，冥运于道，未有诬也。故医者襟怀坦荡，光明磊落，众人仰之。向时，杨老继荪，适诊要员，窃以布票相赠，杨虽急需，终不私受。夫正者行医，朝野一致，不为利回，不为义疚！

"法"者，社稷法度之标尺也。不以规矩无以成方圆，作有序，序可控，控中法，则医事阳光。荀子曰：木直中绳，𫐐以为轮，其曲中规。虽有槁暴，不复挺者，𫐐使之然也。直为曲物，终难复挺，人亦如此。故医者须明道德以固本，重修养以安魂，知廉耻以净心，去贪欲以守节。

"辩"者，亦辨也。万物有阴阳，世事有是非。不辨阴阳，则混混沌沌；不明是非用，则浑浑噩噩。夫己之昏昏使人之昭昭，可乎？医者须明哲，医道乃自然科学与社会科学之统一，以仁术探生命之奥秘，筑健康之完美；以仁心育人类之善良，促社会之和谐，推动社会之进步。

医院全面推进六廉体系建设，大力开展"廉政教育进科室"行动，纪检部门走入科室开展培训，严格落实"九不准"和"九项准则"要求，实现廉政教育入脑入心。先后开展"立足岗位作贡献，建设'省中'我争先""担当新使命，彰显新作为，建设温暖'省中'""重走迁徙之路，探寻医声记忆，医路奋力追梦""弘扬抗疫精神，奋起担当作为""攻坚提质增效"等系列党建主题实践活动，用实际行动践行初心使命，不断丰富医院"六廉文化"的内涵与实质。

一方面强化行为规范体系，彰显"省中"精神风貌。不断完善、推广《员工手册》《医德医风行为规范》《医德医风量化考核办法》《医院中医药文化特定礼仪规范》等。进一步改进评优评先工作，突出导向作用，其间优秀员工和优秀团队等评选起到了良好的示范作用。另一方面加强文化识别体系，丰富医院文化载体。收集医院历史资料，重新建立医院院史陈列馆，并定期对外开放；根据院史《公心著春秋》和核心价值观丛书，深入挖掘，编演话剧《医声》《医路》，实现廉政教育入脑入心，润物无声。

（撰稿：王蓝玉、张丽萍、吕晓皑、陈岩明、杜　颖、邬艳萍、沈淑华、邵珍珍、吴枫　　审核人：何　强）

# 第八章 新时代医院文化发展的展望

## 一、发展中的医院文化

党的二十大的胜利召开，擘画了以中国式现代化全面推进中华民族伟大复兴的宏伟蓝图。贯彻新发展理念、构建新发展格局、推动高质量发展，既是中国式现代化的重要内涵，也是实现中国式现代化的必由之路。

站在中国特色社会主义进入新时代的历史方位、处在"两个一百年"的历史交汇期、面对世界百年未有之大变局，根据社会经济的发展和人民群众的健康保健需求，快速、稳步、创新地发展我国的卫生事业，切切实实提高人民群众的健康水平和生活质量，提高人民群众的获得感、幸福感、安全感，这是时代赋予我们的使命与责任。

在中国，既有拥有百年院史的医院，也有自新中国成立以来建院的医院，还有改革开放之后成立的医院；既有政府举办的公立医院，也有民营资本建设的非公医院，还有联合办医的混合所有制医院。各家医院在不断发展实践中积累了优秀的精神内涵，构建了具有自身特色的核心价值理念，形成独特的医院文化，并且随着时代的发展而不断积淀、传承、丰富、发展、创新。

医院文化作为社会主义先进文化的重要组成部分，是医院的灵魂和精神支柱，如同一面旗帜，发挥着凝聚、规范、激励和导向的作用，表明医院对社会、对员工、对患者所遵循的基本行为准则和价值判断。随着社会发展日新月异、经济体制不断转型、医疗体制深化改革，在新的思潮、多元文化、现代科技的冲击下，对医院文化建设和发展提出了新的要求。

发展是解决一切问题的基础和关键。纵观新时代、新征程上医院高质量发展的新形势与新使命，"新文化"建设正成为医院发展的新领航。新时代医院文化发展要契合时代脉搏，紧跟时代的步伐，在传承中创新，在创新中传承，传承与创新并行，让医院文化焕发时代光芒，才能更好地为医院高质量发展提供不竭的精神动力，为中国乃至世界卫生健康事业的发展提供丰富滋养。

### （一）把握新要求，坚定文化自信

文化兴则国运兴，文化强则民族强。党的二十大报告中明确："必须坚持中国特色社会主义文化发展道路，增强文化自信，围绕举旗帜、聚民心、育新人、兴文化、展形象建设社会主义文化强国。""激发全民族文化创新创造活力，增强实现中华民族伟大复兴的精神力量。"

党的十八大以来，以习近平同志为核心的党中央把文化建设提升到一个新的历史高度，把文化自信和道路自信、理论自信、制度自信并列为中国特色社会主义"四个自信"，坚持马克思主义在意识形态领域的指导地位，坚守中华文化立场，坚持以社会主义核心价值观引领文化建设。

在"中国特色社会主义进入新时代"的时代背景下，医院作为守护人民群众生命健康的主阵地，深刻领会习近平总书记关于"中国特色社会主义文化发展"有关论述的内涵，进一步促进具有时代精神的医院文化建设，增强文化自信，对于促进医院高质量发展、提高医院核心竞争力、服务健康中国和文化强国建设，有着极其重要的现实意义和长远的历史意义。

作为社会主义先进文化的重要组成部分，医院文化发展要把握正确导向，牢牢把握社会主义核心价值观，这也是当今时代提出的要求。以社会主义核心价值观为引领是我国文化建设的重大原则。医院文化与社会主义核心价值体系一脉相承，医院文化发展必须以社会主义核心价值观为导向。通过党建引领，充分认识红色文化在举旗帜、聚民心、育新人、兴文化、展形象中的重要地位和作用，大力弘扬以社会主义核心价值体系引领的行风建设、廉政文化建设、医德医风建设，坚守主流价值观，弘扬正能量，引领医院高质量发展，为医务人员不断提供精神支撑和信念来源。

医院文化发展也要充分发挥中华优秀传统文化价值，为医院文化建设提供精神动力，为汇聚医院软实力、提高医院文化自信提供坚实基础。中华文化源远流长，中华民族在长期的历史发展进程中，形成了独具特色的中华传统文化，在世界文明史中占有重要地位，作为历史星河中那颗最灿烂的明星，至今仍然闪耀着生生不息的光芒。中华优秀传统文化滋养着中华民族在新的历史条件下的新创造、新发展，为我们的文化自信打下了最深厚的历史根基。

"大医精诚""悬壶济世"……以"生命至上"为核心价值的医院文化原本就是优秀中华传统文化在医疗卫生行业中的重要体现，符合民族精神和时代精神的要求。新时期加强和改进医院文化建设，立足于医院实践的新情况和新趋势，与时俱进地传承和发展优秀传统文化，吸纳传统文化精华，把优秀的中国传统文化运用到医院文化建设、医院管理和医疗服务之中，对古代名医仁心仁术的民族精神进行弘扬和传播，弘扬新时代医疗卫生职业精神，挖掘深层次医院文化内涵，打造特色医院文化品牌，坚定文化自信，彰显文化魅力，让世界更好地了解中国、认识中国，为文化强国建设添砖加瓦。

### （二）锚定新目标，助力健康中国

人民健康是民族昌盛和国家富强的重要标志。党的二十大报告将"健康中国"作为我国 2035 年发展总体目标的一个重要方面，提出"把保障人民健康放在优先发展的战略位置，完善人民健康促进政策"。

经济发展、人民群众的获得感、幸福感、安全感都离不开健康，推进健康中国建设是深入贯彻以人民为中心的发展思想的必然要求。从优化人口发展战略，建立生育支持政策体系，到实施积极应对人口老龄化国家战略，发展养老事业和养老产业；从深化医药卫生体制改革促进三医协同发展和治理，到重视心理健康和精神卫生，都充分体现了党中央对人民健康的高度重视和对生存质量的价值体认。

健康中国战略对我国医疗卫生事业发展和医院管理提出了全新的要求。进入新时代，人民群众多层次、多样化医疗健康服务需求持续快速增长，提高医疗健康供给质量和服务水平亟待加快步伐。医疗卫生行业直面患者与群众，处于社会的最前沿，与人民群众的生命安全和身心健康相系。医院作为守护人民群众生命健康的主阵地，打造"健康中国"的桥头堡，更应当深入认识"健康中国"建设的重大意义，回应时代呼唤、承担历史使命。

"多谋民生之利，多解民生之忧。"在持续深化医药卫生体制改革背景下，医院尤其是公立医院作为建设中国特色优质高效的医疗卫生服务体系的重要组成部分，要提高卫生健康供给质量和服务水平，不断增强人民群众获得感、幸福感、安全感，必须把医院高质量发展放在更加突出的位置。

加强医院文化建设是推动医院高质量发展重要支点，同时医院高质量发展也对发展医院新文化提出了新要求。通过强化患者需求导向，建设特色鲜明的医院文化，建立保护关心爱护医务人员长效机制，从而打造有温度的医院，提供有关怀的医疗，培养有情怀的医生，使医院文化成为强劲引擎，大力推动医院高质量发展。以新姿态、新业绩奋力谱写医院高质量发展新征程上的新篇章，为开创新时期卫生健康工作新局面、落实"健康中国"战略新要求凝聚思想共识和奋进力量。

新时期大力推进医院文化的建设与发展，要以中国特色社会主义理论体系为指导，深入贯彻落实科学发展观，认真践行社会主义核心价值观，围绕发展卫生事业、保障人民健康的中心任务，充分发挥医院文化的内聚力、向心力和持久力，凝聚起高质量发展精神内核，助力医院在高质量发展上持续走在前列，促使医院的医疗质量持续改进，医疗安全不断加强，学科发展持续增速，人才梯队逐步合理，教学科研不断突破，和谐医患关系日益融洽，从而不断满足人民群众多层次、多样化的医疗需求，让人民群众能便捷就医、明白就医、安全就医。

### （三）引领新业态，创新数字时代

近年来，随着5G、互联网、人工智能、云计算、大数据、区块链等新一代信息技术的加速迭代，并日益向各产业、各领域深度渗透融合，经济社会发生系统性变革，驱动世界加速迈入以数字化、网络化、智能化为主要特征的数字时代。我国各行各业正掀起数字化浪潮，数字经济发展速度之快、辐射范围之广、影响程度之深前所未有。

党的十八大以来，以习近平同志为核心的党中央高度重视数字化发展，多次就数字中国建设作出重要论述、提出明确要求。党的十九大报告明确提出建设数字中国战略目标，数字中国首次写入党和国家纲领性文件，推动数字中国建设取得重要进展和显著成效。党的二十大报告明确指出，要加快建设网络强国、数字中国，对建设数字中国提出了新的更高要求。

医疗作为推动数字技术和实体经济深度融合的重点领域之一，要加快数字技术创新应用，全面赋能经济社会发展。我国医疗服务发展正处在从"信息化"迈向"智慧化"发展的关键阶段。作为信息化开展较早的行业，随着国家对智慧医院建设利好政策的密集出台，5G、人工智能、大数据、云计算等新技术加速推进，各大医院加快了数字化转型的步伐。建设研究型、智慧型、创新型和融合型医院发展，已成为各大医院"十四五"战略规划的重要内容。

对于医院而言，在"三位一体"智慧医院建设的总体框架下，医学技术、医疗服务、医院管理与数字技术的深度融合，已经成为重要的发展趋势。医院作为民生基础保障的主力军，在数字时代下从无院墙的医院、无感的技术支撑，到无微不至的个性化服务、无障碍的便捷服务，医院的医疗、服务和管理活动从形式到内容都将发生结构性的深刻变化，大大提高质量与效率，造福百姓和社会。

立足新发展阶段、贯彻新发展理念、构建新发展格局。随着新技术、新理念、新模式、新业态不断涌现，医院文化的发展应该紧跟时代的步伐，在重视科技与文化的结合、创新文化建设形式的同时，助力医院在数字化转型过程中不断适应一系列深刻变革。先进的医院文化有着随着医院环境的变化而不断自我更新的强大再生能力，以无形的魅力推动并引导医院职工发挥创新潜能，以守正创新的新姿态，主动求变，善于把握数字化、网络化、智能化融合发展契机，努力在变局中开拓出新局，依托数字化为引擎，实现跨越发展。

**（四）聚焦新拓展，服务时代格局**

世界百年未有之大变局深刻变化前所未有。新时代下，经济全球化、政治多极化、文化多元化和社会信息化持续推进，不可逆转。面对世界经济的复杂形势和全球性问题，世界各国相互联系、相互依存。新冠病毒感染疫情给国际社会带来深刻启示，在全球化的时代，构建人类命运共同体是人类社会发展进步的唯一的正确方向。

构建人类命运共同体的中国方案，准确把握时代发展大势，始终聚焦全人类共同福祉。在人类命运共同体思想中，一个显著的亮点就是人类卫生健康共同体，这是事关人类生存和发展的千年大计。通过促进全人类的健康，维护世界的和平与发展，是人类卫生健康共同体的重大责任。

作为人类卫生健康共同体的重要实践单元，医院的高质量发展应着眼世界之变、时代之变、历史之变。医院不再是一个孤立的单体，而是需要参与更多元的生态合作，以更大的责任担当、更高的效率效能推动人类健康事业的发展。

而医院文化在其中发挥的重要作用不言而喻。医院文化发展也需要开放与共享，意味着文化既要"引进来"也要"走出去"，不断建立文化自信，提升文化软实力，引领医院拥有全球化的视野，推动传统医学与现代医学的整合与互动，参与全球健康治理，与全球同道携手共建。通过"创新"与"合作"互促互补，共同推进医学技术的创新发展，打造更有人文、更具温度的医疗健康服务，从而共同面对人口老龄化、突发公共卫生事件等全球健康问题，以中国式现代化优先增进人民健康福祉的伟大实践，为人类可持续发展特别是全球健康治理提供新的选择、提供更多更好的中国智慧、中国方案、中国力量。

新时代，新征程，一个医院的文化需要紧扣时代脉搏，契合时代需求，与国家战略同步规划，紧密结合医院发展实际，在积淀中传承、在传承中创新、在创新中共享，这是推动医院建设高质量发展的核心源泉。

上海交通大学医学院附属仁济医院始建于 1844 年（清道光 24 年），至今已有近 180 年悠久历史。作为上海开埠后的第一所西医医院，仁济医院在长期的医学实践中创造的独具特色的物质财富和精神财富，凝练了"仁术济世"的仁济精神，为我国医学事业发展作出了卓越贡献。

在建设社会主义文化强国的发展战略背景下，仁济医院始终坚持将文化的建设与医院的发展相互作用、相互影响、相互促进。通过加强顶层设计，把文化建设纳入医院整体发展的长期规划，注重医院优秀历史文化的沉淀与传承，着力构建健康和谐的医院文化新格局，重点打造以人民健康为中心的服务文化品牌，为医院高质量发展提供不竭的精神动力。下文经仁济医院相关报道整理，以仁济医院的百年实践为例，阐述新时期的文化发展。

## 二、积淀，凝练新时代医院文化基石

文化的形成是一个漫长的历史沉淀过程，更是一个不断挖掘、积累和推进的过程。纵观中国上下五千年发展历程催生了璀璨的中华文化，纵向上随着不同时期不断变化，横向上各种思潮汇聚交融，这才形成了当前丰富、多元的文化形式。无论任何时代，都是在既有的文化体系下进行传承和变革，不断注入活力，塑造新的文化传统。

医院文化随着医院发展历史的进展而积淀升华，是医院的内在精神和灵魂。在滚滚历史长河中，如何从不断涌现的各类事件中，挖掘出有意义的事件铭记下来，并发扬成为一个医院文化底蕴沉淀，在文化的发展过程中显得尤为重要。通过文化的采集和酝酿，在积淀的过程中扬长避短、取精去劣，在积淀的过程中感悟、体会和升华。

优秀的历史文化不仅是文化传承的载体，也是新时代新文化发展的基石。对于医院而言，医院文化和品牌的塑造是一个永恒的话题。新的历史时期，医院文化的提升与发展仍然离不开对历史文化进行传承和弘扬，离不开对当代文化与时俱进的凝练与创新。结合新时代的新要求，对医院文化赋予时代的意义，对医院的历史文化做出当代的表述，为医院文化发展开辟出更广阔、更丰富的空间。

### （一）百年医学实践凝聚核心价值

黄浦江畔的山东中路 145 号，一幢跨越了 3 个世纪的庄重典雅的英式老建筑群傲然屹立，这里就是上海开埠后第一所西医医院——上海交通大学医学院附属仁济医院百年文化的摇篮。

179 年的峥嵘岁月，179 年的风雨沧桑，厚植于百年医学实践而凝聚的仁济精神，见证了西医东渐的历史，揭示了现代医学的发展规律，诠释了医学的人文本质，体现了中西方文化的交融。

仁济医院的前身是由英国医学传教士威廉·洛克哈脱（William Lockhart）在上海创建的第一家西式医院——"雒氏诊所"。建院伊始，仁济医院在全国最早推广种牛痘，积极寻找戒除鸦片的有效方法，为我国最终消灭天花和戒除鸦片作出了卓著贡献。在第二任院长合信（Benjamin Hobson）的推动下，仁济医院致力于西医理论在中国的传播，其中编译的《医书五种》是我国首部西医著作，随后漂洋过海传入日本，为中国乃至亚洲的西医发展作出了杰出贡献。"西医东渐"，从此中国西医以"仁济"模本大同小异地发展着。

第一例心脏二尖瓣分离术、第一例针刺麻醉体外循环心内直视术、第一台国产人工心肺机、第一次用阿托品治疗血吸虫阿－斯综合征……医学发展史中的无数个"第一"，向世人昭示着这里是中国西医的发源地之一。

仁济医院在百年发展历程中为中国医学的发展培育了一大批医学大师名家：黄铭新、兰锡纯、江绍基、叶衍庆、周孝达、李丕光、徐惊伯、梁其琛、郭泉清、郭迪、孙桐年、王以敬、董方中、陈邦宪、曹裕丰、曹福康、毛成樾、邓裕兰、陶清、杨天籁、李杏芳、周连圻、陈绍周、何尚志、何永照、王一山等，奠定了仁济在中国西医发展史上不朽的地位。

为进一步满足城市居民日益提升的健康需求，配合着上海浦东的开发开放，1999年仁济开始了第二次"东进"，在上海浦东开设了第一家三甲医院分部，也揭开了仁济多院区一体化协同发展的序幕。

今天，作为中国最著名的百年医院之一，仁济医院已经形成了覆盖全上海、辐射长三角的"四院一所"布局，由东、西、南、北四个院区和上海市肿瘤研究所组成，是一所学科门类齐全，集医疗、教学、科研于一体的综合性三级甲等医院，建设了一大批重点学科、优势学科。

四大园区一体化、协同、错位发展。西院山东中路老院区，以"大专科、小综合"的模式发展为以泌尿、肾脏病为主的医院；位于浦东的东院是仁济的总部，形成了器官移植、重症医学和肿瘤三大学科高地；南院是上海"5+3+1"实施工程项目之一，定位为以免疫性疾病、妇科、儿科为重点的综合性医院；北院发挥特色专科医院的功能，打造一流的生殖医学中心。

在此基础上，仁济医院秉承百年"仁术济世"的办院宗旨，将医院高质量发展充分融入服务国家建设战略和上海城市发展中。"多维融合、资源赋能、互通共享、同质运营"，积极探索紧密型医联体建设的创新模式和路径，不断提升三级医院辐射引领带动能力，促进区域医疗资源均衡布局，形成了可复制、可推广的医联体示范标杆。构建了以仁济医院为中心的"1+X"医联体模式，建立跨省市区域化医联体宁波杭州湾医院、南通医院、无锡SK医院和安徽二院，和嘉定区中心医院、宝山区大场医院、闵行区浦江医院和浦东新区浦南医院等二级医院建立市内紧密型医联体，专科联盟医联体范围覆盖安达医院、长航医院、杨思医院和金桥、潍坊、塘桥、周家渡、南码头等一级医院，通过全面帮扶提升医疗技术水平，使辖区居民能在家门口享受到更优质的医疗服务。在上海"1+1+1"签约医疗机构组合中，仁济医院是全市签约居民数最多的三级医院之一。

仁济医院致力为百姓提高医疗供给，降低医疗费用，年门急诊人次、出院人数、住院手术人次数稳中有进，平均住院天数和药占比逐年降低，总业务量上海市领先。每年获上海申康医院发展中心年度院长绩效考核 A 等。在 2020 年国家三级公立医院绩效考核中仁济医院排第 11 名，位列全国三级综合性医院 1% 的 A++ 最高评级。连续 16 次蝉联上海市文明单位称号，实现全国文明单位三连冠。

仁济医院作为中国最早的西医医院，历经近 180 年的风雨，仍是中国一流的医院，"仁济"这块金字招牌历久弥新，到底依靠的是什么呢？

纵观仁济百年发展，历代仁济人在孜孜不倦的医学实践中，形成了独特的医院文化和核心价值观。"仁术济世"不是标签，而是仁济人的精、气、神，这一源远流长的仁济精神，是仁济人虔诚恪守终生的信条，早已融入仁济人日常工作和生活的点滴。在新的历史时期，"仁术济世"依然是仁济发展的主旋律。仁济人始终秉承"患者第一"的宗旨，努力满足人民群众不断增长的医疗服务需求，推动社会卫生事业发展。

历代仁济医者以仁术之力创时代之先，承医者厚德济天下苍生。仁济医院院徽凝结了仁济百年精神的稳重与大气，象征着仁济人忠于维系健康的精神风貌，深蓝的色彩寓意依托百年仁济的文化底蕴。中间双行曲线既代表生命的遗传物质 DNA 的主体构造，暗喻仁济人永无止境地破解生命的奥秘，又代表着医院在百年历史长河中不断驰骋，追求创新的发展态势。

仁济人始终秉承"仁术济世"的精神，驰骋在深化医药卫生体制改革与公立医院高质量发展道路上，为建设具有一定引领辐射能力和较强国际竞争力的国内一流创新型、研究型、智慧型、国际化医学中心继续奋斗、勇毅拼搏。

（二）潜精研思医院文化精髓

医院文化是医学文化与时代的结合，是与时俱进的、动态的文化。一批历史悠久，文化积淀深厚，具有良好传统的医院，更是在建设医院文化的探索中，持续地对医院的核心价值理念进行总结和提炼。立足医院实际，挖掘整合历史文化资源，提炼文化精髓，赋予文化时代价值，形成具有自身特色的文化体系，是实现医院文化高质量发展的重要动力。

对于仁济这所百年老院，时代和社会环境发生了巨大变化，"仁术济世"精神本身也被赋予了新的内涵。仁济医院积极搭建潜精研思与继承弘扬"仁术济世"

院训精神的重要载体和平台，面向社会广泛开展"仁济精神大讨论""仁济精神再讨论"等系列活动，持续凝练"仁术济世"院训精神在当代社会的新的内涵与价值，树立了新的文化品牌，展开了医院文化建设工作中浓墨重彩的新篇章。通过与全院职工、患者家属代表和社会文化界人士共同深入地挖掘"仁术济世"的精神内核，于岁月的打磨中积淀底蕴，于时代的创新中共享发展，激励全院职工爱岗敬业、爱院荣院的精神动力，奋力开拓医院高质量发展新局面。此外，活动还为社会和百姓打开一扇仁济文化之窗，进一步扩大了仁济精神的影响，传递社会良好风气和医患关系正能量。

活动中，时任上海市委书记韩正同志在《来自仁济医院170周年的报告》上亲笔写下批示："仁济的精神折射上海医务工作者的情怀和追求。"本着仁术济世的精神，积极地探索，提供更高水平的医疗服务，惠及更多百姓。

为深入发掘医院文化底蕴，探寻历代仁济人的奋斗足迹，激发后来人的荣誉感、责任感和使命感，促进医院事业的跨越式发展，作为医院文化建设的重要品牌项目，仁济医院院史馆于2019年建成启用。通过12个展区，全面展示了仁济医院自1844年建院以来在医疗、护理、教学、科研、管理、党建、国际交流、精神文明等各方面取得的丰硕成果。2021年11月院史馆"云"展厅上线，2022年申报成为"上海市爱国主义教育基地"。

同时，仁济医院历时七年，精心编纂《上海市级专志·仁济医院志》，全志共11篇，133.6万字，凝练百年仁济厚重的历史积淀、丰富的医学史料以及其中蕴含的"仁术济世"的精神家谱，以无形的动力推动医院不断向前发展，也为上海地方志以及中国医学史的研究增添新的成果。积极组织院史论坛，邀请国内外知名专家学者分享"仁术济世"精神的研究成果，是中国唯一以单家医院院史为主题的医院医学史研究论坛。先后出版百年仁济文化丛书7册，如《上海第一家西医医院的百年故事——仁术济世》《仁济人名录》《基石》《仁济济人：仁济医院早期故事》等，将仁济精神载入史册。

传承文化精髓，书写百年底蕴。跨越了3个世纪的仁济文化犹如一部厚重的历史著作，值得慢慢地翻开，细细地品味，追根溯源，历久弥香。"仁术济世"是仁济精神核心与精髓所在，是世代仁济人的精神寄托和实践指南。

（三）让文化载体"会说话"

如何在纷繁嘈杂的城市，忙碌的临床工作中赋予一个医院独特的气质，这就需要文化的渲染，文化流淌于医院的历史，散落于医院的每一个地方，浸润于医院的每一个角落。

走入分布在黄浦江两岸的仁济医院院区,百年仁济浓厚的文化气息扑面而来。丰富的仁济元素恰如其分地点缀在院区的各个角落,以仁济院史文化墙作为串联,四院一所,一脉相承,却又各具特色。

在上海唯一作为医疗用房的"优秀历史建筑"仁济西院住院楼"修旧如旧",保留了老一辈上海人说到仁济医院便会津津乐道的"大病房",阳光透过彩色琉璃玻璃窗熠熠生辉,无不体现着百年仁济历史文化底蕴;四方广场上矗立着1945年由时任院长陈邦典牵头制订的《仁济医德信条十二条》纪念碑,信条中对如今的医护人员依然有着重要启示的为医之道,早已镌刻入世代仁济人的血液之中。

进入仁济东院浦建路大门,镌刻着中国内科学奠基人之一、一级教授黄铭新亲笔题写的"仁术济世"的灵璧石便映入眼帘;步入位于新建科研楼的文化广场,跨越了3个世纪的仁济医院光辉历史的仁济医院院史馆犹如珍贵的宝藏,引人探究;院区中心绿地核心区域,取名为"合信亭"的中国传统花园凉亭傲然屹立,追念光荣历史、医者初心、医患同心的过往。该亭得名于仁济医院第二任院长合信,寓意患者和医者以诚信相待、携手战病魔。

文化无形,但如同仁济医院一样,每个医院都会拥有独具特色的文化载体,静静地见证着医院发展中的历史故事。如何去发现和挖掘这些载体,让这些载体"活起来、会讲话",给人们带去思考,挖掘背后蕴藏的文化,仁济医院做出了示范。

通过绘就4个院区中23个承载仁济历史和文化的建筑、花园、雕塑、布景等文化地标,仁济医院别出心裁地发布了独特的《仁济医院文化地图》。地图中的一条条道路、一栋栋建筑、一个个地标组成了一把打开百年仁济记忆大门的钥匙,对丰富医院文化内涵、挖掘和开发各院区历史文化资源有重要作用。

《仁济医院文化地图》的制作与首发,无疑是医院文化建设工作的一项新尝试,应该说,在全国众多医院中这也是一个创举。它通过深入探寻仁济医院这座具有近180年悠久历史的西医医院的独特文化底蕴和人文风貌,让医院文化更加鲜活、更富生命力,潜移默化地感知每一个穿越这里的医护人员、患者和公众,铸就医院特有的形象和品牌。

跟随文化地图,追寻百年仁济文化底蕴,在"合信亭"揭幕仪式上,老中青三代仁济人齐聚,共同畅谈"仁济精神"。仁济医院倡导的就是这样一种"文化自觉",在精心创设的文化环境与氛围中,让人们身临其境地在优美的地标中去感知、去思考,自觉地接受感染和熏陶。鼓励每一位员工成为百年仁济精神的守护者、执行者和传承者,了解其来历、感知其形成、思考其发展,使得仁济精神焕发出更强大的原动力,更好、更自主地适应新时代、新环境的发展。

## 三、传承，成就新时代医院文化氛围

习近平总书记指出："不忘历史才能开辟未来，善于传承才能更好地创新。"多年以来，我们在文化领域遇到的主要问题，不是要不要传承，而是传承什么，如何传承。医院文化的传承就是一个与时俱进的过程，把弘扬医院的优秀历史文化和发展新时代文化有机、紧密地结合起来。结合当前新时代的具体要求，通过创造地继承和有继承地创造，赋予医院文化现代意义，突出强调医院文化的时代价值，在继承中发展，在发展中继承。

"承前启后""承上启下""推陈出新""继往开来"，中国古语里倡导的就是通过承接优秀传统，不仅继承到后世，还要进行新的诠释和改造，有新的发展、新的开启。

自觉推动医院文化传承，以人们喜闻乐见、具有广泛参与性的方式，把跨越时空、立足医院又面向社会的医院文化更好地传播出去。发挥医院文化的引领作用，通过凝练核心价值，推动医院文化不断创新发展；发挥医院文化的凝聚作用，通过提炼鲜明特色，提高医院服务质量和服务效率；发挥医院文化的吸引作用，通过凝聚人心，提升医院员工和人民群众获得感；发挥医院文化的辐射作用，通过全民参与，在全社会营造尊医重卫良好氛围，为实现"健康中国"和"文化强国"作出贡献。

### （一）从历史到如今：坚持生命至上

从中国传统的"医乃仁术""大医精诚"，到古希腊希波克拉底"爱人与爱技术是平行的"，所崇尚的始终都是坚守人民至上、生命至上的理念，具有尊重生命、敬畏生命的人文主义精神。

翻开仁济的历史画卷，细品名家大师的笔墨，我们能深深地体会到仁济精神的博大精深。"仁"字，传统意义的"仁"是行仁义，献仁爱，施仁医；"济"字，本义为济世、济民与救死扶伤。回顾仁济医院的百年历史，我们欣喜地看到，医院文化这一理念一直贯穿其中，"仁术济世"的医院精神并没有随着时光的流逝而黯淡，反而历久弥新。

纵观仁济医院近180年的历史，无论身处何种社会形态和历史时期，仁济始终忠实履行着一家医院的社会责任，与祖国建设同呼吸，与人类发展共命运。

仁济人追求大爱。仁济建院之初对于自身所应承担的社会责任的定位就不仅仅局限于简单地行医治病、传道授教，同时也肩负着大量的社会救济与人道主义援助工作。而这一传统无论是在动荡不安的战乱年代，还是改革开放的和平时期，一直得以延续，只要遭遇疾病肆掠和天灾人祸，仁济医院的医护人员就始终冲锋在前。从 1844 年第一个仁济人 William Lockhart 开始，仁济人就自觉担当其"仁术济世"的天职，用医学的方式拯救苍生服务社会。"济世为民，救死扶伤"的责任感和使命感早已深深渗透到每个仁济人的血脉中。

在历次重大灾难和重大疾病防治的紧要关头，仁济人总是以"开拓者"的姿态出现在祖国及世界需要的任何地方。在仁济的历史上，参与的医疗救援和保障任务数不胜数：援滇、援藏、援疆、援摩洛哥、5·12 汶川、4·20 雅安抗震救灾、世博保障医疗队、驻市公共卫生中心 H7N9 医疗队、亚信峰会保障任务……每一次，都有医护人员主动请缨，甘愿舍小家为大家，仁济人不畏艰险、服务人民、奉献社会的足迹，遍布祖国各地，甚至漂洋过海，名扬海内外。

在新冠病毒感染疫情的战疫中，仁济医院全体医务工作者不顾安危，不计得失，奋勇前行，为打赢这场人民防疫阻击战作出了重要贡献。在新冠病毒感染疫情防控期间，先后派出 4 批次共 172 人的医护队伍驰援武汉（占全市援鄂医疗队员总数的 10.4%），7 批次共 25 人支援上海市公共卫生临床中心，2 批次共 7 名检验人员援京、援疆，并向法国斯特拉斯堡医院集团、马来西亚同善医院捐赠疫情防控物资。

2022 年众志成城打赢大上海保卫战，全面守护百姓健康。坚持科学精准开展疫情防控工作，不折不扣落实各项防控措施。接上级部门指令后，南院区迅速整建制转为新冠肺炎市级定点医院，自 4 月 7 日启用至 6 月 19 日关闭休整期间，共收治新冠患者 3 310 人，其中儿童患者 871 人。其他院区及时调整优化就诊流程和区域设置，保持门诊、发热门诊、急诊急救不停摆，保障血透、肿瘤放化疗、孕产妇等特殊群体延续性治疗不中断，开设一站式便民配药门诊，强化互联网医院服务。

担负职责使命积极应对疫情变化。先后派出多支医疗队支援市公卫中心、老年医学中心、市和区级方舱（世博方舱、新国博方舱、嘉定 F1 方舱）、周浦医院、公惠医院、交大核酸采样队、浦东血透医疗队。先后派出医疗队或专家赴海南、成都、新疆、山西、重庆等地驰援疫情防控工作。根据国家和上海市优化疫情防控措施要求，第一时间充实发热门诊和急诊力量，开设第二急诊、互联网医院发热门诊，多方筹措急需药品，组织一线医护队伍，切实保健康、防重症、防病亡。

仁济近 180 年的历史，铸造了根植于历代仁济人灵魂深处的仁济精神。时代在变、环境在变、院容在变、规模在变、人员在变，但仁济医院文化的核心精神始终没变。一代代仁济医务工作者所展现出的"敬佑生命、救死扶伤、甘于奉献、大爱无疆"的精神，充分体现了"救死扶伤行济世"的崇高品质。这一精髓，无论在历史的哪个阶段，面对何种环节，都熠熠生辉。

### （二）从医院到科室：聚焦鲜明特色

医院文化发展与传承需要顶层设计，将医院文化建设纳入医院中长期总体发展规划战略之中，全面覆盖、全程贯彻，落脚于学科建设、医疗技术、患者服务、人才培养、制度建设、学术研究等方方面面。

通过通盘思考医院的定位、发展方向、技术特色、人员特点，以推动实施"健康中国"战略和满足人民健康需求为核心，在传承富含底蕴的医院历史基础上，铸就出属于自己的、特色鲜明的、诠释医院发展顶层设计的医院文化体系，并推进医院文化向多院区、各科室等的纵向拓展与辐射。

医院文化建设与多院区同质化发展相结合。随着医药卫生体制改革的不断深入，越来越多的大型医院通过多院区布局谋求发展。面对目前覆盖全上海、辐射长三角的"四院一所"＋紧密型医联体的大格局，仁济医院十分重视医院文化在多院区一体化、同质化发展中的整合与凝聚作用。形成主院区文化突出、院区品牌知名的多院区文化建设体系，从物质、行为、制度、精神四个层面统一医院文化建设内容，通过加强统一文化氛围、加强文化载体衔接、促进员工有序良性流动与交流等多项举措，统筹资源分步推进多院区医院文化进程，发挥医院文化的协同性和向心力，通过内化作用促进同质化步伐，形成合力，协同发展。

在融入长三角一体化布局的建设上，仁济人走到哪里，就把仁济精神带到哪里。"仁术济世"的精神正随着仁济人前进的步伐，逐步向紧密型医联体、长三角一体化发展分院区辐射与延伸，确保患者获得标准化的、最优质的医疗服务。

医院文化建设还需与科室个性化发展相结合。科室文化是医院文化的延伸和支撑，在医院文化发展与传承的大背景下，建立特色鲜明的科室文化，为科室生存与发展提供源泉与动力，也对提高医院核心竞争力起着推动作用。

统筹持续做强特色优势学科，扎实提高学科建设水平与服务能力，仁济医院已发展成为学科齐全、综合性强的超大规模三甲医院，拥有 54 个临床学科，其中国家医疗重点专科 12 个，市级医疗重点专科和中心 24 个；国家级科研平台（实验室）5 个，市级科研平台（实验室）16 个；国家级重点学科 6 个，市级重点学科 16 个。

仁济医院党政领导班子将科室文化建设纳入医院文化的大体系中，给予科室文化建设规划、指导和支持，鼓励各学科根据自身特点，打造特色鲜明的科室文化。

仁济医院泌尿科是仁济百年历史的传承，是学科发展的标杆。作为国家临床重点建设专科、211 工程重点建设学科、上海交通大学医学院重点学科，仁济泌尿科始终把学科发展与医院文化结合成为品牌的底蕴。

在仁济医院大文化的背景下，仁济泌尿科在学科发展实践的过程、在数辈仁济泌尿专家前辈的言传身教中，形成和确立了仁济泌尿科的核心价值理念。这套核心价值理念包括学科使命、愿景和价值观，是学科运营和发展的基石，是一切思想和行动的导航灯。

仁济泌尿科价值观：Patient First。

仁济泌尿科使命：解决"看病难、看病贵"，为患者提供最合适、最佳的诊断与治疗，以及执行该诊断治疗最佳的医师。

仁济泌尿科愿景：把仁济泌尿科建设成国际一流水平的学科。

正是在这样的核心理念的引领下，仁济泌尿科始终坚持以患者利益为首位，以疾病为中心，以亚专业为单位，以术业专精的青年医师为人才优势，注重学科发展的专业化、精细化、信息化和国际化，形成了极具学科特色的仁济泌尿科品牌。通过加强亚专业和重要专病的建设，科室的大小医生都成为一方面的高手，治疗自己最擅长的患者，注重"个体化"与"精准化"。通过创新医疗模式，大力发展日间手术，在三大泌尿系肿瘤手术量排名上海市前列的前提下，仁济泌尿科的平均住院日逐年降低，医疗质量与效率持续提升，让患者最大获益。

目前，仁济医院泌尿科已发展成为国内首屈一指的大型泌尿外科临床诊疗中心，国内临床体量最大，亚专业最齐全，拥有国际一流的医疗器械。全国医院互联网影响力专科排名上，仁济泌尿科连续三年蝉联全国第一（2020 年、2021 年、2022 年）。在复旦大学中国医院特色专科排名和医科院中国医院科技影响力排名榜上，仁济泌尿科一直处在前列。

仁济泌尿科快速发展的原因很多，最根本是在学科建设和发展上始终传承着仁济百年文化，把患者利益放在第一。从学科带头人，到每一位员工，将这一核心理念内化为科室文化。

仁济泌尿科人始终以建设"一流的临床医学学科"为己任，立足泌尿外科临床实践，聚焦学科发展前沿，努力创造新的辉煌。"一切为患者利益"，提供最好或最合适的诊断治疗，仁济泌尿科一定会成为泌尿科疾病的"终极"治疗地。

在仁济，通过科室文化建设推动学科发展的例子还有很多。急性重型颅脑创伤的救治是"救死扶伤"最生动的诠释，也是"精益求精"最迫切的要求。根据疾病特点，仁济医院颅脑创伤中心将"救死扶伤，精益求精"作为科室全体医护人员的至高使命。颅脑创伤医护团队对每一位颅脑创伤患者全力救治、"救死扶伤"的同时，也在不断地拓展着"精益求精"的高度、宽度和厚度。近年来，各种类型颅脑创伤患者救治效果显著提升。重型颅脑创伤患者的死亡率从 20 年前的 60%，下降到现在的 18%，达到国际先进水平；创伤昏迷的早期促醒成功率也位于国内先进行列。

一代代仁济人始终牢记"仁术济世"的至高使命。各个学科作为仁济医院的一分子，在医院快速发展的进程中展现着自己的风采，相互融合并进，又各放异彩，形成独特的品牌竞争力和良好的发展氛围，朝着建设"综合性、研究型、国际化、智慧化的亚洲一流中心城市标杆医院之一"的目标不懈努力！

### （三）从职工到家庭：坚持以文化人

荣格说，一切文化最终都沉淀为人格。仁济近 180 年的悠久历史，铸造了根植于历代仁济人灵魂深处的仁济精神。这种精神引领着每一位仁济人去实现追求卓越的光荣与梦想。

一代代仁济人不忘初心、凝心聚力、追求卓越、改革奋进，始终铭记"仁术济世"的医者初心，从百年院史中汲取精神力量，在前行之路上不断继承发扬仁济精神。

仁济东院的文化广场上矗立着黄铭新、兰锡纯、江绍基三位先辈的铜像。每年清明，仁济医院全体党政领导、临床和职能部门科主任、青年医务人员代表及学生代表共同来到铜像前举行祭扫活动。"以文化人"，通过追忆仁济先辈们的崇高品德，铭记与传承百年仁济的文化内涵，激励全体仁济人尤其是青年一代勇于承担历史赋予的使命与责任，为医院的高质量发展不懈奋斗，为中国和世界医学事业的发展作出贡献。

就这样，当下仁济人对先辈的缅怀不曾退减，"仁术济世"院训精神更是润物无声地影响着每一代仁济人。新冠疫情防控严峻形势下，重症医学科护士戴倩作为唯一的"90 后"火线入党的援鄂护士代表，代表上海 458 位援鄂的"90 后"护士，代表火线入党的 55 名"90 后"的医务工作者，作为抗击新冠病毒感染疫情先进个人代表之一成为全市宣传的典型，鼓励了越来越多的医务青年作为担当。仁济青年们面对一场场严峻的"大考"，始终义无反顾地坚守在各自的岗位上，定点医院、方舱医院、发热门诊、急诊一线……他们携手奋战，用实际行动践行着"仁术济世"精神，为了守护人民生命健康贡献自己的青春力量。

人才战略是医院腾飞的翅膀，医院文化氛围是吸引人才的重要因素。通过文化引育人才，培养人才，留住人才，营造成长文化氛围。强化和优化人才引育机制，精准靶向引才，营造人才脱颖而出的良好氛围，仁济为每一位满腹抱负的仁济人搭建了施展才华的舞台。

仁济医院注重示范引领，树立先进典型标杆。每年如期举行的"优秀仁济人"

评选活动是仁济人最期盼的重大盛事，声势浩大、精彩纷呈。

平凡中孕育卓越，微小中绽放光芒。"优秀仁济人"评选仅面向辛勤耕耘的一线职工，总决选活动宛如一场优秀仁济人的真人秀。有乘风破浪的姐姐，乘的是仁济风起云涌之后浪；也有追光逆行的哥哥，追的是先贤仁术济世之辉光。通过发掘"微光"汇聚能量，体现出医院对基层一线员工的肯定与关爱，使职工的个人发展始终与医院的高质量发展紧密相依。

此外，"仁心仁术医师""十佳工勤人员""窗口服务明星""美丽病区"等评选活动也如火如荼地开展。仁济医院通过丰富多样的形式着力发挥广大医务人员积极性，关心爱护一线医务人员身心健康，增强医务人员职业荣誉感，营造全社会尊医重卫的良好风气，全力打造有情感、有温度的医院。

在良好的氛围下，近年来仁济医院人才辈出，斩获"千人计划""青年千人计划""万人计划""长江学者"等一系列高层次人才奖项，同时也收获了许多如"上海工匠""中国好医生""医德之光""医德楷模"等高尚医德医风的光荣称号。

仁济的百年文化还从医院走向家庭，把"院风建设"和"家风建设"融合起来，走进每一位职工的内心深处。

医院妇工委在全院范围开展寻找仁济"最美家庭"活动，通过讲述"仁济最美家庭"故事，用榜样力量传递社会正能量，传承新时代家庭观，引导医务人员以更高的道德标准对待社会、对待工作、对待家庭。

仁济医院里不乏双双坚守在攻克医学难关上、坚守在医学救治上、坚守在防疫战线上的夫妻档，他们并肩携手，用大爱谱写着"伉俪之歌"。"90后"情侣、青年护士于景海、周玲亿是其中最特殊的一对。

在2020年抗疫形势最严峻的时刻，原定要举办婚礼的他们推迟了婚期，毅然双双奔赴武汉雷神山医院抗击新冠病毒感染疫情最前线。2月28日，武汉雷神山医院为他们举办了一场简单又温情的"战地婚礼"，弥补他们的遗憾。"因为祖国需要，因为我们是仁济人。""战地小夫妻"朴实而庄重的话语，道出了历代仁济人的心声。

每年暑假，仁济医院都有一项特色活动——仁济"蛙"，工会精心组织策划了仁济职工子女仁济医院一日旅行！仁济"蛙"们领略仁济西院老建筑里的历史与文化，不但了解了仁济老楼的灿烂历史，还参观了现代化的医疗装备，感受了智慧医疗给患者带来的便利。

观看手术转播、学习心肺复苏、参观实训中心、参观实验室和动物房、看望肝移植患儿……短短的一天时间，漫步在这所百年老院里，一位位仁济"蛙"领略了医学的无限魅力。然后，一颗颗励志像父母一样奉献医学事业的种子，正不知不觉地在仁济"蛙"的心中生根、发芽……

### （四）从院内到院外：传递公益力量

医院文化既是社会文化的重要组成部分，又是影响社会文化的核心阵地。为人民群众提供安全、适宜、优质、高效的医疗卫生服务的同时，仁济医院积极打造社会的医院、温情的医院，弘扬社会良好风气，传递公益力量。

仁济医院自建院伊始，便被百姓感激地称作"施医院"。为救治贫困患者，在建院初期，仁济未曾向患者收取任何医疗费用，给予所有病患免费诊治，这一善举持续了 60 余年。无论是遇到自然灾害，还是面临战火纷飞，仁济医院始终传承并发扬着仁术济世的核心价值观，坚持乐善好施，开展慈善救助，挽救了大批患者的生命。

多年来，仁济医院自觉地担当起自己的社会责任。2014 年 10 月启动"仁济慈善基金"，医院职工积极参与、慷慨解囊，自发地捐赠来帮助贫困患者、助医学事业发展，回报社会。仁济人用行动践行公益精神，弘扬医院传统。仁济的公益文化影响着全社会，以仁爱之心施天下，济世之术泽万家。"芯肝宝贝"专项基金由中芯国际于 2013 年 4 月成立。此后，基金会、企业和爱心人士纷纷捐资，10 年来，该项目捐赠善款总额近 4000 万元，救助了 725 名来自全国各地的贫困患儿。在仁济医院开展的儿童肝移植手术里，来自贫困地区的患儿占 70%，由各类基金会资助的手术达到 60%。

仁济医院里还有不少由医务人员自发组织的慈善基金。"翼然教育基金"由泌尿科黄翼然教授发起，自 2014 年 11 月上海交通大学医学院教育发展基金会正式成立后的第一笔、也是唯一一笔以个人名义捐赠的基金项目，帮助县一级医疗机构提高泌尿外科的诊疗水平。胸外科赵晓菁发起的"慈菁公益基金项目"，落实"健康扶贫"政策，积极探索利用民间慈善资本推动中国肺癌早筛早诊早治之路……公益惠民之路，仁济人医路同行。

在抗击新冠病毒感染疫情期间，由第一批援鄂医疗队队员、呼吸科查琼芳撰写的《查医生援鄂日记》，作为国内第一部援鄂医生亲历抗疫日记，翻译成 9 种语言版本，向世界传递中国抗疫经验和抗疫精神，被评为 2020 中宣部主题出版重点出版物。由医院风湿科李佳医生作词的抗疫公益歌曲《勇气》，被社会广为传唱。

作为新媒体时代的平台之一，仁济医院微信服务号关注人数近 180 万，仁济医院微信订阅号关注人数逾 110 万，多次荣获"上海市十大健康"微信公众号。开通"上海仁济医院"微信视频号，关注人数 2 万余人，发布视频 260 篇。在智慧医疗的建设过程中，"仁术济世"的公益事业被进一步放大，2022年通过互联网医院平台，组织了近40场线上义诊，2万名患者从中获益，足不出户就能获得仁济医院专家的咨询指导和送药到家服务。而这一善举在2023年通过互联网医院常设义诊模块，计划增加到100场次。

医院是患者的医院，医院更应该是社会的医院，优秀的医院文化应该为营造良好的社会氛围作出贡献，引领社会共同发展。

## 四、创新，迸发新时代医院文化力量

创新是引领发展的第一动力。高质量发展，即是创新成为第一动力的发展。正是这个"第一"，释放了高质量发展的创新活力。文化创新是永葆生命力和凝聚力的重要基础，上至一个民族、下到一家机构，以文化创新推动创新发展，是各类创新不竭的精神动力。

医院文化发展贵在"创新"。按照时代的新进步、新进展，对医院优秀文化的内涵加以补充、拓展、完善，增强其影响力和感召力。传承是创新的基础，创新才是传承的目的，通过全民参与推动文化创新，赋予文化建设新内涵，创新文化建设的形式，让医院历史文化焕发时代光芒，继续保持核心竞争力和生命力。

医院文化创新又进一步成就"创新文化"。先进的医院文化有随着时代及环境的变化而自我更新的强大再生能力，以无形的魅力推动并引导医院医务人员发挥创新潜能，积极探究医学未知的领域，用最先进的医疗技术、最高超的医疗技能对待每一位患者。通过文化创新形成崇尚创新的文化氛围，在医院上下弘扬创新文化，激发创新热情，增强创新活力，培育创新队伍，敢于创新、善于创新，让创新之火尽快形成燎原之势，凝聚创新发展"蓬勃力量"。

### （一）医学需要不断创新

医学需要不断创新，这是医学的本质所决定的。

纵观西医发展的历史长河，始终能够看见仁济人劈波斩浪、锐意进取的身影。仁济近180年历史，其实就是一部勇于探索、大胆创新的历史。从传教士William Lockhart在上海开设中国第一家西医诊所开始，时光锻造了仁济人"创新、求实"的深厚文化底蕴。

一代代仁济人不断地在攀登医学高峰的道路上披荆斩棘，奋勇向前，创造了许多"第一"和"唯一"，为中国医学发展作出了卓著的贡献。

在西医踏入中国土壤的伊始，仁济人便开始在外科手术、麻醉、传染病疫苗接种等领域成为领跑者。建院之初便在全国最早开展了氯仿麻醉下的外科手术，开创了外科消毒法，所有重大外科手术均在无菌环境下进行。

中华人民共和国成立后，仁济更是加快了领跑者的脚步，一大批优秀的仁济人在无比宽广的舞台，继续创下多个"中国第一"。各种创新性的医疗成果，都在不断展现着仁济人勇于探索、大胆创新的开拓精神。

仁济一个个第一的原动力，都是从治疗患者的需求出发，体现着仁术济世、患者至上的人文情怀。这种以济世救人为最大荣誉的使命感，在极为艰苦的条件下依然执着地把仁济推向医学领域的最前沿。

新的历史时期，仁济医院作为上海市卫健委公立医院高质量发展试点医院之一，进一步建立健全现代医院管理制度，强化体系创新、技术创新、模式创新和管理创新，推动发展方式从规模扩张转向提质增效，运行模式从粗放转向精细化管理，资源配置从注重物质要素转向更加注重人才技术，为打造公立医院高质量发展的"上海方案"贡献仁济的智慧和力量。

借助医疗科技创新，推进医院诊疗模式变革，仁济医院不断提升整体运营效率和诊疗质量，极大简化就医流程，千方百计提高床位使用效率，减少患者就医负担，使有限的医疗资源造福更多患者。早在 2005 年，仁济医院在泌尿外科试点开展日间手术，是我国最早进行日间手术的实践单位之一，创建了日间手术的"仁济标准"管理模式。住院时间缩短对医疗的各个环节提出了更高要求。以"日间医疗"为抓手，仁济医院积极推动医院效率提升，不断优化流程和改进服务模式，制订准入、评估标准和应急预案，确保日间医疗的质量和安全。仁济医院在国内首创建立日间病房床位自动分配系统，真正意义上将日间医疗病房床位变成"公共平台"，成为日间医疗管理模式中的一大亮点。目前，医院日间医疗规模保持全市第一、全国领先，是日间医疗示范性创新医院。

仁济医院以优势学科为引领，积极推动医学技术的创新发展。仁济肝脏外科肝移植手术数量连续 11 年居全国首位，单中心儿童肝移植实施例数连续 10 年居世界首位。2022 年 11 月，仁济医院院长夏强带领的仁济医院肝脏外科在韩国首尔召开的国际活体肝移植学会年度学术大会上为一名患胆道闭锁症的 1 岁男孩进行了儿童肝移植手术，作为大会唯一受邀手术直播的团队，向世界展示了中国活体肝移植手术的一流水平。作为上海市人类辅助生殖技术质量控制中心，仁济医院生殖中心最早开展辅助生殖技术临床及科研工作，目前开展涵盖所有不孕不育及优生优育的诊疗技术项目，临床妊娠率居国内领先水平，连续 5 年活产率、活产婴儿数稳居上海市第一。此外还作为上海市人类辅助生殖技术培训基地，承担了上海市各生殖中心新上岗人员的培训工作。2020 年 4 月，仁济医院成功开展首例居家血透（HHD）并稳步发展，宣告中国大陆尿毒症患者居家血透治疗实现了零的突破，填补了国内行业空白。

仁济医院见证了历史的沧桑变幻、亲历了上海的兴盛繁荣、引领了医学的发展进步，她始终充满着蓬勃的朝气与活力。

### （二）在创新中永葆初心

创新是为了什么？这是一直萦绕在仁济人脑海中的问题。

仁济的百年文化作为它的底色，为新时代仁济文化的创新提供了智慧和思想，让变迁和发展成为仁济人新时代创造新文化的出发点。"一切为了患者"，秉承着医学探索纯粹的初心，世代仁济人在追求创新的道路上勇往直前。

医学的创新需要体现对患者的责任。秉承着这份初心，在高质量发展的道路上，仁济医院这所百年老院始终坚持公益性导向，着力解决好人民群众急难愁盼的问题，创新医疗服务模式，以智慧化建设为手段，提升就医体验度，满足群众多层次、多样化的期待和需求。

早在"十一五""十二五"期间，仁济医院领导班子就认识到互联网技术对创新的影响，提出要重视移动互联网技术对医疗模式的冲击，"便携、可视、随时"的移动医疗在不久的将来可能会带来个人健康管理的一场革命。"十三五"期间仁济医院加大投入力度，在多院区互联互通、患者便捷服务等多个维度，积极推动医院信息化、智慧化发展。

"十四五"发展规划中，仁济医院对标上海未来城市发展重点，大力推进医院的数字化转型，并由此成立"智慧医疗发展处"。以建立国内一流创新型、研究型、智慧型、国际化医学中心，亚洲一流医学中心标杆医院之一为发展目标，通过 5G、大数据、人工智能、物联网的新技术赋能，重点推进"三位一体"的智慧医院建设，聚焦智慧医疗、智慧服务、智慧管理，彻底转变"以治病为中心"为"以人民健康为中心"，把健康理念融入医院转型升级和高质量发展策略。

长期以来，"看病难"一直是百姓关注的热点和难点问题。怎么改？改哪里？仁济医院倡导一种"体验文化"——"脱下白大褂，当一回患者，看一回病，你就能知道群众看病就医的难点和症结点在哪，问题也就找到了。"就是带着这样"设身处地、为民思考"的常思常新意识，仁济医院在智慧医院建设的创新道路上，找准"靶点"，精准"攻坚"。

近年来，仁济医院聚焦数字赋能，充分利用"互联网＋"创新服务模式，重点推进互联网医院建设。2020 年 3 月，仁济医院互联网医院上线，成为上海首批获牌照运营的公立互联网医院。

仁济医院互联网医院始终以"人民至上"为建设宗旨，立足百姓需求，聚焦患者体验，通过智慧赋能，提升医疗服务可及，全方位解决人民群众看病就医痛点、堵点、难点问题。

根据国家加强智慧医院建设、上海全面推进城市数字化转型要求和医院"十四五"发展规划，仁济医院于2021年9月成立互联网医院工作专班，实现提级管理，由院长夏强亲自挂帅，智慧医疗发展处作为主管部门牵头，联合相关职能部门及临床科室，开启仁济医院互联网医院2.0建设，打造以互联网医院为核心的线上线下联动、门诊住院联动、术前术后联动的一体化智慧医疗和服务平台，互联网医院建设由此迈入提质增速的快车道。

目前仁济医院互联网医院已发展为48个学科，1 000余名医生注册执业的综合型线上执业平台，其中副高以上职称医师占比超过40%，累计诊疗服务量居上海市级医院首位，功能包括为患者提供线上咨询、复诊和送药到家等服务，以及在线预约心电图、超声、CT、磁共振等。从预约到挂号、就诊、付费、取药……只需要一部手机，就可以完成就医流程，极大方便了患者就医。

2022年上海新冠疫情暴发期间，仁济医院互联网医院发挥了巨大的作用，着力解决社区封控下广大市民"就医难""配药难"，累计服务24余万人次，同比增长17倍。

通过多维度"自助排班"模式，让身处定点医院、方舱和封控在家的医生更灵活安排时间上线开诊，扩大医疗供给。应急上线多项功能，多举措提升诊疗功能，延伸患者线上复诊的可获得性和便利度。持续举办互联网医院特色主题义诊活动，进一步提高疫情期间优质医疗供给，满足市民就医需求。

多渠道缩短配送时间，开足马力送药到家。与浦东新区疫情防控指挥部民需回应组配送药小分队合作建立浦东药品分拣中央仓，联合上药、国药等企业，加速浦东地区36个街镇的药品配送；开发"取药码"，发挥仁济多院区优势，在浦东、浦西各开1个"药品自提专窗"，方便浦江两岸患者及志愿者取药；成立应急配送绿色通道和工作组，为断药患者提供应急配送。

2022年5月15日，时任上海市委书记李强同志视察互联网医院建设运行情况。李强书记肯定了仁济医院互联网医院在疫情期间发挥的作用，表示"云就医"助力疫情防控，减少市民在社会面上流动，让群众足不出户也能寻医问药。

在疫情防控"新十条"的政策背景下，仁济医院开设沪上首家互联网医院"发热门诊"，并先后开设"发热药物咨询门诊""中医抗病毒专病门诊""发热护理咨询门诊""发热营养咨询门诊"四大配套支持门诊，累计服务患者超1.5万人次（2022年12月9～31日），持续在线上为广大患者的健康保驾护航。

　　"多次交费、重复排队"是患者在就医过程最大的症结点，诊断、化验、治疗，每进行一个环节都要交一次费，每次交费都要排很长的队，一方面增加患者痛苦，甚至有可能耽误有利的诊疗时机；另一方面占用医院人力，浪费大量医院资源。针对这一问题，除了加大自助机等智能设备、开通诊间付费等多种举措方便患者外，作为首批改革试点医院，仁济医院率先试点医疗付费"一件事"，实现线上医保支付的完整场景，贯穿于"诊前–诊中–诊后"就医全流程，让患者就医付费更便捷。作为上海医疗电子票据首批试点单位之一，上海市首家全面启用住院、门诊、互联网三类医疗电子票据，实现医疗电子票据全覆盖。仁济医院《医院医疗付费"一件事"实施规范》获 2021 年"上海标准"标识认证，填补了相关标准空白，将上海经验广泛输出到全国各地。

　　针对"挂专家号难"这一长期以来百姓呼声强烈的民生痼疾，仁济医院创立了按需分配专家号的精准预约模式。通过按需分配专家号这一精准预约模式，仁济医院患者可以提前在手机端上传基本信息、检查报告等内容，经专家判断分析后，病情更紧急、疑难的患者可优先分配到专家号，得到及时收治。医院还开发了专家团队审核模式，严抓专家团队成员资质和审核时效性，确保专家号得到精准、高效分配。新模式下，仁济医院可以在患者挂号前为其分析病情并匹配对口专家，避免专家号浪费，充分体现分级诊疗体系中专家的功能定位。自 2020 年 12 月上线以来，截至 2022 年 10 月底，仁济医院已有 22 个临床科室 90 多位专家开通精准预约，受益患者近 5.5 万人。

　　创新的精神在仁济从未停歇，而创新的不懈动力源于"仁术济世"的初心。

**（三）数字时代更需要人文关怀**

　　在网络技术、人工智能飞速发展以及人口老龄化的大趋势下，"数字鸿沟"是很难填平的。不可否认，高科技、新技术层出不穷，智能化和数字化管理让我们的生活方式发生了巨大的改变，社会运转更加高效。但是，从某种程度上说，老年人所熟悉的生活习惯也被数字时代颠覆了。

　　从老年人身上，"数字文明"的推进状况显而易见。而在老年群体高频使用的医疗服务场景中，"数字文明"的建设与发展尤为重要。作为医院文化建设中举足轻重的一环，如何为这些老年群体兜底，把尊老的优良传统细化到医院管理和医疗服务的每个细节中，值得每一位医务工作者去思考。用医学的"人文属性"赋能，不断注入"人文力量"，让科技有温度，从而更好地实现人类与科技的和平共处，友好往来，并肩前行。

　　用科技助力老年人跨越数字鸿沟，这正是数字时代老年人能够享受的一种别样的人文关怀。"一键叫车"智慧屏、推广智能共享陪护床、重新设计规划院区整体导视系统……仁济医院积极推进"无障碍环境建设"，打造体现人文关爱就医服务新环境，改善就医体验，使老人体验到更便利的服务，让老年人平等、充分、便捷地参与和融入社会生活，共享经济社会发展成果。

在互联网医院"适老化"智慧服务上，仁济医院也下足了功夫。仁济医院互联网医院积极实现了跨院复诊，上线了大病医保结算，及时开发了"一老一小代配药"和"志愿者代配药"便民功能，延伸患者线上复诊的可获得性，扩大互联网医院受益人群，尤其是方便了更多老年患者及时在线上获得医疗资源。

在仁济医院东院门诊大厅一楼设有互联网医院线下体验中心。作为上海首个互联网医院线下配套综合服务设施，该中心集就诊体验、用户服务、学科及医生风采展示、智慧医疗成果发布等多功能于一体，不断完善服务功能，建立专职客服团队，为患者现场提供互联网医院就诊指导、分诊引导、绑卡服务等，同时强化适老化服务，与简易配药门诊设置在一起，进一步引导复诊配药患者，尤其是老年患者无障碍使用互联网医院获得医疗服务，让更多老年市民跨越"数字鸿沟"，让更多群众共享"数字红利"。

同时，互联网医院线下体验中心还持续发布智慧医院建设和便捷就医服务应用场景建设相关成果，展示互联网医院明星医生和优势学科风采，让患者直观感受"互联网＋医疗"带来的便捷，为更多患者带去便捷、安全、贴心的就医体验。

此外，仁济医院互联网医院的智慧配套服务还走出医院，"互联网医院云诊室"开进了养老院，让医院的"关爱文化"惠及更多百姓。

针对养老机构老年人日常用药、出院就诊不便等问题，仁济医院发挥作为大型综合性医院的技术优势，赋能养老服务领域的数字化转型和高质量发展，通过整合线上线下资源，推动优质医疗服务下沉，为住养老人提供便捷、规范、连续的医疗服务。

上海浦东新区的金桥新金杨养老院里张阿伯坐在"仁济医院互联网医院云诊室"的摄像头前，在养老院的医护人员陪诊下，通过仁济医院互联网医院平台，就可以与仁济医院的专家"面对面"。就诊结束后，药品很快地就通过第三方物流平台送到了张阿伯手中。

平日里还有不少仁济医院志愿者队伍走入养老院，帮助老人们学会使用互联网医院这一创新平台。此外，医院与养老院医护之间的良性互动也在持续开展，通过远程查房、远程带教，助力提升养老机构医养结合服务水平。

仁济医院致力打造具有上海特色的"互联网医院＋养老院"医养结合智慧医疗场景，成为医养结合高质量发展的标杆，增强老年人及其家庭的获得感、幸福感和安全感，惠及更多百姓。

仁济医院将人工智能等前沿科技也应用到助老服务中，在上海各大医院中首家落地"互联网医院智能客服"，着力打造医患交互新载体。

作为上海市"便捷就医服务"数字化转型 2.0 特色应用场景试点项目，仁济医院互联网医院智能客服通过人工智能自然语言处理等技术，提升互联网医院服务品质，助力互联网医院为患者提供安全、便捷的一站式线上复诊和配药服务，解决患者在使用互联网医院时可能存在的问题，缓解患者焦虑，优化患者就医体验，让更多的患者愿意尝试互联网医院这一智慧医疗平台，足不出户获得更高质量、更加便捷的线上医疗服务。

"找不到地方""下一步不知道怎么办"……只要动动手指，问题就迎刃而解了。"有问题，随时查""热门问题，快速查""模糊问题，智能查"，咨询就诊过程中遇到的问题，智能客服机器人将 7×24 小时在线回复，反馈准确率达 94%。

为了帮助智能客服不断优化，更好地服务于患者，仁济医院还专门组建了一个团队，将系统无法判断的问题及时转到后台，由团队讨论给出答案，反复对 AI 模型进行训练，进一步提升其能力。

此外，仁济医院还大力建设互联网 + 区块链 MyBaby 胚胎可视化交互系统，患者与胚胎培养系统实时交互，动态掌握信息、缓解焦虑，医生线上指导调整用药，疫情期间仁济医院生殖医学中心是上海市唯一从未暂停过诊疗的生殖中心；建设互联网 + 居家血液透析治疗交互系统，医生、专科护士与患者实时远程交互，可视化调控患者透析情况，提供线上咨询、下达医嘱配药，提高安全性和便捷性，疫情期间无接触式交互，实现血透不中断。

在保障医疗服务质量和安全基础上，仁济医院不断加强人文关怀，改善每位患者的就医体验，创造舒适便捷的就医环境。不能因为"大部分人都会"而想当然地忽略少数人的感受，数字时代下的人文关怀，是对"掉队者"们最好的尊重。

## （四）营造全民健康大氛围

近年来，人民群众对美好生活和高品质健康的多元化需求，为健康中国赋予了新的时代内涵。健康中国战略要求为人民群众提供全方位全周期的健康服务，延伸医疗服务的时间与空间。2022 年 9 月，中共中央办公厅、国务院办公厅印发的《关于新时代进一步加强科学技术普及工作的意见》指出，要求"科普服务创新发展的作用显著提升"，这也是我们实现中国梦的群众科学素养基石。

在科学普及与创新文化的重要性日益凸显的今天，营造良好的健康科普氛围，更好地为广大百姓提供高质量的健康科普知识已然成为医院文化建设的"新常态"。

科技创新和科学普及是实现创新发展的两翼。科学普及与科技创新同频共振，呼唤医务人员成为健康科普的主力军。着力培育创新文化生态环境，以加强科普能力和创新文化建设为重点，鼓励医务人员在日常诊疗中除了开具"药物处方"，更要开具"健康处方"，普及疾病防治知识和技能，推广文明健康生活方式，努力实现以治疗为中心向以健康为中心转变，帮助群众预防疾病、科学治疗，全面提升居民健康素养水平，推动构建新型的患者全生命周期健康管理体系，更好地服务人民的健康。

仁济医院注重推动科普工作的多元化投入、常态化发展，积极打造"科普创造营"，引入健康科普传播领域的媒体导师，通过"培训＋带教＋实践"的创新模式，培养了科普领域的"杰青"与"优青"。新冠疫情期间推出的《班主任来了》系列短视频，累计点击观看量超 10 万人次，精准而又简明地向百姓普及科学防疫知识，广获好评，同时也入选 2022 年上海市疫情防控健康科普"示范案例"。2020 年仁济医院推出了"科普嘉年华"首个医学科普品牌，并获得了 2021 年度上海市健康科普培育品牌项目。如今该活动已经成功举办 3 年，在"科普嘉年华"的舞台上，既活跃着仁济医院资深科普达人的身影，也不断地涌现出不少后起之秀的新面孔。仁术济世的情怀，在这一舞台也得到传承和发扬。

## 五、共享，拓展新时代医院文化生态

文化的自然发展形成文化生态，而文化生态又是文化赖以存在和发展的环境。"文化生态"这一概念，在 1955 年由美国人类学家朱利安·斯图尔德（Julian Steward）首次提出，并倡导成立专门的学科，旨在"解释那些具有不同地方特色的独特的文化形貌和模式的起源"。国内外众多学者在借鉴斯图尔德观点的基础上，对文化生态的内涵进行了较为全面深刻的探讨。

文化发展在继承上传播，在实践下创新，在交流中发展。文化多样性是历史上和当代世界的客观事实。在全球化趋势下的世界文化格局，新时代必将成为各国和各地区的文明和传统兼容并蓄、共同繁荣的时代。

文化的发展离不开不同文化之间的碰撞以及随之而来的融合。"为有源头活水来"，如果一种文化日趋封闭，缺少有创造的、不断吸收外来优秀文化的发展过程，其存在犹如一潭与外界没有接触的池水，一定会因缺少创新与活力而无法延续。当然，文化的发展亦不能完全抛弃内部传播的文化积淀作用而纯粹依靠外来文化。只有通过不同文化的相互碰撞与比较，文化才得以完成自身的新陈代谢，借着坚实的契机展翅翱翔。

党的二十大报告中提出"推进文化自信自强，铸就社会主义文化新辉煌"。在五千年来中国文化独立发展而又高度影响周边文化的基础上，以更高姿态、更大决心、更远追求提高中国文化影响力，是新时期赋予我们的新要求。

医院文化属于健康文化，是中国特色社会主义文化的重要组成部分。近年来，我国医药卫生事业取得了长足进展，人民健康水平得到了全面提高。各级各类医院的发展令人瞩目，不仅诊疗水平大幅提高、设施设备日新月异，医院文化建设也百花齐放、各具特色。新一轮医改启动十余年来，特别是党的十八大以来，我国公立医院文化建设呈现出蓬勃发展之势，迸发出前所未有的生机活力，成为激励干劲、引导发展的重要力量。

开放是发展的必由之路。医院文化发展需要构建一种开放的文化、共享的文化。"勤求古训，博采众方。"充分发挥中华优秀传统文化价值，为提高医院文化自信提供坚实基础，积极吸收借鉴世界优秀的医院文化和管理经验，为医院的高质量发展迸发更大的活力。

我们很高兴地看到，作为中国文化代表，中医药在国际社会上获得越来越多的认可，也期待在优秀的医院文化的引导和推动下，中国的医学技术在世界医学舞台上大放异彩，发出更多"中国声音"，创造更多"中国奇迹"，助力中国文化、中国医学在国际上传播，为人类健康事业不断作出新的更大的贡献。

### （一）全球视野是医院文化共享的基础

仁济这所百年老院血脉中流淌着国际交流、文化融合的基因。据历史资料，仁济医院在东西方医学交流中起到了举足轻重的作用，建院伊始仁济医院不仅将西医学引入中国，也将中国的中医药推向世界，推动了世界医学的共同发展。

仁济医院有着与上海开放合作和海纳百川的共同气质。仁济发展历程中，一批批具有国际医学背景的医学大师们始终积极面对每一次变革与机遇，努力实现与全球医学技术的发展保持着"同频共振"，为中国的医学事业发展作出了巨大贡献。

近年来，仁济医院更是放眼全球，紧扣时代脉搏，秉承"建设亚洲一流的医学中心"的办院宗旨，注重医院的国际化发展，与加拿大、美国、法国、比利时、英国、瑞士、挪威、澳大利亚等近10个国家的20多所医学院校建立全方位合作关系，提高医院的国际化视野和对标国际的诊疗水平。仁济医院在医、教、研、管、学科、人才的国际化发展方面取得了优异成绩，为医院文化走出去奠定了基础。

在仁济文化的传承中，强调"终身学习"，认为"有好医生才有好医院"。为了坚持对医学的追求，出国学习先进的医学理念和操作技能并应用于临床，一代代仁济人走在了全国医学的前列。近年来，医院打造具有国际视野和竞争力的人才队伍，相继推出《仁济医院公派出国留学计划》和《仁济医院专项技术人才培养计划》等一系列政策。制订完善"青年医师全周期培养计划"，有效衔接青年医师国际化培养与住院医师及专科医师规范化培训。

一批批带着仁济文化烙印的优秀青年走出去，将仁济百年文化底蕴传播至世界的各个角落；一批批德才兼备的优秀医学人才学成归来，积极投入医院的建设中，推进前沿新技术临床应用，抢占医疗技术高地，加强国际医疗服务与协作，频频在各类国际大会上发出"中国声音""仁济声音"。

位于山东中路上的仁济西院毗邻热闹的南京东路。就在这个古老的院区里，多个重点研究所"大隐隐于市"。就是在这里，成就了无数的医学成果，攻克了许多医学难题。

仁济医院"王牌学科"之一的风湿科，是国家临床重点专科、上海市重点学科，拥有中国风湿病学奠基人之一、被国际同行誉为"中国的狼疮之父"、美国风湿病学院大师、亚太风湿病学联盟主席、"风湿病学大师"陈顺乐教授等众多国内外知名专家学者，拥有上海市风湿病临床医学中心、上海市风湿病临床质控中心、上海市风湿疾病研究所、上海市风湿与免疫疾病临床医学研究中心等多个优质的临床和科研平台。

新时代，聚焦新发展。依托仁济医院自身学科优势，秉承仁济人"创新、务实"的精神，仁济风湿科与澳大利亚国立大学约翰科廷医学研究院成立了中澳个体化免疫学联合研究中心，致力于增强免疫疾病的疗效和提高患者的生活质量。运用个体医学及精准医学的理念，采用新一代全基因组外显子测序等遗传学手段，积极探索具有潜在致病性的基因罕见突变，快速鉴定突变基因和疾病的因果关系，成功实现了"人－动物模型－精准治疗"的良性循环，建立了独特的研究体系。通过中澳双方的共同合作，已在 *Nature* 等顶级杂志上发表多篇高影响力文章，为人类攻克免疫疾病提供了重要理论支撑。

在上海着力打造卓越的全球城市、五个中心和亚洲医学中心城市的背景下，为提升与国际接轨的医疗服务水平，满足商保和外籍患者多元化就医需求，仁济医院大力推动国际化发展战略，以建设亚洲一流医学中心标杆医院为目标，大力建立与城市定位相匹配的国际医疗服务支持系统，不断探索国际医疗服务构建的新路径、新方法，推进涉外医疗从无到有，开创上海诸多先河。

2016 年 1 月，仁济医院创立上海首家纯公立医院框架下的国际医疗，持续开拓创新提升涉外医疗服务能级。建立中澳神经认知中心、中加心理科国际联合诊疗工作室等国际联合远程诊疗中心。建立并完善外籍临床医师在仁济医院执业注册和诊疗配套规范化制度和流程，逐步形成规范化管理体系，形成良好的涉外医疗服务氛围。与全球知名商业保险公司建立直付业务并快速衔接涉外住院医疗和手术等全流程服务。服务外籍还涵盖全球五大洲超过 40 个国家和地区，先后为瑞士、挪威、俄罗斯、马来西亚、澳大利亚、新西兰、埃塞俄比亚和哥斯达黎加等多国总领事和官员提供医疗服务，并作为历次中国进口博览会重要外宾的医疗保障单位。新冠疫情期间，仁济医院国际医疗无间断提供涉外医疗服务，并首家提供双语发热门诊和核酸检测服务。

作为全国首家国际医疗平台连续三年通过全球知名的国际第三方认证、评估及风险管理 DNV 国际认证，搭建了适合中国公立医院框架下的涉外医疗质量和安全组织架构、制度流程、评估方法和持续改进措施，使国际门诊的医疗质量和安全规范成为中国涉外医疗服务质量标杆，进一步提高了大型多院区公立医院多元化服务品质和就医体验。

开发拥有自主知识产权的仁济医院涉外医疗服务综合信息管理互联网平台，采用中英文双语互动医疗系统，将健康管理理念贯穿始终，极大提升客户线上线下的完整就医新体验，满足多元化健康需求，成为探索公立医院"互联网+"医疗和商业医疗保险相融合的医疗新模式，为上海市涉外医疗卫生水平的提高注入新的活力。

中外合作办学是促进高等教育国际化的重要手段，也是培养国际视野和竞争力的有效办学方式。仁济医院一直以严谨的教学氛围和传统的英语教学著称。仁济医院自 2014 年以来全力建设上海 – 渥太华联合医学院，成为临床本科教育领域教育部唯一获批的中外合作办学项目。紧紧围绕国家对一流医学院校医学教育国际化改革和培养具有国际竞争力医学人才的要求，建立了符合国际先进教学理念和教学手段的临床医学本科"1+4"国际化人才培养模式，为培养出视野广阔、具有跨文化诊治能力和国际竞争能力的医学生而努力，同时也为医学教育发展培养了一批优秀的国际化的师资，并以此推动临床新技术与临床科研与国际先进水平同质化发展。2019 年 1 月，中法外科学院正式落户仁济医院，涵盖 13 个外科专业，是全国首家针对外科领域的国际化职后教育学院。学院面向全球开放外科专业培训，为医院国际化发展搭建了全新的平台，也为更宽广领域和更高层次的合作交流奠定了基础。

在仁济，"国际文化日"是一项深受广大职工喜爱的文化特色品牌活动。通过与各国驻沪领馆的良好交流互动，先后共同举办了"中澳国际文化交流日""中挪国际文化交流日"等多场形式多样的文化活动交流，将国际创新文化和创新理念"引进来"，提升职工跨文化服务意识，自觉地内化到日常的医疗护理服务工作中，同时也为仁济文化"走出去"搭建了一座桥梁。

### （二）文化自信成就医院文化"引进来"

坚持文化自觉，增强文化自信，是医院可持续、高质量发展不可或缺的软实力。

仁济百年文化孕育了"虚怀若谷、海纳百川"的气度与胸怀，在保持充足的文化自信的同时，接纳着东西方形形色色的先进文化。放眼全球、关注现实，紧扣时代脉搏，广泛引进和吸纳世界各国的优秀人才。

正是源于仁济医院的文化自觉与文化自信，为国际化人才的落地生根形成了良好的氛围，先后吸引了一大批优秀的海内外医学专家来仁济医院工作，并确保他们的才能在这种文化中得以尽情地展示。

近年来，仁济医院陆续迎来了 5 位院士，并精准引进"千人计划（外专千人）"、"青年千人计划"等海外高层次人才。重量级学者的加盟，大力推进了仁济医院新一轮的人才引进、理论创新和临床研究。

"天下英才，近悦远来。"2018 年 10 月，世界顶级生殖医学专家史蒂文・罗伯特・林德海姆（Steven Robert Lindheim）教授正式入职生殖医学中心，成为首位全职在仁济医院工作的外籍医生。"久闻仁济生殖医学中心在中国乃至世界生殖医学界的美誉，这次能有机会加盟，全身心投入临床医疗与科研工作，与中国优秀的生殖医生共同合作交流，感到非常高兴和荣幸。希望能和中国同事一起为中国的患者带来更好的治疗选择。"

"这里有世界上最好的医疗环境，特别是与高水平的中国医生合作，在临床科研、临床基础上，做一些国际生殖医学领域前瞻性研究，这些特别吸引我。"Lindheim 教授是美国生殖医学会副主席，多次被当地媒体誉为美国生殖医学的"顶级医生"称号，在生殖医学界享有很高的声誉。这样一位国际顶级医学专家的加盟，体现了仁济医院在人类辅助生殖技术领域的实力，同时也能让广大仁济医护职工获得国际最先进的诊疗理念和技术，让中国患者切实获益。

除了 Lindheim 教授，还有 7 位分别来自美国、德国、意大利、法国、加拿大等国家的外籍医生先后在仁济医院落户生根。在仁济，中外医师共同携手，为上海、全国乃至全球患者提供优质健康服务已经成为新常态。

新冠病毒感染疫情暴发后，出于对上海这座城市以及百年仁济文化的深深的信任和喜爱，全球妇科宫腔镜领域顶级专家、仁济医院中欧 LIFE 宫内疾病诊疗中心主任朱塞佩・比加蒂（Giuseppe Bigatti）依旧坚定地选择留在上海。他 2019 年 4 月全职加盟仁济，把国际最先进的医疗技术水平和理念带到上海。他在临床实践中研发的 IBS 宫腔镜操作系统（Intrauterine Bigatti Shaver）和刨削技术（shaver technique）是目前世界上公认的最安全、最精准、最快速的宫腔镜治疗方法，这一技术的引入为提高国内宫腔疾病诊疗流程的标准化水平作出了贡献。

仁济医院以深厚的文化底蕴、特有的魅力为世界各地的医学专家打开了一扇了解中国、体验中国的窗口，为中国与世界搭建起一座交流的桥梁。优秀的医院文化，在以共同的价值观凝聚医院人心的同时，也形成了独特的吸引力。随着医院国际化进程的进一步加快，仁济医院持续"筑巢引凤"，促进中外文化融合，打造人才蓄水池，引领学科新一轮发展。

### （三）推动优秀医院文化走向世界

大力推动全球医学创新协作，不仅要为中国人民谋幸福，也要为全人类健康事业作贡献，推动共建人类命运共同体。以更加开放的态度加强国际交流，积极参与全球医学创新合作，共同推进基础研究，推动科技成果转化，更好增进人类福祉。

仁济医院积极响应国家"一带一路"倡议和上海建设亚洲医学中心城市规划，筹建上海首家公立医院海外代表处，凝练学科优势输出中国医疗服务品牌。凝聚学科优势、以儿童活体肝移植技术为试点，将上海比肩国际水平的一流医学技术向亚洲地区辐射，造福更多国际患者。

仁济医院肝脏外科自建科以来，一直以来秉承"工匠精神"，不断攻克技术难关。仁济肝移植已连续 10 年保持儿童肝移植年手术量全球第一，成为目前全球最大的儿童肝移植中心。截至目前，仁济医院已经完成近 3100 例儿童肝移植，术后 5 年生存率达到 92%，处于国际领先水平。

早在 2014 年，在马来西亚驻华大使馆和商会，以及相关慈善基金的支持下，仁济医院与全球知名、马来西亚历史最悠久的学府马来亚大学医学中心（University Malaya Medical Centre，UMMC）共同开展活体肝移植患儿的救治，并在此基础上建立了一套较为完善的境外患者赴上海公立医院就诊和手术的管理和服务流程规范。目前已有 41 余位马来西亚患儿飞赴上海，在仁济医院实施儿童肝移植手术并获得成功。

"授人与鱼，不如授人与渔。"2019 年 4 月，仁济医院与 UMMC 共同开展儿童活体肝移植技术国际培训项目，为马来西亚培养该国历史上首批儿童肝移植手术的相关医疗人员，接受马方赴上海仁济医院培训的人员包括肝脏外科、麻醉科和重症医学科的医生和护士。在上海完成带教培训后，仁济医院夏强教授又率领肝移植团队赴马来西亚吉隆坡，联合 UMMC 专家成功完成了马来西亚历史上首次共 2 例儿童活体肝移植手术。仁济肝移植团队已指导 UMMC 完成 5 例儿童活体肝移植手术，患者和各自的供体父母恢复良好。仁济医院与马来西亚合作的儿童肝移植项目将中国的优势医疗技术无偿传授，弥补了马来西亚在该领域的技术空白，造福当地患者，增进了两国人民友谊，是响应"一带一路"倡议的具体探索，是上海建设亚洲医学中心城市的具体体现，也是中国树立医疗服务品牌的经典故事。

在新冠疫情期间，仁济医院通过互联网医院和远程医疗的亚太儿童终末期肝病云诊疗平台，远程指导 14 例马来西亚儿童肝移植手术，开展了 3 次多学科 MDT 讨论疑难病例。通过线上线下一体化的全生命周期患者管理，将国际一流医学技术向"一带一路"地区辐射。

通过探索总结与马来西亚合作基础，努力辐射更多的东南亚以及"一带一路"倡议参与国家，与当地医疗机构开展多层次的合作和交流，仁济医院于 2019 年 12 月筹建上海首家公立医院海外代表处（亚洲事业部及马来西亚代表处），选址于马来西亚首都吉隆坡。与马来西亚马来亚大学医学中心以及同善医院等共同合作，搭建以马来西亚为起点，以菲律宾、印度尼西亚、泰国、缅甸和斯里兰卡等东南亚国家为目标的仁济医院"一带一路"海外国际医疗拓展布局，进一步输出中国智慧、中国品牌。仁济"走出去"在输出仁济优质医疗服务的同时，展现了中国医疗的能力，输出了中国医院的文化品牌，"工匠精神""艰苦创业""大爱无疆""医者胸怀""无私奉献"……

站在新时代的起点，医院文化发展将始终以党的二十大精神为指导，在坚持和发展中国特色社会主义的历史进程中，共同谱写文化助力医院高质量发展新篇章，为推动健康中国、文化强国建设添砖加瓦，为解决人类面临的共同的健康问题提供更多更好的中国智慧、中国方案、中国力量，为人类健康与发展崇高事业作出新的更大的贡献！

（撰稿：王春鸣、周　莹　　审核人：夏　强）

# 参考文献

［1］ Adriana van B, Dona F. Does a hospital culture influence adherence to infection prevention and control and rates of healthcare associated infection? A literature review[J]. Journal of Infection Prevention, 2019, 20(1): 5-17.

［2］ Cheng SH, Yang MC, Chiang TL. Patient satisfaction with and recommendation of a hospital: effects of interpersonal and technical aspects of hospital care[J]. Int J Qual Health Care, 2003, 15(4): 345-355.

［3］ De Bono S, Heling G, Borg M A. Organizational culture and its implications for infection prevention and control in healthcare institutions[J]. Journal of Hospital Infection, 2014, 86(1): 1-6.

［4］ Elleuch A. Patient satisfaction in Japan[J]. Int J Health Care Qual Assur, 2008, 21(7): 692-705.

［5］ GrcenwaldB. L&J. Cromwell&W. Adamach quality and community[J]. Health Affirs, 2006, 2.

［6］ Hu Y H, Wang C Y, Huang M S, et al. Analysis of the causes of surgery-related medical disputes in Taiwan: Need? for acute care surgeons to improve quality of care[J]. Journal of the Chinese Medical Association, 2016, 79(11): 609-613.

［7］ Jing C, Qiuxia Y, Rui Z, et al. Effect of hospital culture on professional attitudes and behaviours of Chinese clinical physicians: a cross-sectional investigation[J]. The Lancet, 2017, 390: S82.

［8］ Larson PJ, Ferketich SL. Patients "satisfaction with nurses" caring during hospitalization[J]. West J Nurs Res, 1993, 15(6): 690-707.

［9］ Lytle B L, Fraulo E S, Neelon B H, et al. What aspects of hospital culture influence quality?[J].

［10］ Mannion R, Smith J. Hospital culture and clinical performance: where next?[J]. BMJ Quality & Safety, 2018, 27(3): 179-181.

［11］ Misty N, Cynthia P, Teresa R, et al. Changing job satisfaction, absenteeism, and healthcare claims costs in a hospital culture[J]. Global Advances in Health and Medicine.

［12］ Pascale A M S, Ruud H. Annemie V. Does lean management improve patient safety culture? An extensive evaluation of safety culture in a radiotherapy institute[J]. European Journal of Oncology Nursing, 2015, 19(1): 29-37.

［13］ Renee S K. Rethinking how to measure organizational culture in the hospital setting[J]. Evaluation & the Health Professions, 1995, 18(2): 166-186.

［14］ Steinman M, Morbeck R, Albaladejo, et al. Impact of telemedicine in hospital culture and its consequences on quality of care and safety[J]. Einstein (Sao Paulo, Brazil), 2015, 13(4): 580-

586.

［15］白莎琳, 马敏, 杨舒玲, 等. 北京某医院文化建设引领医院高质量发展实践与思考[J]. 中国医院, 2021, 25(8): 62-64.

［16］蔡秉良, 李卫平. 基石——仁济精神的演绎与传承[M]. 上海: 今日出版社, 2015.

［17］车文博. 人本主义心理学[M]. 杭州: 浙江教育出版社, 2003.

［18］陈培霆, 刘虹. 身体关怀:医学关怀的终极使命[J]. 医学与哲学, 2020, 41(9): 1-4, 79.

［19］陈佩, 范关荣. 上海第一家西医医院的百年故事——仁术济世[M]. 上海: 复旦大学出版社, 2010.

［20］陈起坤, 颜楚荣, 陈卓琦, 等. 新形势下我国医院文化建设的战略思考 [J]. 中国卫生事业管理, 2014, (1):17-20.

［21］陈晓辉. 习近平新时代中国特色社会主义思想的价值旨向[J]. 奋斗 , 2018, (7): 51-52.

［22］陈宇, 王小合, 陈雅静, 等. 医疗服务患者满意度研究进展及问题思考[J]. 中国卫生事业管理, 2015, 32(2): 105-107.

［23］陈元桥. 如何认识和理解 "社会责任" [J]. WTO经济导刊, 2008(12):78-79.

［24］仇洁, 蒋卫. 医院文化建设对一线员工工作绩效的影响[J]. 解放军医院管理杂志, 2020, 27(3): 279-281.

［25］戴月珍, 李琼, 王蕾, 等. 常态化疫情防控形势下公立医院文化建设挑战与对策[J]. 中国医院, 2021, 25(6): 59-61.

［26］樊子暄, 郝晋, 顾铨昕, 等. 我国136所三级公立医院门诊患者就诊体验满意分析 [J]. 中华医院管理杂志, 2021, 37(6): 460-464.

［27］范瑞平. 当代儒家生命伦理学 [M]. 北京: 北京大学出版社, 2011.

［28］范文超, 桑秋菊, 沈定华. 从 "梅奥" 精髓探讨医院文化[J]. 临床合理用药杂志, 2012, 5(28): 179-180.

［29］弗雷德里克赫茨伯格. 赫茨伯格的双因素理论[M]. 张湛, 译. 北京: 中国人民人学出版社, 2009: 62-65.

［30］高金声. 医院的魅力——医院文化二十年[M]. 北京: 中国协和医科大学出版社, 2011.

［31］龚致富, 佟朋员. 医院文化建设的现实困境与突破路径[J]. 中国医学伦理学, 2019, 32(3): 384-387.

［32］官春燕, 刘义兰. 患者人文关怀满意度的研究现状[J]. 护理学杂志, 2015, 30(22): 106-108.

［33］郭锦心, 王宏伟. 浅论医院管理中人文关怀建设[J]. 中国医学创新, 2011, 8(32): 113-114.

［34］国家卫生和计划生育委员会. 2015中国卫生和计划生育统计年鉴[M]. 北京: 中国协和医科大学出版社, 2015.

［35］国家卫生健康委员会规划发展与信息化司. 2020年我国卫生健康事业发展统计公报[EB/OL]. 2021-07-13. http://www. nhc. gov. cn/guihuaxxs/s10743/202107/af8a9c98453c4d9593e07895ae0493c8. shtml.

［36］国务院办公厅. 国务院办公厅关于推动公立医院高质量发展的意见[EB/OL]. http://www. gov. cn/zhengce/content/2021-06/04/content_5615473. htm. [2021-06-04].

［37］韩鹏, 陈校云, 张铁山, 等. 医学人文关怀在我院3个科室应用效果的评价[J]. 中华医院管理杂志, 2014, 30(4): 310-313.

［38］郝晋, 樊子暄, 张玉, 等. 我国136所三级公立医院住院患者就医体验满意度分析[J]. 中华医

院管理杂志, 2021, 37(6)：465-469.

［39］郝黎, 张忠林, 韩雪, 等. 医院文化在应对新冠病毒感染疫情中的作用[J]. 现代医院, 2021, 21(1): 28-30.

［40］黄秋, 张鑫, 韦海妮, 等. 医学人文进临床的实践探究[J]. 现代医院管理, 2017, 15(2): 69-71.

［41］黄杨子. 仁济医院：“头雁”创造引才聚才强磁场[N]. 解放日报, 2021-12-8(1).

［42］江芳萍, 程灶火, 张国富, 等. 8家公立医院不同年龄层次医务人员对医院文化建设认知的调查[J]. 江苏卫生事业管理, 2011, 22(5): 74-75.

［43］江其玫, 赵洋洋, 汪丹梅. 我国医院文化演化路径与文化建设策略探索[J]. 中国医院, 2022, 26(3): 51-53.

［44］江婷. 新医改视阈下的医德研究［D］. 南华大学, 2012.

［45］姜安丽. 护理理论[M]. 北京：人民卫生出版社, 2009: 226-242.

［46］姜荔雯. 新时代医务工作者职业道德教育研究［D］. 上海师范大学. 硕士电子期刊出版信息：2021年第07期 网络出版时间：2021-06-16——2021-07-15.

［47］姜天俊, 赵玉荣, 楚文剑, 等. 患者对医院满意度的调查与思考--谈医院的人文关怀[J]. 医学与哲学, 2003, 24 (5): 61-62.

［48］郎景和. 人文关怀是医学的本源[J]. 协和医学杂志, 2018, 9(5): 479-480.

［49］雷学举. 医学院校学生医德教育问题及对策研究［D］. 重庆：西南大学, 2009.

［50］李涛, 张轩, 杨思琪, 等. 我国三级公立医院医生薪酬及满意率现状和趋势分析[J]. 中华医院管理杂志, 2021, 37(6): 483-487.

［51］李小妹, 何贵荣, 顾炜. 关怀与护理专业[J]. 国外医学: 护理学分册, 2001, 20(11): 498-501.

［52］李小珍, 李继清, 韦挥德, 等. 国内公立医院门诊医学人文关怀和服务的实践现状与展望[J]. 中国医学人文, 2021, 7(6): 50-53.

［53］李泽平. 现代医院文化管理[M]. 北京: 人民军医出版社, 2004.

［54］刘朝晖, 林志煌, 儒家文化融入医德培育的价值彰显与实践路径探究, 理论前沿第12期。

［55］刘福元. 浅析“希波克拉底誓词”对医生职业道德的规范[J]. 法制与经济(下旬), 2013, (3): 98-99, 101.

［56］刘甘霖, 试论新时代中国医德规范, 中国医学伦理学. 2020,33(06).

［57］刘航江, 田言, 刘万利, 等. 三级医院文化认同感对员工满意度的影响差异分析[J]. 现代医院, 2021, 21(9): 1335-1340.

［58］刘远立, 孙静, 胡广宇, 等. 全国改善医疗服务第三方评估调查[J]. 中华医院管理杂志, 2016, 32(6):404-409.

［59］刘月树, 论作为“德性”的医学职业道德, 中国医学伦理学, 2005年10月第18卷第5期总第103期.

［60］麻晓晶, 儒道思想与中国传统医学伦理, 山东工业大学学报(社会科学版). 2000(06).

［61］潘新丽, 中国传统医德思想研究, 南开大学, 博士电子期刊出版信息：年期：2011年第07, 期网络出版时间：2011-06-16——2011-07-15.

［62］澎湃. 绘就文化地标, 讲述仁济故事——《仁济医院文化地图》举行首发仪式[EB/OL]. https://m. thepaper. cn/baijiahao_11852841. [2023-3-23].

［63］澎湃. 仁济精神再讨论 | 黄翼然: 使命、愿景和价值观是学科发展的基石[EB/OL]. https://m.

thepaper. cn/baijiahao_5225949. [2023-3-23].

［64］澎湃. 仁济精神再讨论｜江基尧: 救死扶伤, 精益求精[EB/OL]. https://m. thepaper. cn/baijiahao_5250377. [2023-3-23].

［65］澎湃. 修志问道, 以启未来!《上海市级专志仁济医院志》编纂工作总结表彰会成功举行[EB/OL]. https://m. thepaper. cn/baijiahao_5489763. [2023-3-23].

［66］任建兵, 姚丽娟, 王小乐. 创新医院人文建设促进医患关系和谐[J]. 医药前沿, 2016, 6(32): 372-373.

［67］任丽明, 郑普生. 从患者需求视角谈和谐医患关系的构建[J]. 中国医学伦理学, 2014, 27(3):385-387.

［68］上观. 推出科普界的"杰青""优青"! 仁济医院解锁孵化科普人才新方式[EB/OL]. https://export. shobserver. com/baijiahao/html/561034. html. [2023-3-23].

［69］上海交通大学医学院附属仁济医院. 2022全国医院互联网影响力指数发布, 仁济医院七大科室名列前茅[EB/OL]. https://mp. weixin. qq. com/s?__biz=MzA4MTYwNjcwMw==&mid=2652776586&idx=1&sn=2dc9aca9e8e5fac8d76edc29b1513d9a&chksm=8478e9cab30f60dcb2f3d3e42dc49ebcbc6d19dabb7d43e5f854b0d2871167f8dec8f31c4afd&scene=27. [2023-3-23].

［70］上海交通大学医学院附属仁济医院. 媒体聚焦｜《新华社》: 有医说医｜"济世仁术"是怎样炼成的? ——看仁济医院如何对标国际一流[EB/OL]. https://mp. weixin. qq. com/s?__biz=MzA4MTYwNjcwMw==&mid=2652776536&idx=1&sn=8cd370391e3b0a128aba418eb9de5f86&chksm=8478e918b30f600eb0d82e5067a9f5d31a143adb5760223bf4654189b3bc5f424adda4f8fb17&scene=27. [2023-3-23].

［71］上海交通大学医学院附属仁济医院. 仁济医院院史馆征集藏品, 期待您的鼎力相助! [EB/OL]. https://mp. weixin. qq. com/s?__biz=MzA4MTYwNjcwMw==&mid=2652784825&idx=2&sn=787f1846f3dcbdfbb33b07438dd51267&chksm=5b3ef79b7f4bb1745c30ea5ad74500f073e7ff3aafc9f8e712d2c695536e6f742279f0f68225&scene=27. [2023-3-23].

［72］上海市地方志编纂委员会. 上海市级专志仁济医院志[M]. 上海: 上海科学技术文献出版社, 2019.

［73］申坤. 国家卫健委"进一步改善医疗服务行动计划"连续开展6年第三方评估结果出炉[EB/OL]. 央广网, 2021-7-24. https://www. cn-healthcare. com/article/20210725/content-557747. html.

［74］申曙光, 马颖颖. 新时代健康中国战略论纲[J]. 改革, 2018(4): 17-28.

［75］沈红学. 人文精神与医患和谐[J]. 中国美容医学, 2010, 19(4): 311.

［76］史敏, 李倩, 胡晓佳, 等. 后疫情时代构建医患命运共同体的思考[J]. 中国医学伦理学, 2021, 34(9):1194-1197.

［77］宋萌枝. 现代医院文化构成两要素探讨[J]. 现代营销, 2012(8): 178-179.

［78］孙思邈. 备急千金要方[M]. 焦振廉, 胡玲, 校注. 北京: 中国医药科技出版社, 2011: 1.

［79］唐财兴, 康贤妹. 医学人文精神与和谐医患关系的构建[J]. 中国医学人文, 2021, 7(4): 18-20.

［80］唐维兵. 加速康复外科与医学人文关怀[J]. 医学与哲学, 2020, 41(18): 46-49.

［81］王福洁, 王小合, 张靖, 等. 杭州市公立医院"最多跑一次"改革与实践[J]. 中国医院管理, 2020, 40(5): 21-24.

［82］王夏强, 张建英. 浅析陈实功"五戒十要"传统医德思想［J］.中国医学伦理学, 2021,

34(05).

[83] 王向东. 基于中国50佳医院的网站医院文化调查报告[J]. 中国医院, 2012, 16(7): 40-42.

[84] 王彧, 尹梅. 关怀医生:论医学人文关怀的全面性[J]. 医学与哲学, 2013, 34(10A):35-37.

[85] 文汇. 上海滩最早西医医院: 不仅引进了西医, 中医也经这里飘扬过海走向世界[EB/OL]. https://www. whb. cn/zhuzhan/yiliao/20180507/197276. html. [2023-3-23].

[86] 文汇. 中法医学教育新成果: "中法外科学院"落户仁济医院, 向全球开放外科专业培训 [EB/OL]. https://wenhui. whb. cn/third/baidu/201901/28/238903. html. [2023-3-23].

[87] 文汇. 抓住狼疮患者发病的"元凶", 仁济医院中澳联合最新研究成果发布[EB/OL]. https://wenhui. whb. cn/third/baidu/202112/11/438457. html. [2023-3-23].

[88] 吴世超, 郭婧, 胡琳林, 等. 136所三级公立医院医生心理健康自评现状及影响因素研究[J]. 中国医院, 2020, 24(2): 30-33.

[89] 伍西明, 王洁, 彭薇. 湘雅医院构建和谐医患关系的探索和实践[J]. 中国现代医学杂志, 2015, 25(34): 109-112.

[90] 奚松. 公立医院社会责任:生态、体系与治理[J]. 中国卫生法制, 2009, 17(2): 22-24.

[91] 习近平. 不断做强做优做大我国数字经济[J]. 求是, 2022(2).

[92] 习近平. 高举中国特色社会主义伟大旗帜 为全面建设社会主义现代化国家而团结奋斗[N]. 人民日报, 2022.

[93] 新民周刊. 170岁仁济: 古老与现代[EB/OL]. https://m. xinminweekly. com. cn/content/4587. html. [2023-03-23].

[94] 徐敏. 深化医改背景下提高公立医院文化建设的探索[J]. 中国卫生标准管理, 2020, 11(8): 5-8.

[95] 薛炜清. 医院文化的理论框架[J]. 医学与哲学, 1995(11).

[96] 《医院文化论》课题研究组. 医院文化论[M]. 石家庄: 河北科学技术出版社, 1998.

[97] 杨继洲. 针灸大成[M]. 太原: 山西科学技术出版社, 2017: 91.

[98] 杨黎明, 闵钟炎. 医学人文关怀在优化病房服务流程中的效果[J]. 健康教育与健康促进, 2017, 12(3) : 243-244, 247.

[99] 杨霞, 顾爱花, 谢雄彬. 医院文化建设传承发展的实践与探索[J]. 中国医院管理, 2020, 40(12): 100-101.

[100] 杨涯人, 邹效维. 论人文关怀的文化内涵[J]. 学习与探索, 2008(2): 47-49.

[101] 佚名. 赴燕日记[M]//林基中. 燕行录全集: 卷85. 首尔: 韩国东国大学校出版部, 2001: 11.

[102] 尹琳, 卢清君, 彭丽丽, 等. 我国公立医院文化研究热点及演变趋势文献计量分析[J]. 中国医院, 2022, 26(6): 68-70.

[103] 张鸿铸, 刘兵. 医院文化导论[M]. 天津: 天津社会科学院出版社, 1996.

[104] 中共中央马克思恩格斯列宁斯大林著作编译局. 马克思恩格斯选集(第二卷)[M]. 北京: 人民出版社, 1972:32.

[105] 中国医师协会.《医师执业白皮书》发布[J]. 中国医院院长, 2018(2): 10.

[106] 周一谋. 历代名医论医德[M]. 长沙:湖南科学技术出版社, 1983.

[107] 朱剑敏. 加强人文建设促进医院发展[J]. 中国医药指南, 2012, 10(32): 384-385.